GESUNDER RÜCKEN

Rückenschmerzen erfolgreich behandeln und vorbeugen

GESUNDER RÜCKEN

Rückenschmerzen erfolgreich behandeln und vorbeugen

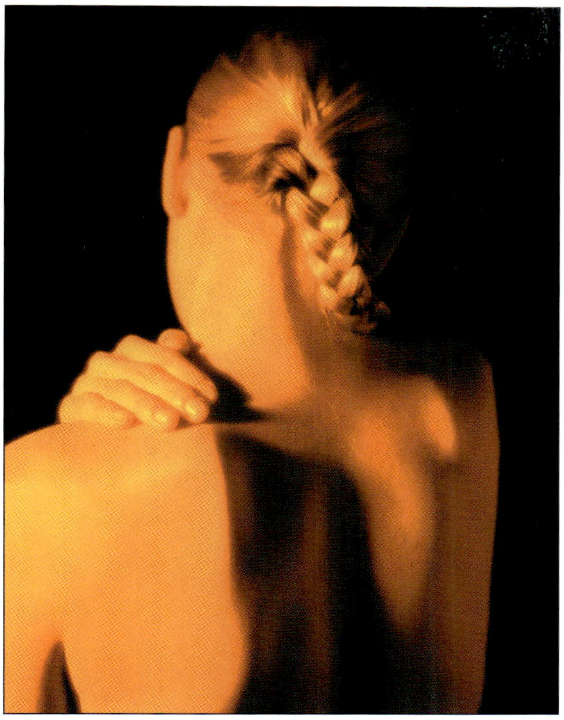

NEUER HONOS VERLAG

Autor:

Dr. med. Michael Buhr

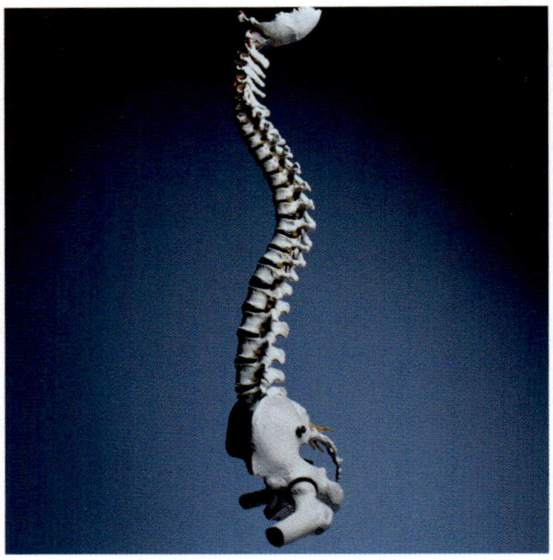

Dieses Buch entstand mit freundlicher Unterstützung
der Qualimedic.com AG (www.qualimedic.de)
Redaktion: Das Redaktionsbüro, Köln
Covermotive: Corbis Stock Market, PhotoDisc
Grafiken: Siegbert Engel, rheinsitemedia GmbH, Köln
Fotos: PhotoDisc, mediXtra 2001 (Andreas Frädrich)
Infografiken: Kerstin Pressel, Thomas Hammer
Fotos: Peter Schmidt
Gesamtherstellung: NEUER HONOS VERLAG, Köln

ISBN 3-8299-5544-8

Inhalt

Vorwort

Unsere Wirbelsäule ist ein Organ des menschlichen Körpers, dessen Bedeutung häufig unterschätzt wird. Wie wichtig unsere Wirbelsäule tatsächlich ist, merken wir oftmals erst, wenn sie uns – sei es im Alltag, beim Sport, im Berufsleben oder auch beim Ruhen – signalisiert, dass etwas nicht in Ordnung ist und Rückenschmerzen unser Allgemeinbefinden und unsere Leistungsfähigkeit beeinträchtigen.

Die Fortschritte in der medizinischen Forschung haben in den letzten Jahren ein besseres Verständnis der Wirbelsäule ermöglicht. Eventuelle Funktionsstörungen können präziser diagnostiziert und behandelt werden. Beschwerden können zielgerichteter gelindert und durch entsprechende Maßnahmen auch im Vorfeld vermieden werden.

Die meisten Beschwerden an der Wirbelsäule stehen in Zusammenhang mit Fehlbelastungen und verschleißbedingten Veränderungen – und genau hier will dieses Buch ansetzen. Es ist keineswegs unser Anliegen, ein Lehrbuch zu verfassen, dass sich mit spezifischen Erkrankungen beziehungsweise mit angeborenen Krankheitsbildern der Wirbelsäule befasst. Vielmehr soll es darum gehen, Informationen zum Verständnis unserer Wirbelsäule und Konzeptionen zur Selbsthilfe bei verschiedenen akuten und chronischen Beschwerden verständlich zu vermitteln.

Denn der Erfolg in der Behandlung von Rückenschmerzen basiert auf differenzierter Arbeit, spezieller Fachkenntnis und Erfahrung. Es wäre falsch, an dieser Stelle Wunder in der Medizin zu erwarten. Auch gibt es keine Wundermethoden oder Wunderheiler, doch existieren zahlreiche erfolgreiche Behandlungsmethoden, die in diesem Buch anschaulich und verständlich dargestellt werden sollen.

Natürlich kann dieses Buch den medizinischen Rat eines Spezialisten nicht ersetzen. Den Lesern wird daher nahegelegt, für die Diagnostik und Behandlung ihrer Rückenschmerzen einen Facharzt aufzusuchen. Das vorliegende Werk soll die unterschiedlichen Facetten der schmerzauslösenden Ursachen aufzeigen und mit zahlreichen Informationen und Ratschlägen helfen, den Weg zum Facharzt vorzubereiten und so den mündigen, informierten Patienten zu einem kompetenten Partner zu machen.

Dr. med. Michael Buhr

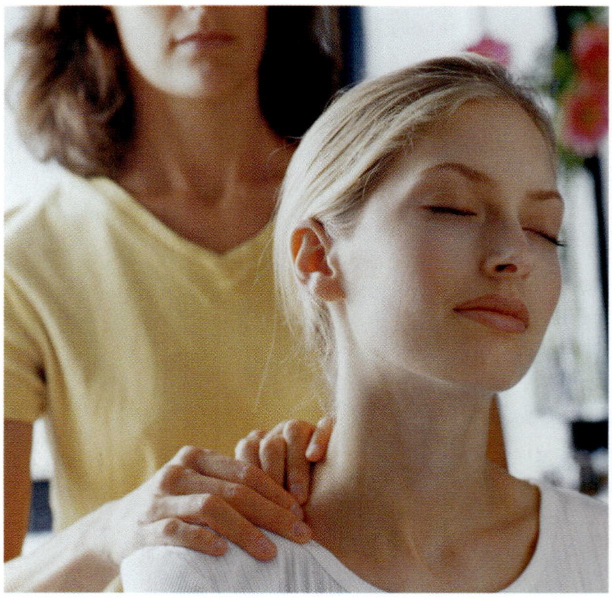

Der Schmerz im Rücken

Wer kennt sie nicht, die Gelenk-, Muskel- und Rückenschmerzen, die quälenden Verspannungen? Dahinter stecken unter anderem Verschleißerscheinungen, die im Laufe des Lebens durch mangelnde Bewegung, durch einseitige Körperhaltung oder durch viel Sitzen am Schreibtisch entstehen. In den meisten Fällen liegt tatsächlich keine schwerwiegende Erkrankung zugrunde. Es ist der heutige Lebensstil, der sich auf unsere Gesundheit und auf unsere Wirbelsäule nachhaltig negativ auswirkt.

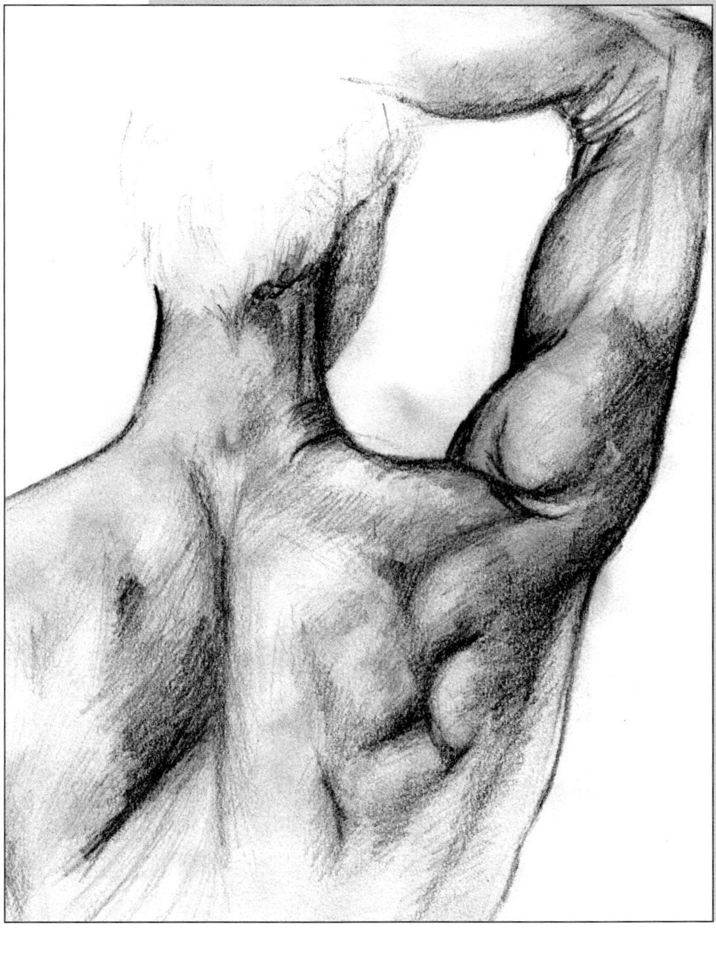

Der Mensch ist ein „Bewegungstier“, er braucht Bewegung – dafür ist er bestimmt. Nicht umsonst spricht man vom Bewegungsapparat und nicht etwa vom „Sitzapparat“. So ist verständlich, dass Probleme entstehen, wenn dieser Organismus nicht „benutzerdefiniert“ verwendet wird. Es geht hierbei um die Gesundheit im Allgemeinen – nicht ausschließlich um Rückenschmerzen. Das Symptom Schmerz ist es, das uns vermitteln kann, dass wir uns außerhalb des grünen Bereichs bewegen. Und somit spüren wir, dass unsere Gesundheit gefährdet ist. Diesem Phänomen könnte man vorbeugen, würde man seinen Körper bewusster wahrnehmen. Doch ist dies eine Fähigkeit, die in den westlichen Industrienationen weitgehend verloren zu sein scheint. So verwundert es nicht, dass Funktionsbeeinträchtigungen und Erkrankungen der Wirbelsäule mittlerweile (mit ständig steigenden Fallzahlen – unabhängig von sozialer Schichtzugehörigkeit, Bildung oder Einkommen) das häufigste und kostenintensivste Gesundheitsproblem moderner Industriegesellschaften sind.

Seit Tausenden von Jahren geht das Säugetier Mensch aufrecht. Die Wirbelsäule ist im Laufe der Evolution zu einem Achsorgan geworden, das jedoch nicht nur eine Stützfunktion hat, sondern auch gleichzeitig die Beweglichkeit des Rumpfes gewährleisten muss. Zudem dient die Wirbelsäule dem Schutz der in ihr verlaufenden Nervenstrukturen. Dieses bedingt einen komplizierten anatomischen Aufbau mit einer Vielzahl von möglichen Funktionsstörungen und Erkrankungen. Eine Kette von raffiniert kombinierten Einzelknochen balanciert in einer eleganten, S-förmigen Krümmung den Kopf, stützt den Oberkörper und stellt über das Becken die Verbindung zu den Beinen her. Stabilisiert wird dieser bewegliche Stab durch eine bis ins kleinste Detail durchdachte komplizierte Anordnung von Bän-

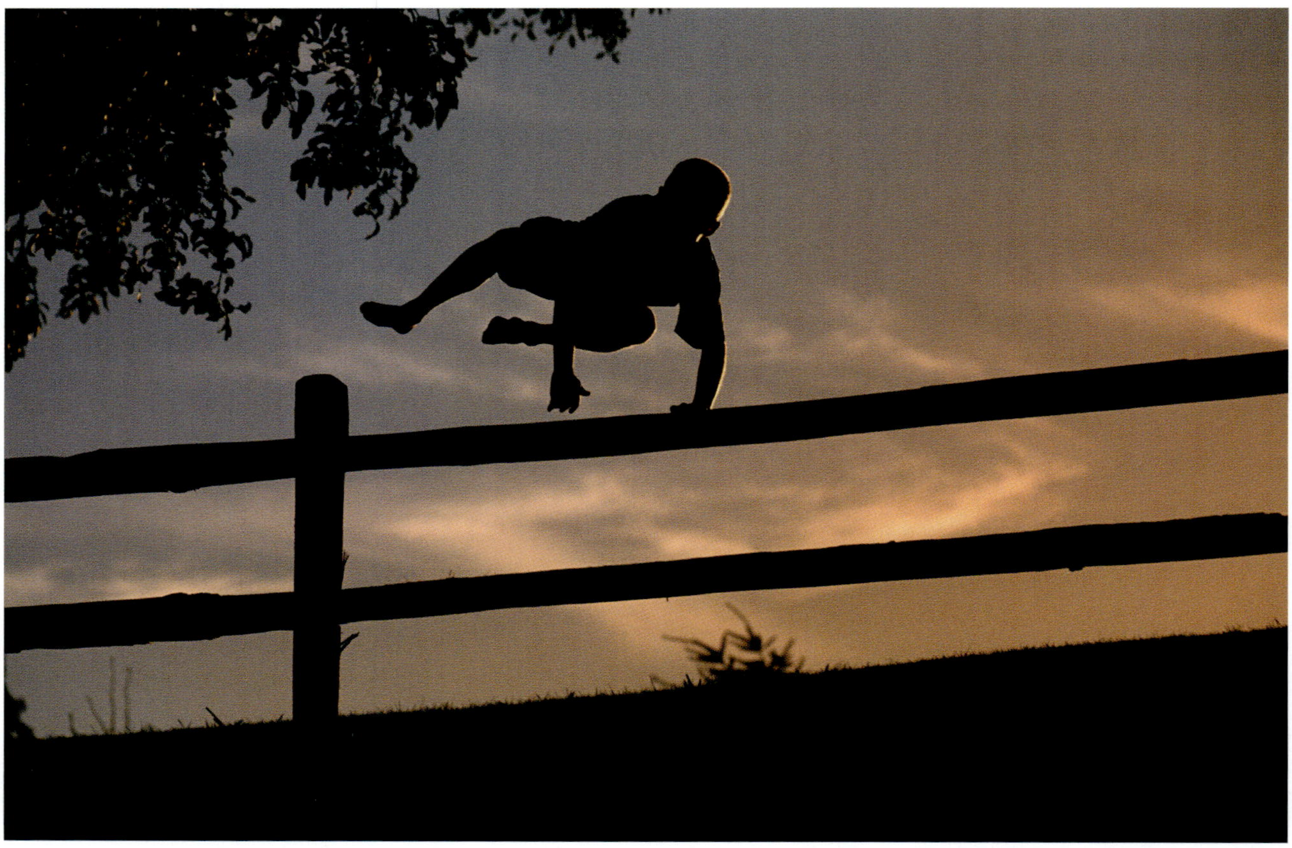

Abb. 1.1: Der natürliche Bewegungsapparat des Menschen führt in modernen Industrienationen meist nur noch ein vernachlässigtes Schattendasein.

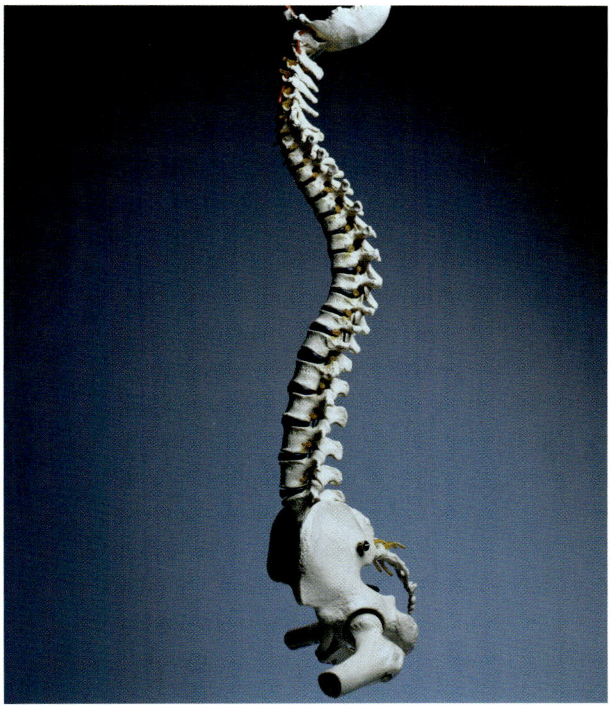

Abb. 1.2: Die Wirbelsäule hat nicht nur die Funktion, den Körper zu stützen, sondern muss gleichzeitig die Beweglichkeit des Rumpfes gewährleisten können.

dern, Muskeln und Bandscheiben. Gerät dieses sensible Gefüge aus dem Gleichgewicht seiner harmonischen Funktion, kommt es schnell zu Beschwerden: Rückenschmerzen.

Gemeinsam ist den vielen unterschiedlichen Wirbelsäulenerkrankungen und Funktionsstörungen, dass sie mit dem Symptom „Rückenschmerz“ einhergehen. Während jedoch beispielsweise eine laufende Nase in den meisten Fällen ein klares Anzeichen für eine Erkältung ist, sei an dieser Stelle betont, dass Beschwerden im Wirbelsäulenbereich nicht das Symptom einer speziellen Krankheit sind. Vielmehr zeigt uns der Körper mit Rückenschmerzen an, dass es ein Problem gibt und dass dieses Problem in der Wirbelsäule liegen kann. Die Ursachen reichen dabei von einfachen Muskelverspannungen über Erkrankungen innerer Organe bis hin zu schweren Erkrankungen der Wirbelsäule selbst.

Rückenschmerzen – ein häufiges Problem

Rückenschmerzen sind häufige Erkrankungen. Sie machen circa 60 Prozent aller Behandlungsfälle in ärztlichen Praxen aus. Nahezu jeder ist im Laufe seines Lebens erfahrungsgemäß zumindest einmal mehr oder weniger intensiv von Schmerzen im Wirbelsäulenbereich betroffen. Am häufigsten leiden die Patienten unter Beschwerden im Bereich der Lendenwirbelsäule. Obwohl Rückenschmerzen derart verbreitet sind, bleibt ihre genaue Ursache mangels exakter Klärung häufig unklar.

Die Erkenntnisse und technischen Entwicklungen der letzten Jahre haben viel dazu beigetragen, den „Rückenschmerz“ besser zu verstehen, genauer zu diagnostizieren und entsprechend exakter und zielgerichteter zu behandeln.

Rückenschmerzen ohne schwerwiegende Ursachen sind ungefährliche Schmerzbilder, die auf einfache Behandlungsmaßnahmen gut ansprechen.

Warum schmerzt der Rücken?

Probleme mit dem Rücken sind weit verbreitet. Rund 80 Prozent der Deutschen klagen zumindest ab und zu über Rückenschmerzen. Manche dieser Schmerzattacken dauern nur wenige Tage, aber viele sind auch so heftig, dass sie die Betroffenen völlig aus der Bahn werfen. Die Palette der Ursachen für einen schmerzenden Rücken ist weit gefächert und ausgesprochen vielfältig. Laienhaft werden Rückenschmerzen oft mit Bandscheibenvorfall, Nervenentzündung, drohender Nervenlähmung, Verschleiß, eventuell auch mit einer Operation in Verbindung gebracht.

Es stellen sich bei anhaltenden Rückenschmerzen die folgenden Fragen:

- Wie gefährlich ist mein Rückenschmerz?
- Was bedeutet mein Rückenschmerz, welche Ursache liegt zugrunde?
- Wann droht ein akuter unkomplizierter Rückenschmerz chronisch zu werden?
- Wie wird der Rückenschmerz die private und berufliche Lebensqualität beeinflussen?
- Was kann man bei akuten Schmerzattacken tun?
- Wie kann man sich bei häufig wiederkehrenden Rückenschmerzen helfen?

Wir werden diese Fragen in diesem Buch verständlich erläutern und Ihnen Wege zum besseren Verständnis des Rückenschmerzes weisen. Auch werden wir Ihnen Hilfestellung im Umgang mit akuten oder chronischen Beschwerden liefern. Beachten Sie, dass Rückenschmerzen wie auch andere Schmerzzustände subjektiv und individuell unterschiedlich empfunden werden. Auch die persönliche Bedeutung des Schmerzes ist unterschiedlich und von zahlreichen Faktoren abhängig. Daher ist die Suche nach den zugrunde liegenden Ursachen der Störungen notwendig, um das Symptom Rückenschmerz in seiner Bedeutung richtig einzuschätzen und anschließend mit einem entsprechend geeigneten therapeutischen Gesamtkonzept ansetzen zu können.

Die Palette der Symptome

Der untere Teil des Rückens schmerzt. Die Schmerzen können bis ins Gesäß über den hinteren oder äußeren Bereich der Oberschenkel bis in die Zehen oder in die Leistenregion ziehen.
Die Muskeln sind verspannt und der Rücken ist hart und steif. Bei starken oder akuten Schmerzen weicht der Rücken oft nach vorne und zu einer Seite aus. Dies wird als Schonhaltung bezeichnet. Die Schmerzen können einen spitzen, scharfen, stechenden, dumpfen, ausstrahlenden Charakter besitzen.

Das Symptom Rückenschmerz

Unseren Rücken spüren wir, wenn uns Rückenschmerzen plagen. Aber im Grunde genommen wollen sie uns nicht plagen, sondern auf einen Missstand aufmerksam machen. Denn der Schmerz ist ein allgemeines Symptom – häufig ist er Ausdruck einer Kettenreaktion. Der Rücken kann beispielsweise das Endorgan verschachtelter Prozesse unseres Körpers sein.

Es gilt für jeden Betroffenen, die einzelnen Mosaiksteine des Bildes „Rückenschmerz“ mit Hilfe seines Arztes zu erkennen und in ihrer Bedeutung zu erfassen. Jeder ist aufgefordert, an der Genesung seines Rückens aktiv teilzunehmen. Ohne die aktive Mithilfe des Betroffenen wird in den meisten Fällen kein dauerhafter Erfolg zu erzielen sein.

Trotz der Möglichkeit, selbst nachhaltig in den Verlauf und die weitere Entwicklung seines Rückenschmerzes einzugreifen, hat der Rückenschmerz die Bedeutung einer Volkskrankheit. Wie bereits erwähnt, leiden über drei Viertel aller Menschen in Deutschland irgendwann in ihrem Leben an Rückenschmerzen, nur die wenigsten bleiben verschont. Viele werden von immer wiederkehrenden Schmerzen geplagt, wodurch es zu weitreichenden Folgen im privaten und beruflichen Bereich kommt.

Die Beschwerden reichen vom „steifen Hals“ und dem „verspannten Nacken“ über „Kreuzschmerzen“ bis zum „Hexenschuss“, um nur die häufigsten zu nennen.

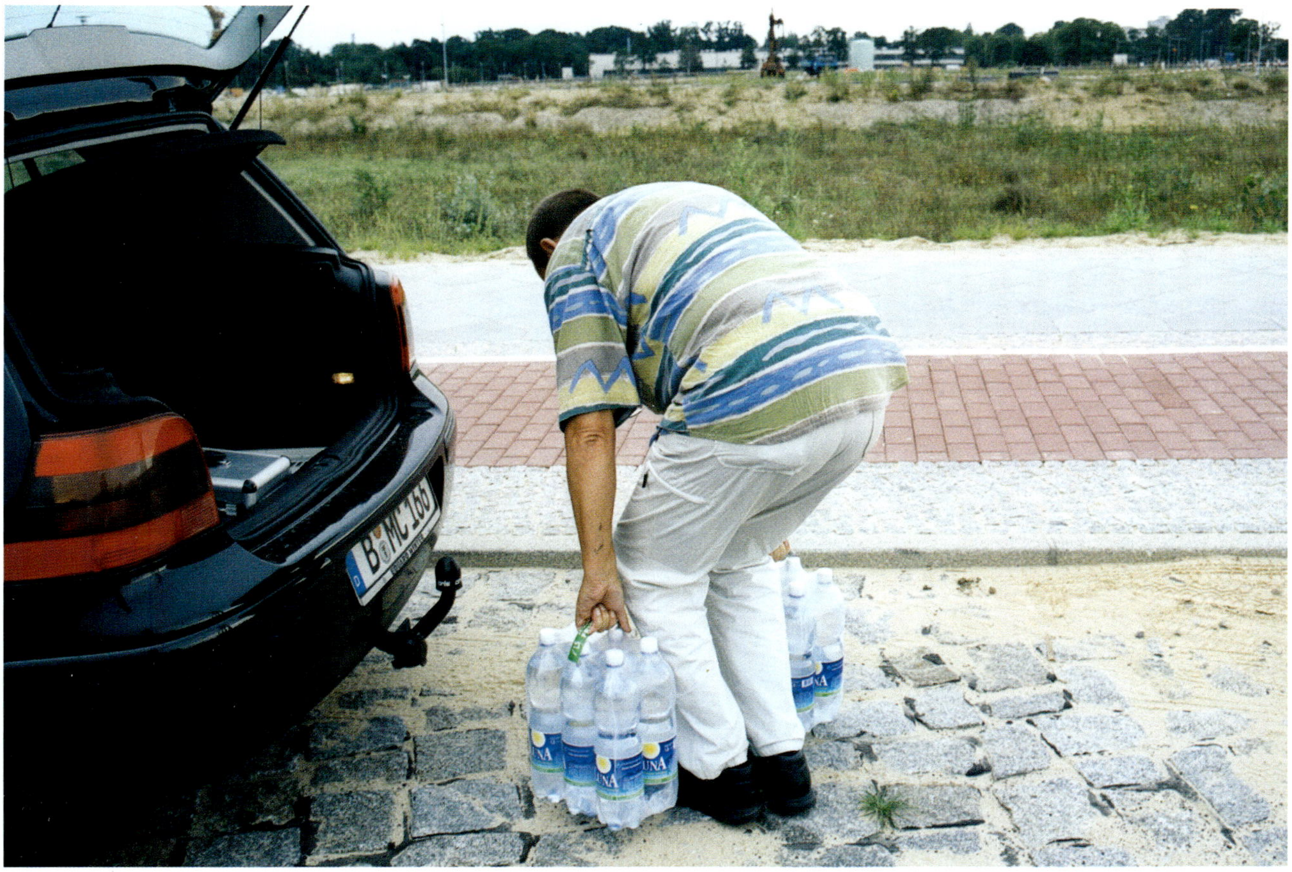

Abb. 1.3: Häufig wird eine falsche, unbedachte Bewegung – wie hier das falsche Heben von Einkäufen – zum Auslöser des akuten Rückenschmerzes.

Rückenschmerzen können plötzlich „akut“ auftreten oder ganz allmählich entstehen. Oft sind sie nur vorübergehend und von kurzer Dauer.

Häufig kehren die Beschwerden jedoch nach einiger Zeit wieder zurück. Dabei können sie sich bei jedem neuen Auftreten verstärken. Auch können sich die zeitlichen Abstände zwischen den Schmerzepisoden verkürzen.

Akute Schmerzen

Auslöser akuter Rückenschmerzen ist häufig ein banales Ereignis, das durchaus unterschiedlicher Natur sein kann. Der Betroffene hat sich verhoben, unterkühlt, falsch gebückt oder er hat in einem „falschen“ Bett geschlafen.

Diese Auslöser lassen auch für den Laien erkennen, dass es sich hier nur um den letzten Tropfen gehandelt haben kann, der das Fass zum Überlaufen gebracht hat. Nach der oder den Ursachen muss gesucht werden!

Kreuzschmerzen, Hexenschuss, Lumbago

Kreuzschmerzen sind Schmerzen, die meistens mit einer gestörten Funktion in dem Rückenabschnitt kombiniert sind, der sich von den untersten Rippen bis zum unteren Ende des Gesäßes erstreckt. Entstehen die Schmerzen plötzlich und unerwartet, spricht der Volksmund vom Hexenschuss, der Arzt von akuter Lumbago , der Kosmopolit von „low back pain“.

Die Schmerzen sind eine bewährte Ausdrucksmöglichkeit unseres Körpers und dienen der Warnung. Sie zwingen den Betroffenen zu Schutzhandlungen. Akute Schmerzen klingen durch eine gezielte Behandlung meistens schnell ab.

In einem Übergangsstadium können Schmerzen länger erhalten bleiben, hier gelangt man unter Umständen in den Gefahrenbereich der Chronifizierung. Die Beschwerden weisen dann umso eindringlicher auf den Umstand hin, dass eine exakte Ursachenerforschung erforderlich ist. Das Übergangsstadium muss als solches erkannt und gewertet werden. Hier sollten primäre Maßnahmen ergriffen werden, um die Entstehung chronischer Schmerzen zu verhindern.

Chronische Schmerzen

Hat der Schmerz den Zeitraum von der Behandlung des akuten Stadiums sowie das folgende Übergangsstadium überdauert, in dem sich erfahrungsgemäß eine Heilung hätte einstellen sollen, so droht er zum chronischen Schmerz zu werden. Es existiert kein exakter Zeitplan für den Heilungsverlauf von Rückenschmerzen. Aber nach drei bis sechs Monaten sollte auch ein ursprünglich akuter Schmerz abgeklungen und die normale Funktion der Wirbelsäule wieder hergestellt sein.

Im chronischen Stadium hat der Schmerz seine ursprüngliche Funktion, den Schutz- und Warncharakter, verloren. Der Schmerz kann sich verselbstständigen, der Übergang in die Schmerzkrankheit droht. Oft ist zu diesem Zeitpunkt die anfänglich auslösende Ursache für den Schmerz längst behoben.

Die Ursachen für die Entwicklung chronischer Schmerzen sind vielfältig. Sie bedingen und verstärken sich gegenseitig. Chronische Schmerzen entwickeln sich aufgrund körperlicher, psychischer und sozialer Faktoren, die deshalb im Rahmen eines Behandlungskonzeptes ebenfalls berücksichtigt werden müssen.

Sind chronische Schmerzen zu einer eigenständigen Schmerzkrankheit geworden, so ergeben sich weitreichende Folgen für den Betroffenen, die nicht nur körperlicher Art sind. Die Schmerzkrankheit bestimmt das gesamte Leben des Patienten und stellt eine schwere Behinderung dar. Sie beeinträchtigt den gesamten Tagesablauf in allen Bereichen.

Wichtiger Hinweis

Klingen akute Schmerzen nicht innerhalb eines angemessenen Zeitraumes ab, so ist es erforderlich, vorbeugende Maßnahmen zur Vermeidung einer Chronifizierung zu ergreifen.

Exkurs: Was bedeutet Schmerz?

Was ist Schmerz eigentlich? Eine Frage, die gar nicht so einfach zu beantworten ist, wie es vielleicht auf den ersten Blick erscheint. Nach einer Definition der Internationalen Gesellschaft zum Studium des Schmerzes ist Schmerz „ein unangenehmes Sinnes- und Gefühlserlebnis, das mit aktueller oder potenzieller Gewebsschädigung verknüpft ist oder mit Begriffen einer solchen beschrieben wird“. Dies weist darauf hin, dass Schmerz ein Vorgang ist, der nicht allein durch körperliche Prozesse erklärbar ist. Schmerz ist ein Erleben und damit erst mal rein subjektiv. Die verwendeten Worte beziehen sich

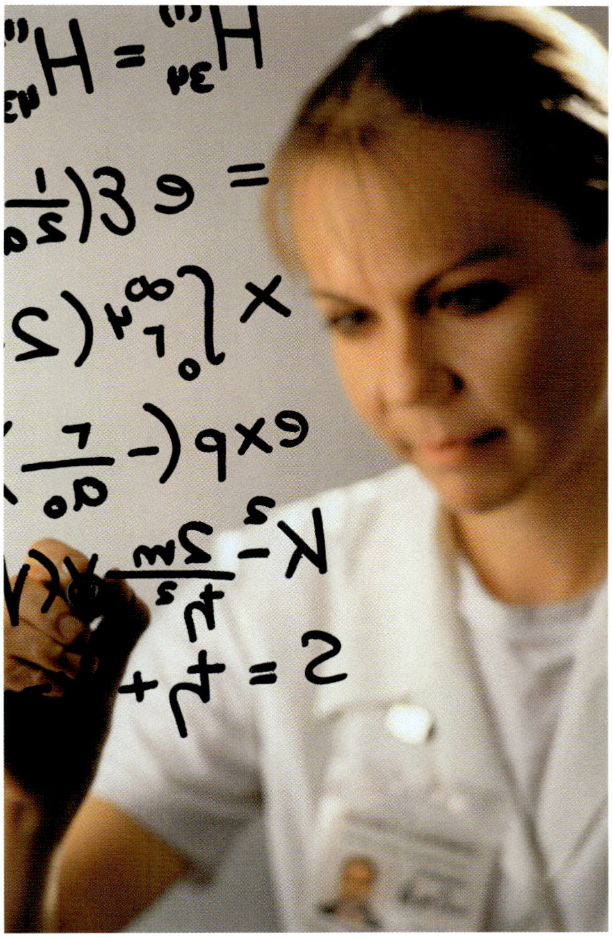

Abb. 1.4: Schmerz ist immer nur eine relative Größe, er ist weder objektiv fassbar noch kann er durch Formeln ausgedrückt werden.

auf eine körperliche Schädigung, ohne dass diese vorhanden sein muss.

Von entscheidender Bedeutung für die Behandlung von Schmerzen ist die Unterscheidung zwischen akutem und chronischem Schmerz. Von chronischem Schmerz spricht man, wenn Schmerzen über eine Zeitspanne von sechs Monaten hinaus andauern. Der Schmerz kann zur eigentlichen Krankheit werden. Oft weist er nicht mehr auf eine körperliche Schädigung hin. Stattdessen ist er das Ergebnis sehr unterschiedlicher miteinander in Wechselwirkung stehender körperlicher und seelischer Veränderungen, für die die einstige Ursache nur der erste Anstoß war.

Rückenschmerzen als Volkskrankheit

Wie bereits erwähnt bilden Rückenschmerzen einen großen Teil der Behandlungsfälle in ärztlichen Praxen. Somit stellen Rückenschmerzen daher nicht nur für Sie als Patient ein großes Problem dar, sondern sie sind auch ein ganz wesentlicher Faktor für die Volksgesundheit. Hinsichtlich der Fehlzeiten am Arbeitsplatz stehen die Rückenschmerzen in Deutschland derzeit bei den Männern an erster und bei den Frauen an zweiter Stelle.

Zunehmend häufig sind auch Menschen im jüngeren bis mittleren Lebensalter (24 bis 35 Jahre) betroffen.

Rückenschmerzen sind neben Kopfschmerzen damit die Volkskrankheit Nummer eins in Deutschland. In Schmerzambulanzen sind bis zu 60 Prozent aller Patienten von Rückenschmerzen betroffen. Auch viele Kinder und Jugendliche klagen bereits über Rückenschmerzen. Denn Rückenschmerzen treten nicht nur zunehmend früher, sondern auch häufiger und länger andauernd auf.

Fünf Prozent der Bevölkerung, das sind vier Millionen Deutsche, leiden unter chronischen Rückenschmerzen.

Damit gehören Rückenbeschwerden zu den häufigsten und auch sehr teuren medizinischen Problemen unserer Zeit.

Um so wichtiger ist es, Rückenschmerzen oder zumindest deren rezidivierenden Charakter zu verhüten, akut auftretende Rückenschmerzen wirksam zu behandeln und Rückfällen durch geeignete Maßnahmen dauerhaft vorzubeugen. Nur wenn Sie als Betroffener rechtzeitig das Richtige tun, verhindern Sie, dass das Leiden chronisch wird. „Hilf Dir selbst“, sollte das Motto heißen.

Verbreitung von Rückenschmerzen

Der heutige Lebensstil wirkt sich auf unsere Gesundheit nachweislich negativ, krankmachend aus. Funktionsbeeinträchtigungen und Erkrankungen der Wirbelsäule sind mittlerweile (mit ständig steigenden Fallzahlen, unabhängig von sozialer Schichtzugehörigkeit, Bildung oder Einkommen) das häufigste und kostenintensivste Gesundheitsproblem moderner Industriegesellschaften!

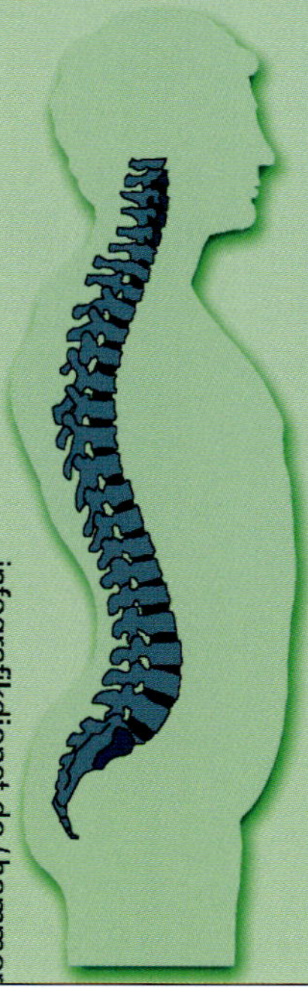

- 30-40% aller Erwachsenen sind akut von Rückenschmerzen betroffen.
- 80% aller Erwachsenen haben schon einmal Rückenschmerzen gehabt.
- rd. 5% der Bevölkerung leidet an schweren, chronischen Rückenschmerzen.
- 40% aller Berufsunfähigkeitsschreibungen sind mit Rückenproblemen begründet.
- Waren ursprünglich Rückenschmerzen ein Problem der 35-55-Jährigen, zeigen neuere Studien, dass zunehmend immer jüngere Menschen unter Rückenbeschwerden leiden.
- bereits 30% der 7-17-jährigen Jugendlichen klagen über Rückenschmerzen.
- Frauen haben in allen Altersklassen häufiger Rückenschmerzen als Männer.
- Mit zunehmendem Alter ist die Tendenz zu schweren Rückenschmerzen mit hoher Schmerzintensität ausgeprägt.

infografikdienst.de/hammer

Wie diese Selbsthilfe konkret aussieht, können Sie in den folgenden Kapiteln erfahren.

Der Schaden für die Volkswirtschaft

Aus volkswirtschaftlicher Sicht sind Rückenbeschwerden zu einem immensen Kostenfaktor geworden. Bei Männern sind sie der häufigste, bei Frauen der zweithäufigste Grund für die Arbeitsunfähigkeit. Sie sind führende Ursache bei der Bewilligung stationärer medizinischer Heilbehandlungen sowie von Berufs- und Erwerbsunfähigkeiten (vorzeitige Berentung).

Die durch Rückenschmerzen verursachten volkswirtschaftlichen Kosten wie Arbeitsunfähigkeit, Produktionsausfall und Therapiekosten werden in Deutschland auf 35 Milliarden Euro jährlich veranschlagt. Wenn „Rückenpatienten“ über einen Zeitraum von sechs Monaten arbeitsunfähig sind, sinkt die Wahrscheinlichkeit, dass sie an ihren Arbeitsplatz zurückkehren können, auf 40 Prozent.

Allein aufgrund der hohen finanziellen Belastung, die unser Gesundheitssystem und die Volkswirtschaft zu tragen haben, sind alle Anstrengungen gerechtfertigt, um das schwerwiegende Krankheitsproblem „Rückenschmerzen“ effektiv anzugehen. Gelingen kann dies allerdings nur mit modernen integrativen Konzepten in den folgenden Bereichen:

- differenzierte Diagnostik,
- Therapie,
- Rehabilitation,
- Vorsorge.

Anatomische Grundlagen

Die Wirbelsäule als Gliederkette

Die Wirbel
- *Aufbau und Funktion*

Die Wirbelsäulenabschnitte

Die Schutzfunktion der Wirbelsäule
- *Rückenmark und Nervensystem*

Die Bandscheiben
- *Der Aufbau*
- *Wie ernährt sich die Bandscheibe?*

Die Beweglichkeit der Wirbelsäule
- *Das Bewegungssegment*
- *Die Bänder*
- *Die Rücken- und Rumpfmuskulatur*

Das Gesamtkunstwerk Wirbelsäule ist ein funktionell ausbalanciertes und in sich stabiles und leistungsfähiges System, das in erster Linie aus Wirbeln, Bandscheiben und verbindenden Bandsystemen besteht. In der Kombination mit einer entsprechend stabilen Rücken- und Rumpfmuskulatur erfüllt diese Gesamtkonstruktion unterschiedliche Aufgaben in hervorragender Weise.

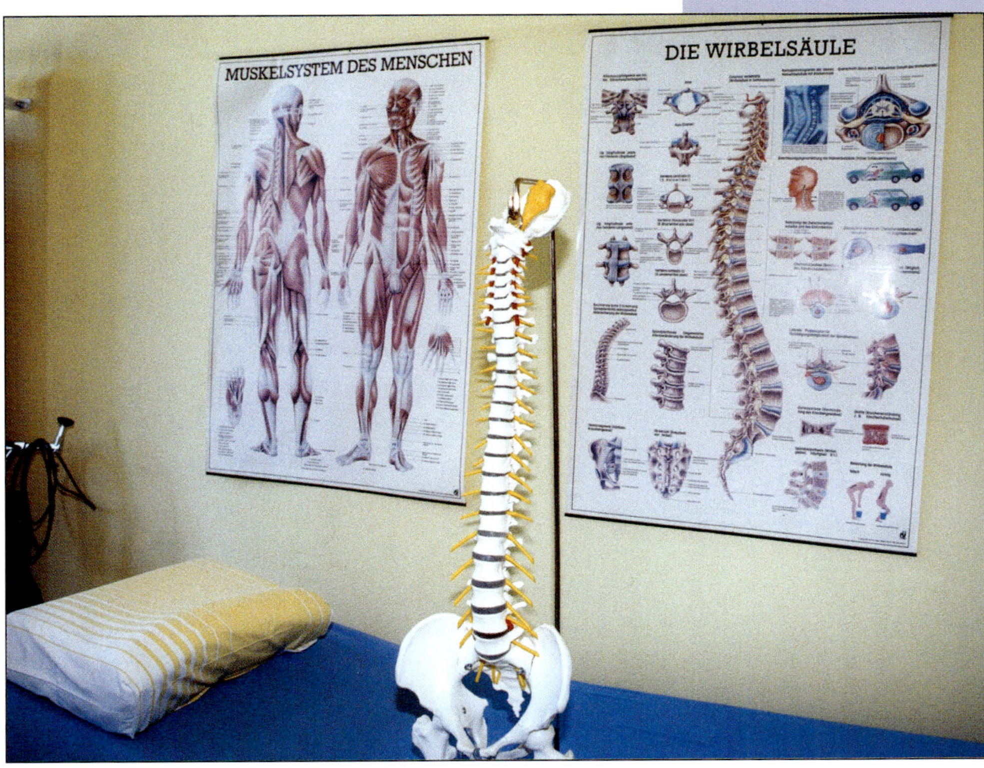

Die Wirbelsäule als Gliederkette

Bei den meisten Menschen besteht die Wirbelsäule aus 24 einzelnen, untereinander beweglichen Wirbeln. Hinzu kommen das Kreuzbein – es ist aus fünf miteinander verschmolzenen Wirbeln entstanden – und das Steißbein.

Ausnahmen von dieser Regel stellen Wirbelsäulen mit einem Wirbel mehr oder einem Wirbel weniger dar (so genannte Übergangsstörung). Das Bauprinzip entspricht also einer Gliederkette.

Die Wirbel

Unser Körper folgt in vieler Hinsicht modernsten Konstruktionsmerkmalen. So sind die Wirbel – wie viele andere Knochen auch – in Leichtbauweise ausgeführt. Während der Rahmen aus einer stabilen und kompakten Knochenstruktur besteht (Compacta), nehmen im Inneren viele feine Knochenbälkchen (Spongiosa) die Last gleichmäßig auf und verteilen sie auf den gesamten Querschnitt. Das bedeutet, dass die innere schwammartige Knochenstruktur zwar leicht, aber durchaus tragfähig ist.

Die Wirbelkörper der einzelnen Wirbelsäulenabschnitte müssen unterschiedlichen Anforderungen genügen. Entsprechend unterscheiden sich die Wirbel in Form und Größe.

Die Halswirbel beispielsweise sind deutlich kleiner als die Lendenwirbel. Überraschend ist das nicht, denn sie müssen lediglich das Gewicht des Kopfes tragen, während auf den Lendenwirbeln die Last des Rumpfes, der Arme und des Kopfes ruht.

Aufbau und Funktion

Jeder Wirbel besitzt typische Grundmerkmale und zusätzliche Anteile entsprechend seiner speziellen Funktion:

- Wirbelkörper,
- Wirbelbogen,
- Gelenkfortsätze,
- Querfortsätze,
- Dornfortsatz.

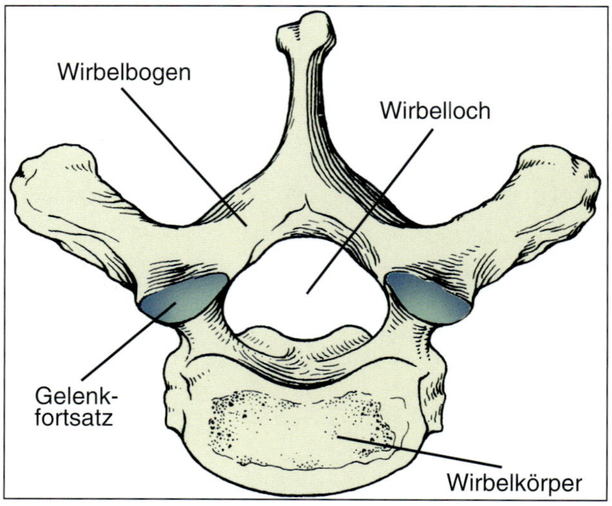

Abb. 2.1: Der menschliche Wirbel in der Aufsicht mit Quer- und Dornfortsatz. Durch das Wirbelloch verläuft das Rückenmark.

Durch die besondere Konstruktion der Wirbel ist es der Natur gelungen, dass die Wirbelsäule sowohl ihre Stütz- als auch ihre Bewegungsfunktion optimal wahrnehmen kann.

Die Stützfunktion übernimmt überwiegend der **Wirbelkörper,** der den Hauptteil des Gewichts trägt. Die Wirbelkörper sind jeweils an ihrer Ober- und Unterseite, die auch als Deck- und Grundplatte bezeichnet werden, mit Knorpel überzogen. Diese Knorpelschichten dienen als Lager für die Bandscheiben.

Es schließt sich der **Wirbelbogen** an, der das Wirbelloch umgibt.

Die Gesamtheit der aneinandergereihten Wirbellöcher bildet den **Spinalkanal,** in dem das Rückenmark verläuft.

Die Wirbelbögen tragen jeweils vier so genannte Gelenkfortsätze, die mit dem darüber und darunter liegenden **Gelenkfortsatz** ein vollständiges Gelenk, das Wirbelgelenk, bilden. Sie werden auch als kleine Wirbelgelenke oder Zwischenwirbelgelenke bezeichnet.

Diese Gelenke werden von einer Gelenkkapsel umschlossen, die Gelenkflächen sind wie in allen übrigen Gelenken unseres Körpers mit Gelenkflächenknorpel (hyalinem Knorpel) überzogen.

Die Zwischenwirbelgelenke steuern die Bewegungsrichtung der einzelnen Wirbelsäulenabschnitte, indem sie entsprechend der Stellung der Gelenkflächen bestimmte Bewegungsrichtungen freigeben und andere einschränken.

Im Bereich der Lendenwirbelsäule beispielsweise sind die Gelenkfortsätze von vorn nach hinten ausgerichtet. Das erlaubt das Beugen und Strecken, beschränkt aber die Möglichkeiten zur Drehung und Seitneigung merklich. Auch nehmen die Wirbelgelenke einen Teil der senkrecht auf die Wirbelsäule einwirkenden Druckkräfte auf.

Die Beweglichkeit der einzelnen Wirbel gegeneinander ist relativ gering und in den verschiedenen Abschnitten der Wirbelsäule unterschiedlich. Im Bereich der Halswirbelsäule sind die einzelnen Bewegungsausschläge größer als in der Lendenwirbelsäule. Die gesamte Beweglichkeit der Wirbelsäule setzt sich aus der jeweils geringen Beweglichkeit der einzelnen Segmente zusammen.

Jeweils zwei benachbarte Wirbelbögen bilden rechts und links je einen knöchernen Kanal, das so genannte **Zwischenwirbelloch.**

Durch diese Aussparungen im Wirbelbogen treten in unmittelbarer Nähe zu den Bandscheiben rechts und links die Nervenwurzeln (Spinalnerven) aus. Über diese Nerven werden Impulse vom Körper zum Gehirn und vom Gehirn in den Körper geleitet.

Jeder Wirbel besitzt außerdem **Querfortsätze** und einen durch die Haut am Rücken tastbaren **Dornfortsatz,** diese Knochenvorsprünge bilden die Ansatzfläche der Rückenmuskulatur und Bänder.

Die Dornfortsätze sind nach unten geneigt und liegen dachziegelartig übereinander.

Die Wirbelsäulenabschnitte

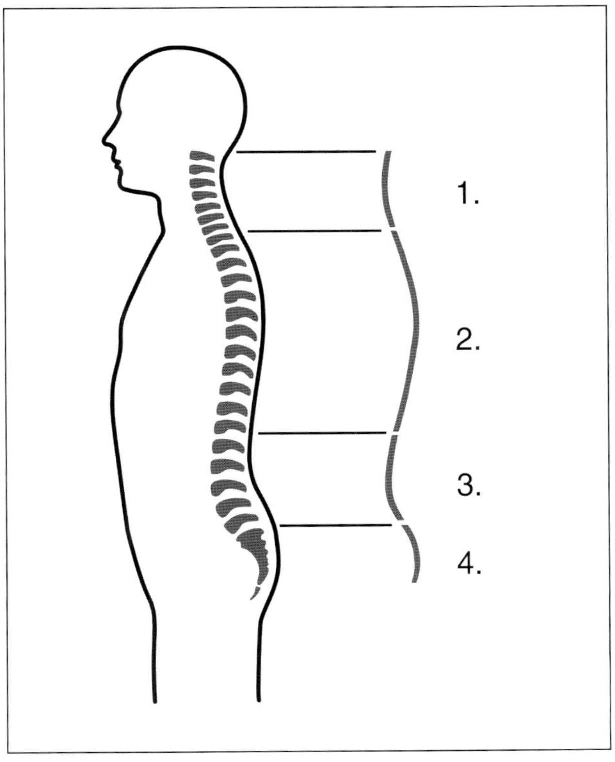

Abb. 2.2: Die Unterteilung der Wirbelsäule in ihre einzelnen Abschnitte: 1. Halswirbelsäule; 2. Brustwirbelsäule; 3. Lendenwirbelsäule; 4. Kreuzbein

Man unterteilt die Wirbelsäule in drei bewegliche Abschnitte und einen – den untersten – unbeweglichen:

- **Halswirbelsäule (HWS):** Sie besteht aus den sieben Halswirbeln; ihre Aufgabe ist es, den Kopf zu tragen und zu bewegen.
- **Brustwirbelsäule (BWS):** Sie besteht aus den zwölf Brustwirbeln. Gemeinsam mit den Rippen und dem Brustkorb bildet sie den knöchernen Brustkorb.
- **Lendenwirbelsäule (LWS):** Sie besteht aus fünf Lendenwirbeln und stellt den Übergang zwischen Rumpf und Beckenring dar.

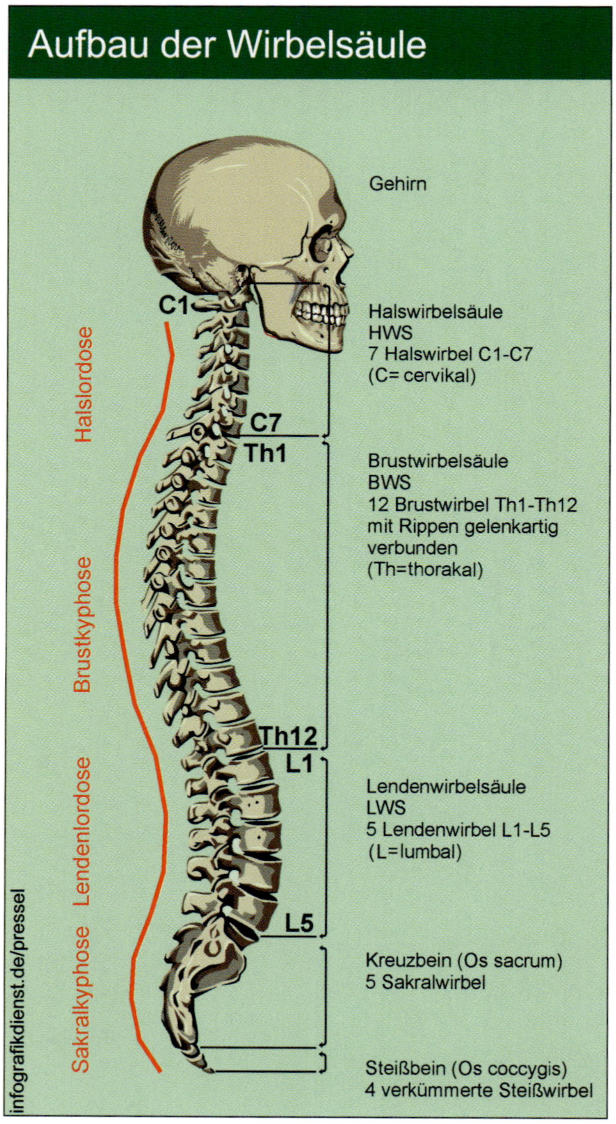

- **Kreuzbein:** Es besteht aus fünf miteinander verschmolzenen Wirbeln und ist als Fortsetzung der Lendenwirbelsäule zwischen die Beckenschaufeln eingelassen.
- **Steißbein:** Vier bis fünf Wirbel (Restzustand des Schwanzes unserer Vorfahren).

Von vorne und hinten betrachtet, bilden die einzelnen übereinander gestapelten Wirbel eine gerade Säule.

In der seitlichen Ansicht bilden sie ein doppeltes S.

Diese Doppel-S-Form der Wirbelsäule ist ein typisches Merkmal der menschlichen Wirbelsäule und entscheidend für ihre Funktionsweise.

Vor der Geburt gleicht die menschliche Wirbelsäule einem nach außen gebogenen C. Die typischen Krümmungen entstehen erst nach der Geburt:

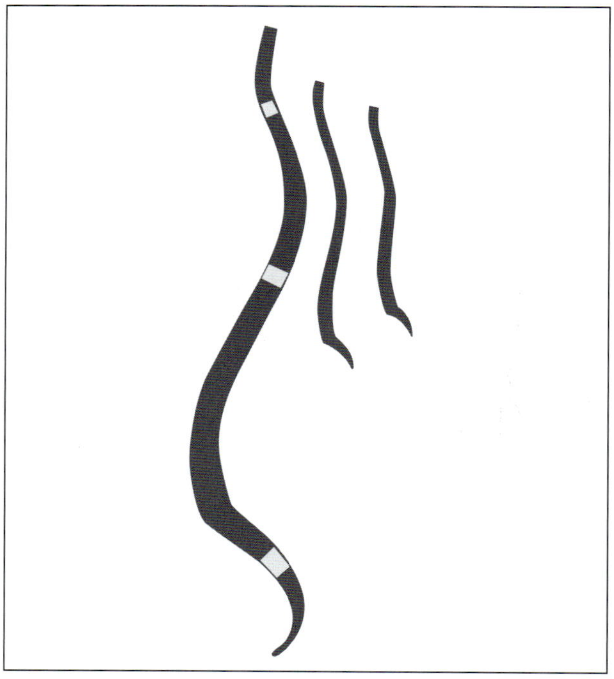

Abb. 2.3: Schemata der Krümmungen der Wirbelsäulen einer 18-Jährigen (links), eines zehn Monate alten Kindes (Mitte) und eines drei Monate alten Säuglings (rechts)

Anatomische Grundlagen

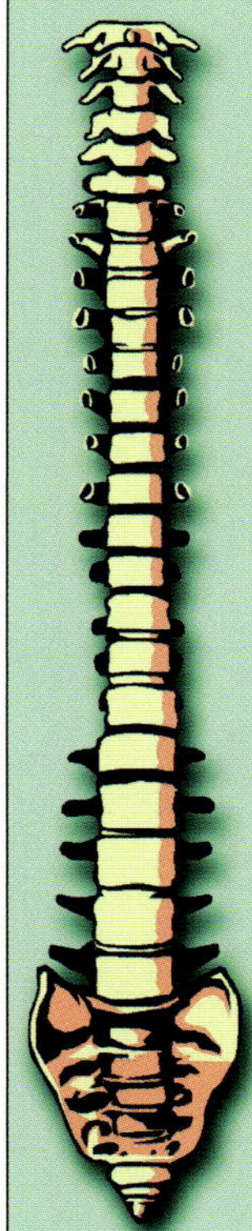

Die Wirbelsäule

- Die Wirbelsäule, das zentrale Achsenorgan des menschlichen Körpers, besteht aus 24 beweglichen Bausteinen.
- Die 7 Hals-, 12 Brust- und 5 Lendenwirbel sind verbunden durch Bandscheiben, Bandstrukturen und Muskeln.
- Weitere Wirbel sind im Anschluss an die Lendenwirbelsäule zum Kreuzbein verwachsen, daran schließt sich das Steißbein an.
- Die doppelte, S-förmige Schwingung der Wirbelsäule ermöglicht eine effiziente Abfederung von Stößen und Belastungen.

Der Wirbelkörper

- Der Wirbelkörper macht den größten Teil des Wirbels aus und wird entsprechend des Richtung Lendenwirbelsäule zunehmenden Drucks größer.
- Der Wirbelbogen rahmt das Wirbelloch ein, durch das das Rückenmark bis zum 2. Lendenwirbel verläuft. Vom 3. Lendenwirbel an abwärts gibt es kein Rückenmark mehr.
- Von jedem Wirbelbogen gehen Knochenfortsätze ab: Gelenkfortsätze (2 nach oben, 2 nach unten), 2 Querfortsätze und 1 Dornfortsatz.
- Unter einem Bewegungssegment versteht man jeweils 2 Wirbel einschließlich der dazwischen liegenden Bandscheibe.

infografikdienst.de / hammer

- Die Halswirbelsäule schwingt nach vorne aus (HWS-Lordose).
- Die Brustwirbelsäule schwingt nach hinten aus (BWS-Kyphose).
- Die Lendenwirbelsäule schwingt wiederum nach vorne aus (LWS-Lordose).
- Kreuz- und Steißbein zeigen nach hinten, die Steißbeinspitze wiederum nach vorne.

Diese Formgebung hat auch statische Auswirkungen: Das Körperlot läuft eng an der Wirbelsäule entlang durch das Becken bis zum Boden, ohne dabei unnötig große Hebelkräfte zu verursachen. Auf diese Weise erlangt die Wirbelsäule eine große Grundstabilität bei gleichzeitig großer Beweglichkeit. Sie kann darüber hinaus Stauchungen

... damit der Kopf nicht „zittert“

Es ist der doppelten S-Form zu verdanken, dass unser Kopf beim Laufen und Gehen nicht ständigen harten Erschütterungen ausgesetzt ist. Die Wirbelsäule schwingt dank ihrer gebogenen Form in sich selbst. Im Zusammenspiel mit den Bandscheiben verleiht ihr die doppelte Krümmung einen ausgezeichneten „Federungskomfort“.

und Stoßbelastungen in sich abfedern. Dies wäre mit einer geraden Reihe aufeinandergestapelter Knochen in Form einer Säule nicht zu erreichen.

Die Schutzfunktion der Wirbelsäule

Im Inneren der Wirbelsäule, dem so genannten **Spinalkanal,** befindet sich das Rückenmark. Die Wirbelsäule umgibt und schützt es. Dieser dicke Nervenstrang erstreckt sich vom Gehirn bis zum zweiten Lendenwirbel, dort endet das Rückenmark. Bis zum Steißbein verlaufen Nervenbahnen innerhalb des Wirbelkanals.

Rückenmark und Nervensystem

Unser Nervensystem ist für die Weiterleitung aller nervlichen Signale vom Körper zum Gehirn und umgekehrt zuständig.

Jeweils zwischen zwei Wirbelkörpern, also in unmittelbarer Nähe der Bandscheiben, treten einzelne Nerven (Nervenwurzeln,

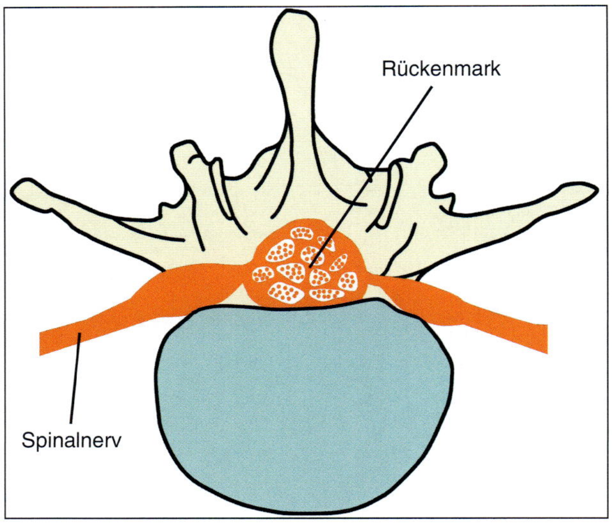

Abb. 2.4: Zwischen zwei Wirbeln tritt immer ein Nervenpaar (braune Kanäle) aus dem Rückenmark (Mitte) aus.

Spinalnerven) aus und teilen sich in weitere Äste auf, die die nervale Verbindung zu den verschiedenen Körperregionen zur Aufgabe haben.

Die im Bereich der Halswirbelsäule austretenden Spinalnerven bilden die Nervenbahnen, die dann wiederum in die Arme und bis zu den Fingern ziehen. Aus den Zwischenwirbellöchern der Lendenwirbelsäule treten die Nervenwurzeln aus, die unter anderem den Ischiasnerv bilden, der bis in die Zehen zieht.

Das Rückenmark

Das Rückenmark wird von der harten Hirnhaut (Dura mater) umschlossen. Innen liegt ihr die Spinngewebshaut (Arachnoidea) eng an. Der Spaltraum zwischen Spinngewebshaut (Arachnoidea) und weicher Hirnhaut (Pia mater) ist mit Rückenmark-Flüssigkeit (Liquor) gefüllt. Ein weiterer Spaltraum befindet sich zwischen der Knochenhaut der Wirbelkörper (Periost) und der Dura mater. Es ist der Epiduralraum. Er enthält Fett und Venengeflechte, den Plexus venosus vertebralis, und dient als Polster und Verschiebeschicht bei Bewegungen der Wirbelsäule.

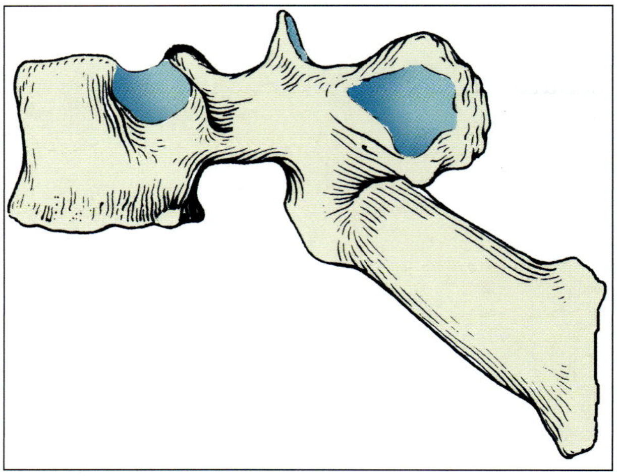

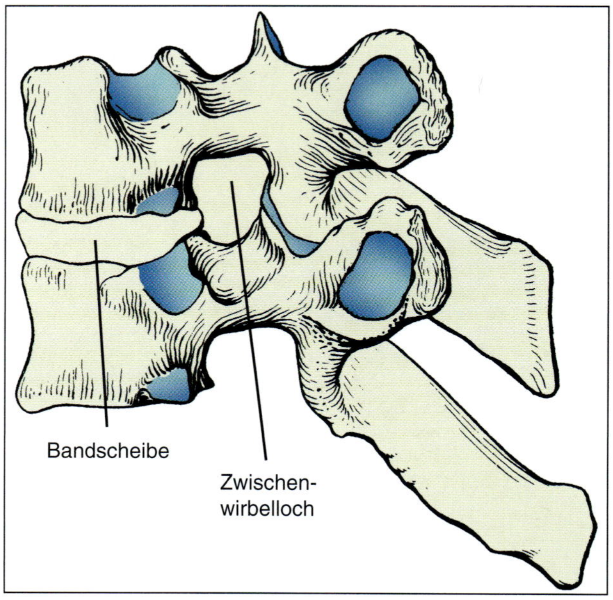

Abb. 2.5 und 2.6: Von der Seite gesehen kann man bei jedem Wirbel deutlich einen knöchernen Kanal erkennen, der mit dem darunter und darüber liegenden Wirbel das Zwischenwirbelloch bildet, durch das die Nerven austreten.

Die Bandscheiben

Damit die knöchernen Wirbel nicht direkt aufeinander sitzen, hat die Natur als Stoßdämpfer die elastischen Bandscheiben (Discus intervertebralis) zwischengeschaltet.

Wie Wasserkissen liegen diese von Bändern gehaltenen Zwischenwirbelscheiben zwischen den Wirbelkörpern und dämpfen Erschütterungen und Druckbelastungen aller Art. Diese verformbaren Pufferscheiben tragen auch zur Beweglichkeit unseres Rückgrats bei.

Wie bei den Wirbelkörpern nimmt die Größe und Dicke der Bandscheiben von oben nach unten hin zu.

Der Aufbau

Der Mensch besitzt 23 Bandscheiben, die jeweils zwischen zwei Wirbelkörpern liegen.

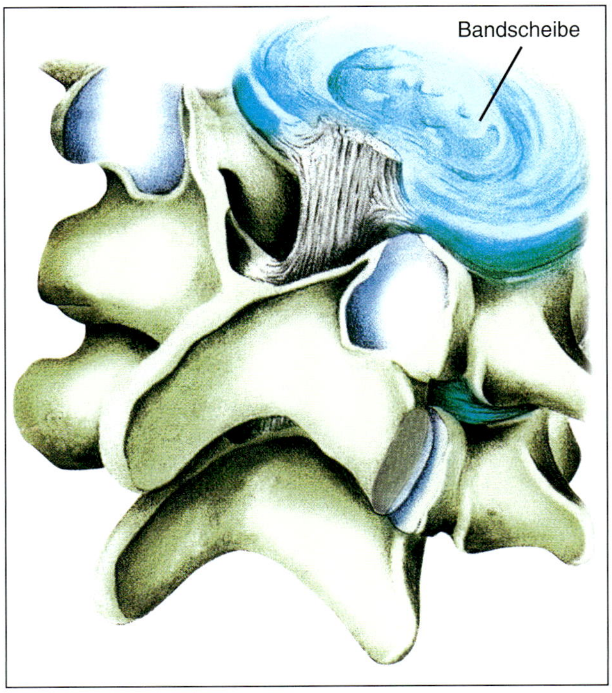

Abb. 2.7: Der Aufbau der Bandscheibe

Die Aufgaben der Bandscheibe

Die Bandscheibe liegt als Pufferkissen zwischen zwei Wirbelkörpern. Sie besteht im Zentrum aus einem prall-elastischen Gallertkern; dieser ist umgeben von zwiebelschalenartig angeordneten Ringsystemen aus Faserknorpelschichten.

Die Aufgaben:

- *Drehpunkt zweier Wirbelkörper*
- *Druckaufnahme sowie gleichmäßige Druckverteilung*

Eine Bandscheibe ist durchschnittlich sieben bis zwölf Millimeter hoch und zur Mitte hin flacher als an den Rändern.

Dabei handelt es sich nicht einfach um eine gummiartige Zwischenscheibe, sondern um ein mehrschichtiges Gebilde.

Eine intakte beziehungsweise gesunde Bandscheibe hat in ihrem Zentrum einen festen, prall-elastischen **Gallertkern** (Nucleus pulposus), der von einem festen Ringsystem aus Faserknorpel und Bindegewebe (Anulus fibrosus) umgeben und gehalten wird.

Der Gallertkern der Bandscheibe ist von besonderer Bedeutung, weil er den Druck, der auf den Bandscheiben lastet, aufnimmt und verteilt. Er kann sich innerhalb der Bandscheibe je nach Beugung und Streckung der Wirbelsäule geringfügig nach hinten oder vorne verschieben. Dieser Gallertkern der Bandscheibe besteht beim jungen Menschen überwiegend aus Glykosaminoglykanen. Diese Verbindungen können Wasser binden. Die Bandscheibe besteht bis zu 90 Prozent aus Wasser.

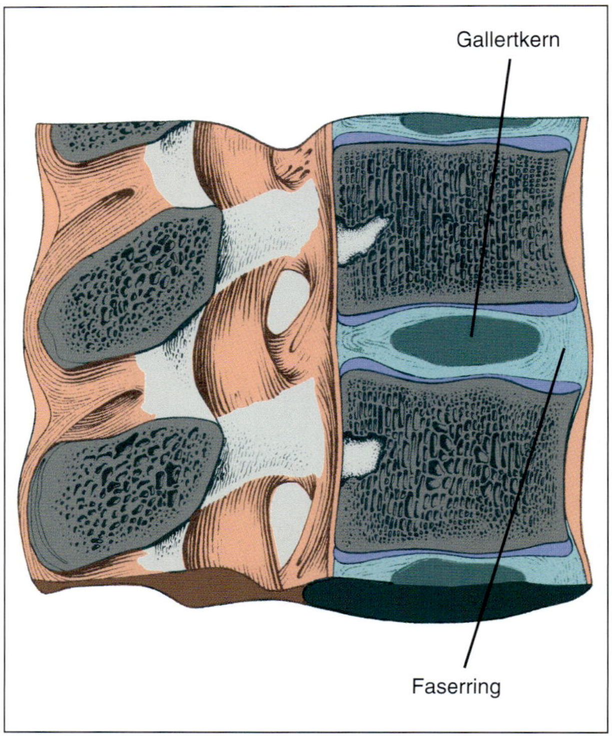

Abb. 2.8: Zwischen jedem Wirbel liegt eine Bandscheibe mit dem Gallertkern und den zwiebelschalenartigen Faserknorpelschichten.

Die Fasern des Anulus fibrosus, des **Faserrings,** sind schraubenförmig angeordnet und mit den Grund- und Deckplatten der benachbarten Wirbelkörper verwachsen.

Wie ernährt sich die Bandscheibe?

In der Regel dringen in die Organe unseres Körpers Blutgefäße ein und verästeln sich dort zu feinen Netzwerken. Mit dem Blut werden Sauerstoff und Nährstoffe an- und abtransportiert. Dies ist erforderlich, um den Stoffwechsel der verschiedenen Organe zu ermöglichen. Für den Fluss des Blutes sorgt die Pumpfunktion unseres Herzens.

Im Gegensatz zu diesem Bauprinzip stehen unsere Bandscheiben, sie besitzen keine Blutgefäße. Trotzdem sind sie auf den Austausch von Nährstoffen angewiesen, um ihren Stoffwechsel aufrecht zu erhalten. Sie ernähren sich durch eine Art **Durchsaftungsmechanismus.** Dieser Durchsaftungsmechanimus der Bandscheibe ähnelt damit einem Schwamm, der im Wasser zusammengepresst und wieder losgelassen wird. Man spricht hierbei auch von Ernährung durch Diffusion.

Es handelt sich dabei um einen Flüssigkeitsaustausch in erster Linie aus den benachbarten Wirbeln, der durch den ständigen Wechsel des auf den Bandscheiben lastenden Drucks ermöglicht wird, das heißt, die Bandscheibe kann ihre Ernährungssituation nicht selbstständig steuern, sondern ist darauf angewiesen, dass man ihr einen ständigen Wechsel von hohem und niedrigem Druck bietet.

Prinzipiell herrscht immer ein gewisser Druck auf den Bandscheiben. Allerdings ist bei niedrigem Druck die Saugwirkung der Bandscheiben groß genug, um Flüssigkeit aus der Umgebung aufzusaugen.

Morgens gewachsen?

Im Laufe des Tages wird der Mensch kleiner (und macht diesen Verlust über Nacht wieder wett). Die Ursache liegt in den Bandscheiben: Im Stehen und Sitzen beispielsweise wirkt ständig hoher Druck auf sie ein. Die Folge: Wasserverlust und damit Rückgang der Scheibendicke. Im Liegen nimmt die Bandscheibe wieder Wasser auf und lässt uns am nächsten Morgen in voller Größe erwachen. Dieser Hydratationsprozess findet also hauptsächlich im Schlaf statt. Während einer siebenstündigen Nachtruhe steigt durch die Flüssigkeitsaufnahme der Druck in den Bandscheiben um mehr als das Doppelte.

Übersteigt der Druck ein gewisses Maß, wird ausschließlich Flüssigkeit aus der Bandscheibe herausgepresst.

Die Bandscheiben im Überblick

- *Die Bandscheiben befinden sich jeweils zwischen den Wirbelkörpern.*
- *Nur zwischen dem Schädel und dem ersten Halswirbel sowie zwischen dem ersten und dem zweiten Halswirbel existieren keine Bandscheiben. In dieser Region hat unser Körper die besonderen funktionellen Ansprüche mit Hilfe einer Sonderkonstruktion, den Kopfgelenken, gelöst.*
- *Die Bandscheiben ermöglichen die Bewegung der Wirbelkörper gegeneinander und sorgen für die gleichmäßige Aufnahme und Verteilung der auf die Wirbelsäule einwirkenden Kräfte.*

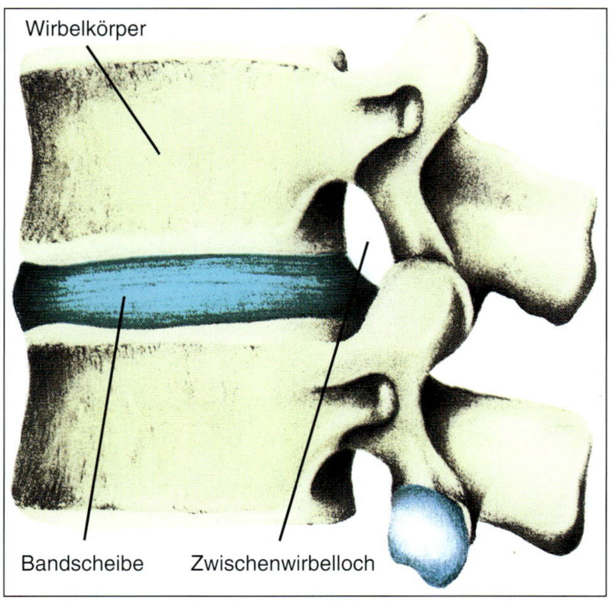

Abb. 2.9: Die zwischen den Wirbeln liegende Bandscheibe flacht im Laufe des Tages ab.

Aus diesen Grundlagen erkennt man leicht die Grundvoraussetzung für einen normalen Stoffwechsel der Bandscheiben, nämlich den Druckwechsel. Die Bandscheibe benötigt einen gleichmäßigen und ausgewogenen Wechsel zwischen Be- und Entlastung, um sich voll zu saugen und dann die Stoffwechselschlacken wieder abzugeben.

Nur der regelmäßige Wechsel von Be- und Entlastung gewährleistet also eine gesunde und funktionsfähige Bandscheibe.

Die Beweglichkeit der Wirbelsäule

Jeder Wirbelsäulenabschnitt hat, wie bereits erwähnt, unterschiedliche Aufgaben und Funktionen wahrzunehmen und ist dadurch unterschiedlichen Belastungen ausgesetzt.

Die Halswirbelsäule hat als oberer Abschluss die Aufgabe, den Kopf zu tragen, zu balancieren und zu bewegen. Ihr obliegt die besondere Konstruktion beziehungsweise Funktion der Kopfgelenke. Mit anderen Worten ist es die Halswirbelsäule, die unserem Kopf die Beweglichkeit verleiht.

Die Brustwirbelsäule, die sich zwischen Hals- und Lendenwirbelsäule erstreckt, ist relativ starr.

Beweglicher ist die sich darunter anschließende Lendenwirbelsäule. Sie verankert den flexiblen Körper in dem relativ starren Beckenring und hat damit eine, aus biomechanischer Sicht gesehen, schwierige Aufgabe zu erfüllen.

Ihre Verbindungsfunktion zwischen beweglich und fest macht sie störanfällig.

War die Evolution zu schnell?

Die Entwicklung zum aufrechten Gang vollzog der Mensch in einem relativ kurzen Zeitraum, zumindest wenn man diesen im Zusammenhang mit der gesamten Evolution betrachtet. Der Wechsel zur aufrechten Haltung stellte vor allem die Lendenwirbelsäule vor größte biomechanische Anforderungen, denen sie im Zusammenhang mit unserer heutigen Lebensweise nicht immer gewachsen ist.

Daher sind verschleißbedingte Veränderungen und Beschwerden in diesem Bereich der Wirbelsäule besonders häufig.

Das Bewegungssegment

Der Orthopäde bedient sich häufig des Begriffes Bewegungssegment. Der Laie weiß meist nicht, was darunter zu verstehen ist. Daher möchten wir an dieser Stelle definieren, was zu einem Bewegungssegment zählt beziehungsweise aus welchen Teilen es sich zusammensetzt:

Unter einem **Bewegungssegment** versteht man jeweils zwei Wirbel einschließlich der dazwischen liegenden Bandscheibe, den zugehörigen Wirbelgelenken, Bändern und Muskeln.

Die Bänder

Je ein vorderes und hinteres Längsband verlaufen über die ganze Länge der Wirbelsäule. Das vordere Längsband ist mit den Wirbelkörpern verwachsen und verspannt diese untereinander. Das hintere Längsband verläuft im Wirbelkanal und ist mit den Bandscheiben verwachsen.

Die Wirbelbögen sind untereinander durch die Bandsysteme mit dem Namen Ligamenta flava verbunden.

Hinzu kommen Bandsysteme, die zwischen und über den Dornfortsätzen verlaufen. Zusammen mit der Rückenmuskulatur begrenzen sie passiv die Beweglichkeit zwischen den Wirbeln. So verhindern sie beispielsweise ein Vornüberkippen der Wirbelsäule.

Die Spannung dieser Bänder steht in direktem Zusammenhang zur Höhe der Bandscheiben. Eine Verschmälerung der Bandscheibe hat einen Spannungsverlust der Bänder zur Folge.

Die Rücken- und Rumpfmuskulatur

Die Muskulatur hat neben der Aufgabe, die Beweglichkeit zu steuern, auch die wichtige Funktion, die aktive Stabilisierung der Wirbelsäule zu übernehmen. Das funktioniert wie die Takelage eines Segelschiffes. Dabei ist ein ausgeglichenes Zusammenspiel der Bauch- und Rückenmuskulatur von Bedeutung. Ein unzureichender Trainingszustand der Muskulatur führt zur Überlastung der Wirbelgelenke und Bandscheiben.

Die volle Leistungsfähigkeit der Wirbelsäule können wir nur ausschöpfen, wenn ein perfektes Zusammenspiel der knöchernen Bauelemente, der Bandscheiben, der Bänder sowie der Rücken- und Rumpfmuskulatur gewährleistet ist. Es ist sicher leicht nachzuvollziehen, dass bereits die ganz normalen Dinge des Alltags wie Bücken, Drehen und Aufrichten erhebliche Belastungen darstellen.

Wie entstehen Rücken-schmerzen?

Die Antworten auf diese Frage sind vielfältig, denn die Zahl der Ursachen ist groß – was selbstverständlich die Diagnose des Arztes erschwert. Die kleinste Störung auch nur eines Teiles des Rückengefüges kann das empfindliche Gleichgewicht stören und Bewegungen schmerzhaft machen. Bei vier von fünf Patienten sind jedoch trotz starker Rückenbeschwerden keinerlei krankhafte Veränderungen der Knochen, Nerven oder der Muskeln erkennbar. Dennoch ist auch für diese „unspezifischen" Rückenbeschwerden eine Vielzahl von Ursachen bekannt. Oft löst erst das Zusammenwirken mehrerer Ursachen die Beschwerden aus.

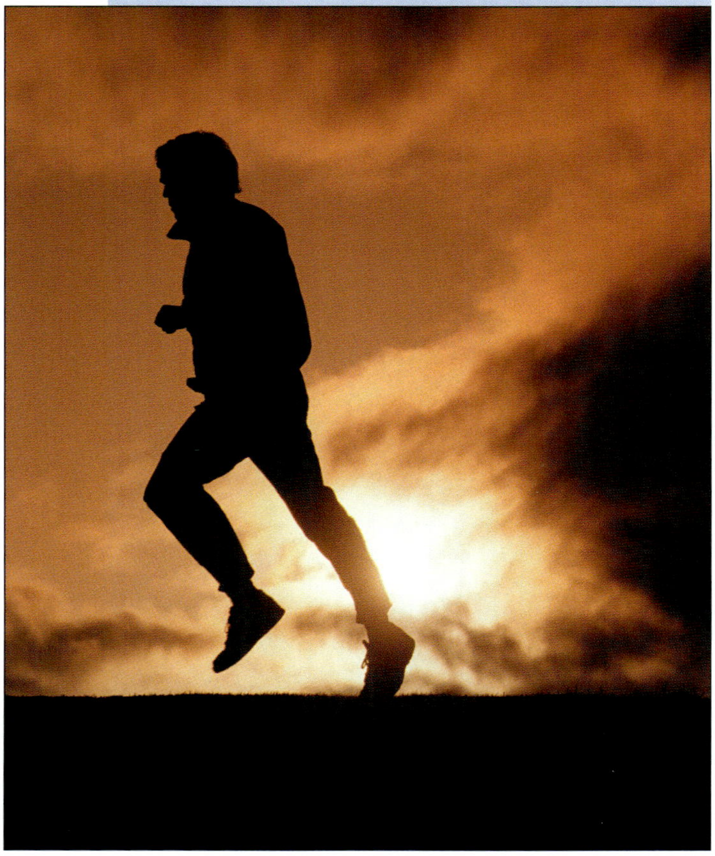

Rückenschmerzen können letztlich das Resultat mehrerer unterschiedlicher Faktoren sein, die ein an sich stabiles Gesamtsystem mehr oder weniger aus dem Gleichgewicht bringen. Dieses Zusammenspiel macht es besonders wichtig, persönlich nachzuforschen, welche der möglichen Gründe für die eigenen Rückenschmerzen in Frage kommen könnten.

Bevor wir jedoch auf die Vielfalt dieser Ursachen im Einzelnen eingehen werden, möchten wir zunächst den Begriff „Schmerz" eingehend beleuchten.

Was ist Schmerz?

Schmerz ist, wie bereits erwähnt, definiert als unangenehmes Sinnes- und Gefühlserlebnis in Verbindung mit einer stattfindenden oder drohenden Gewebsschädigung. Aus dieser sachlichen Definition wird bereits deutlich, dass es sich beim Schmerz um eine Form der Körpersprache handelt, die eine biologisch sinnvolle Warnfunktion darstellt. Unser Körper macht uns so unmissverständlich deutlich, dass ein Schaden droht oder bereits eingetreten ist.

Die Schmerzintensität

Es existieren keine praktikablen Verfahren zur Messung des absoluten Schmerzes. Da es sich aber durch den Prozess der Schmerzaufnahme und Schmerwahrnehmung jeweils um ein persönliches Schmerzerlebnis handelt, arbeitet man mit verschiedenen Skalen, die sich bewährt haben, beispielsweise mit einer Zahlenskala von 1–100 oder einer so genannten verbalen Skala, die zunehmende Schmerzstärken anbietet, denen der eigene Schmerz zugeordnet wird.

Für den Betroffenen, aber auch für den Behandler ist jedoch nicht von Bedeutung, wie groß der Schmerz absolut ist, entscheidend ist vielmehr, wie der Schmerz vom Betroffenen empfunden wird.

Die Schmerzwahrnehmung

Von den Schmerzsensoren werden die Reize über Nervenfasern zum Rückenmark und durch das Rückenmark weiter zum Gehirn geleitet und dort verarbeitet.

Das Endergebnis dieses Verarbeitungsprozesses ist die Schmerzwahrnehmung.

So werden unter anderem Ort und Art der Schädigung erkannt. Bei schwachen, wenig bedrohlichen Schmerzereignissen wird die Reaktionsweise im Gehirn geplant und die entsprechende Befehlskette wird zum ausführenden Organ – zum Beispiel den Muskeln – weitergeleitet. Dieser Weg der Verarbeitung des Schmerzes ist für gefährliche oder starke Schädigungsarten, die eine sofortige Abwehrreaktion verlangen, viel zu langsam. In diesen Fällen wird ein anderer Mechanismus in Gang gesetzt. Schon auf der Ebene des Rückenmarks, der ersten Schaltstelle der Reizleitung, erfolgt die unmittelbare Reaktion auf den Schmerzreiz. Die Muskeln werden in Bewegung gesetzt und die Hand von der heißen Herdplatte gezogen, noch bevor das Schmerzereignis in der Großhirnrinde wahrgenommen wird.

Diese unmittelbare Reaktion auf einen Schmerzreiz ist der **Schmerzreflex.**

Auf dem Weg zum Großhirn beeinflusst der Schmerzreiz auch die Steuerungszentren für Blutkreislauf und Atmung. Starke Schmerzreize führen zu höherem Blutdruck, zu verstärkter Atmung und erhöhter Aufmerksamkeit, mit dem Ziel, weitere schmerzauslösende Aktivitäten oder Verhaltensweisen zu vermeiden.

An allen Schaltstellen der Schmerzleitung vom Rückenmark bis zum Großhirn gibt es aber auch körpereigene Hemmsysteme. Ihr Ziel ist es, „überschießende" Reaktionen des Körpers auf Schmerzreize zu vermeiden, indem sie die Empfindlichkeit und die Reaktionsbereitschaft der schmerzleitenden Nerven herabsetzen – eine Art „fire wall", die nur sinnvoll erscheinende Informationen zur Zentrale gelangen lässt. Das körpereigene schmerzlindernde System produziert Substanzen, die dem starken Schmerzmittel Morphin ähnlich sind. Man nennt diese Stoffe Endorphine. Ein Mangel an Endorphinen oder eine nachlassende Wirksamkeit dieser Stoffe führt zu einer erhöhten Schmerzempfindlichkeit und kann das Entstehen chronischer Schmerzen begünstigen.

Es wird deutlich, dass die Schmerzwahrnehmung ein persönliches Erlebnis ist, das von zahlreichen Faktoren beeinflusst wird. Die persönliche Einstellung zum Schmerz oder zur Schmerzursache beeinflussen die Schmerzwahrnehmung nachhaltig. Jeder von uns kennt dies aus persönlicher Erfahrung: Die milde, aber strafende Ohrfeige schmerzt mehr als der heftige Sturz auf das Knie beim engagierten Fußballspiel. Somit führt der gleiche Schmerzreiz bei nahezu jedem Menschen zu einer anderen Schmerzwahrnehmung.

Jeder kennt Schmerzen, aber jeder beschreibt sie auch anders. Das ist ein Phänomen, das wir sonst nur bei Gefühlen wie Liebe, Ekel oder Hass kennen. Jeder Mensch empfindet anders. Deshalb sind Schmerzen nicht objektiv zu beschreiben.

Versucht dennoch ein Mensch, seine Schmerzen für einen anderen begreifbar zu machen, so wirken sich bei seiner Beschreibung nicht nur seine sprachlichen und intellektuellen Fähigkeiten aus. Wichtig sind auch Faktoren wie Alter, Geschlecht, kulturelle Zugehörigkeit, soziale und ökonomische Situation. Auch der bisherige Umgang mit Schmerzen bei sich selbst und in der eigenen Familie spielt eine wichtige Rolle.

Deutlich wird dies durch das folgende Beispiel: Ein kleines Kind geht mit den Eltern spazieren. Es rennt voraus, stolpert und fällt. Dabei verletzt es sich geringfügig am Knie. Ein alltäglicher Vorgang. Wie es weitergeht, hängt jetzt nicht zuletzt von den Eltern ab. Übertriebene Fürsorge und großes Theater um die kleine Verletzung des Kindes wird dieses um so lauter schreien lassen. Auch der Schmerz, den dieses Kind empfindet, ist stärker als bei einer zwar tröstenden, aber doch eher ruhigen Fürsorge der Eltern.

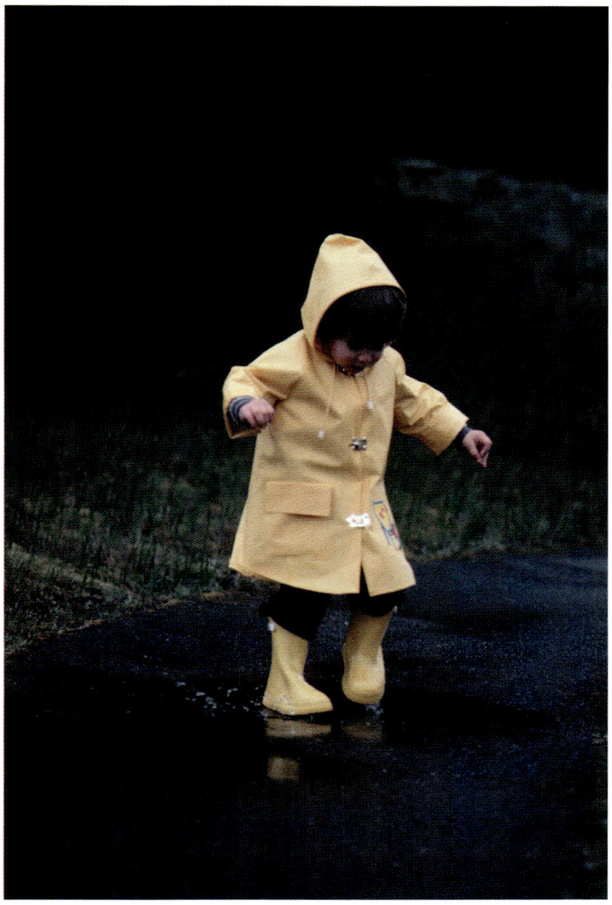

Abb. 3.1: Bereits im Kindesalter lernen wir, wie wir unser Leben lang mit Schmerzen umgehen werden.

Schmerzen werden auch in verschiedenen Völkern unterschiedlich bewertet. Der Spruch: „Ein Indianerherz kennt keinen Schmerz“, ist zwar objektiv falsch, weil jeder Mensch Schmerzen empfinden kann. Er zeigt aber auf, dass hier in der Erziehung Schmerzen und Schmerzempfinden einen anderen Stellenwert haben (oder hatten) als in unserem Kulturkreis.

Auch soziale und ökonomische Faktoren sind wichtig. Denken wir an einen Bauarbeiter in einer wirtschaftlich schlechten Zeit, der sich verletzt. Wer keine Zeit hat, sich seinen Schmerzen hinzugeben, weil er den Job unbedingt braucht und eine Kündigung nicht riskieren will, der wird auch mit Schmerzen zur Arbeit gehen. Er wird aber auch Schmerzen nicht so stark empfinden wie ein anderer, dem Vergleichbares zugestoßen ist.

Diese Beispiele zeigen, dass Schmerzen und Schmerzempfinden von vielen subjektiven Faktoren beeinflusst werden. Das bedeutet auch, dass Menschen, die starke Schmerzen angeben, obwohl vielleicht die Ursache in unseren Augen geringfügig ist, nicht simulieren. Sie empfinden diese Schmerzen wirklich und leiden entsprechend unter ihnen.

Schmerz ist eine Sinneswahrnehmung, die auf einem tatsächlichen physiologischen Vorgang beruht. Die physiologischen Vorgänge der Schmerzwahrnehmung, die mit einer Schädigung einhergehen, bezeichnet man als Nozizeption. Obwohl der Schmerz eine subjektive Empfindung ist, ist die Nozizeption ein objektivierbarer Vorgang. Aus diesem Grunde setzen viele therapeutische Einflüsse hier an. Der psychische Überbau dagegen ist sehr viel schwerer zu beeinflussen.

Bezogen auf den Rückenschmerz bedeutet dies, dass der persönlich empfundene Schmerz beispielsweise nicht mit den auf einem Röntgenbild erkennbaren möglichen Schmerzursachen übereinstimmt.

Die Schmerzempfindung

Empfunden wird Schmerz, wenn gewisse Reize eine bestimmte Reizintensität überschreiten und damit Schmerzrezeptoren (Nozizeptoren) aktivieren.

Überall im Körper, in der Haut, den inneren Organen wie Herz, Lunge, Magen, Darm, Harnblase, am gesamten Bewegungsapparat, den Knochen, Gelenken und Muskeln, befinden sich diese besonderen „Fühler“ des Nervensystems, die Schmerzrezeptoren.

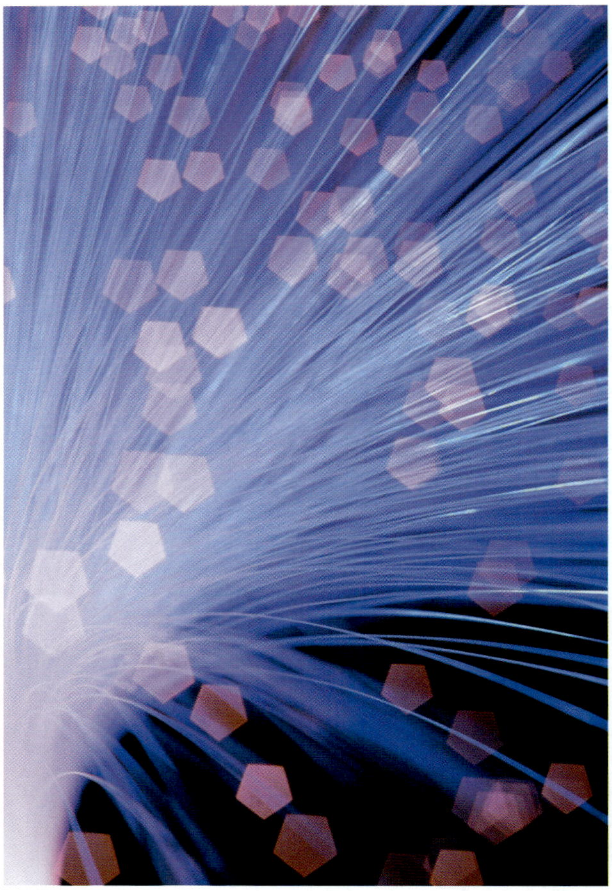

Abb. 3.2: Unendlich viele Schmerzrezeptoren stehen in unserem Körper bereit, um einen eventuellen Schadensfall an das Gehirn weiterzuleiten.

Die Schmerzauslöser

Als Schmerzauslöser an den Nervenendigungen wirken Stoffe, die bei der Schädigung von Körpergeweben (Denaturierung) entstehen, aber auch köpereigene Stoffe, die aus verletzten oder andersartig geschädigten Geweben freigesetzt werden.

Ihre Aufgabe ist es, schädigende Reize zu erfühlen und diese Erkenntnis weiterzuleiten.

Schmerzrezeptoren sind in der Regel freie Nervenendigungen, die teilweise so spezialisiert sind, dass sie nur auf ganz bestimmte Reize ansprechen. Auf einem Quadratzentimeter Haut beispielsweise lassen sich bis zu 200 Schmerzrezeptoren nachweisen.

Die Schmerzverarbeitung

Schmerzen können die hormonellen Regulationszentren unseres Körpers und die Bereiche des Gehirns, die für die Stimmungslage zuständig sind, beeinflussen. Dadurch gewinnt der Schmerzreiz Einfluss auf unsere Gefühlswelt. Schmerz und Gemüt können sich gegenseitig beeinflussen. Einerseits wird unsere Grundstimmung durch Schmerzen gedrückt, insbesondere wenn es sich um dauerhafte oder oft wiederkehrende beziehungsweise chronische Schmerzen handelt. Andererseits wird das Schmerzereignis vor dem Hintergrund bisheriger Erfahrungen (Gedächtnis) und im Hinblick auf unsere Erwartungen bewertet. In diese Bewertung des Schmerzes fließt auch die seelische Gesamtsituation ein. So kann auch ständiger Stress am Arbeitsplatz oder familiärer Ärger zu einer verstärkten Schmerzempfindung führen und die weitere Verarbeitung des Schmerzes nachhaltig beeinflussen.

An der Schmerzverarbeitung ist der ganze Mensch beteiligt, das heißt, es handelt sich hier nicht um ein ausschließlich körperliches Ereignis.

Rückenschmerzen – zwei Ursachengruppen

Bevor wir näher auf die unterschiedlichen Ursachen eingehen werden, die den Schmerzen im Rücken zugrunde liegen können, möchten wir sie in zwei Komplexe unterteilen. So unterscheidet man grundsätzlich zwischen Rückenschmerzen, deren Ursache oder Auslöser im Bereich der Wirbelsäule liegt – diese Ursachen werden als **vertebral** bezeichnet – und Rückenschmerzen, deren

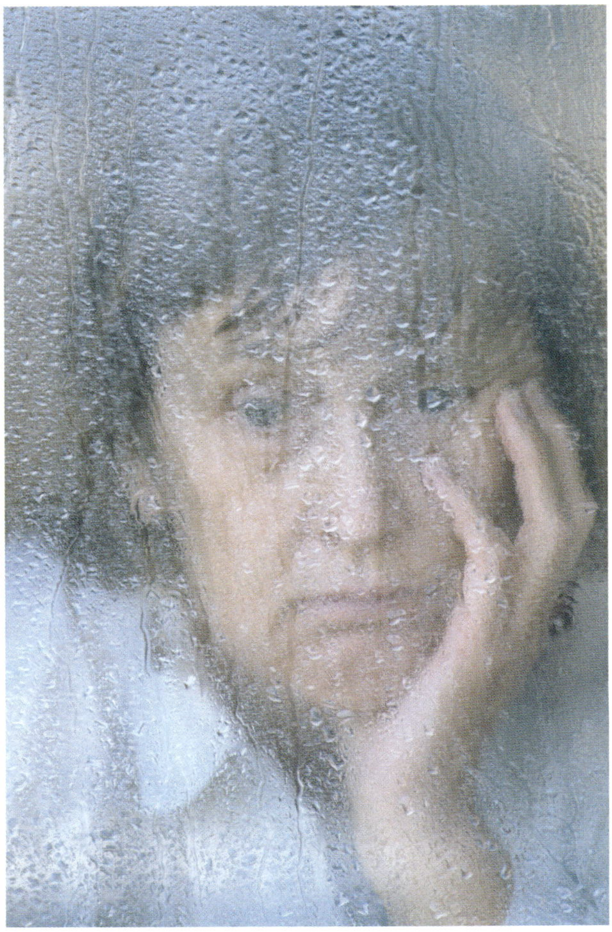

Abb. 3.3: Schmerz und Psyche bedingen sich oft gegenseitig.

Ursache oder Auslöser außerhalb der Wirbelsäule liegt – hier wird der Begriff **extravertebral** verwendet.

Vertebrale Ursachen:

- Überlastungen / Fehlbelastungen;
- muskuläre Schmerzursachen;
- bandscheibenbedingte Ursachen;
- Ursachen im Bereich der Wirbelgelenke;
- statische Störungen wie Skoliosen, skoliotische Fehlhaltungen;
- Einengungen des Spinalkanals (Spinalkanalstenose);
- Foramenstenose;
- Entwicklungsstörungen;
- Verletzungen;
- hormonell / stoffwechselbedingte Erkrankungen (Osteoporose);
- entzündliche/immunologische Erkrankungen (zum Beispiel Spondarthritiden bei Morbus Bechterew; Morbus Reiter);
- Tumorerkrankungen.

Extravertebrale Ursachen:

- psychosomatische Problematik;
- gynäkologische Ursachen (Eileitererkrankungen, Gebärmuttererkrankungen);
- Aortenaneurysma;
- Erkrankungen des blutbildenden Systems;
- Nierenerkrankungen (Nierensteine, Nierentumoren, Nierenbeckenentzündung);
- Darmerkrankungen;
- Tumoren und Metastasen;
- koronare Herzkrankheiten;
- Erkrankungen der Gallenblase oder Bauchspeicheldrüse;
- hormonelle Funktionsstörungen, wie beispielsweise das Prämenstruelle Syndrom;

Bei Rückenschmerzen zum Zahnarzt?

Rückenschmerzen treten auch als Symptom anderer Grunderkrankungen auf. Zum Beispiel können Magen-Darm-Probleme, Nierenerkrankungen und Schlafstörungen zu Beschwerden im Wirbelsäulenbereich führen. Auch Erkrankungen der Zähne können Rückenschmerzen hervorrufen, selbst wenn der betroffene Zahn nicht schmerzt. Deshalb kann eine Zahnbehandlung nicht nur Zahnschmerzen, sondern oft auch quälende Rückenschmerzen bisweilen umgehend kurieren.

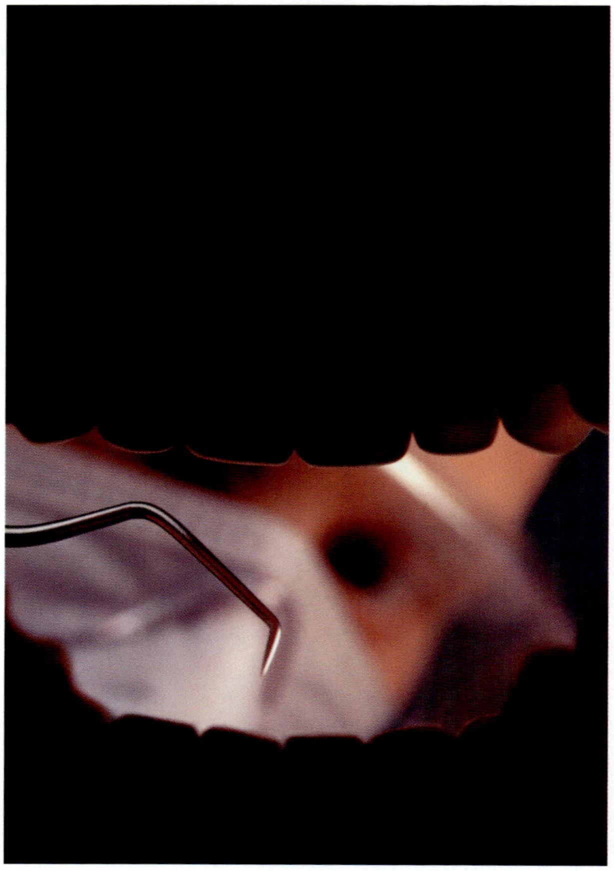

Abb. 3.4: Im Vordergrund steht immer die Forschung nach den Ursachen: So kann auch ein kieferorthopädisches Problem zu Rückenschmerzen führen.

- Herdgeschehen;
- Keimansiedlungen aus dem Blut als Spondylitis oder Spondylodiscitis;
- Augenerkrankungen;
- Zahnerkrankungen, kieferorthopädische Erkrankungen.

Die Bandscheiben

Die Wirbelsäule hat die Aufgabe, unseren Körper zu stützen. Da sie auch beweglich sein muss, sitzen zwischen den Wirbelkörpern elastische Scheiben: die Bandscheiben. Sie dienen neben der Beweglichkeit auch der Dämpfung und Federung. Wie im vorhergehenden Kapitel bereits ausführlich dargestellt, besteht die zwischen jeweils zwei Wirbeln liegende Bandscheibe aus einem festen äußeren Faserring und dem prallelastischen Mittelteil, dem Gallertkern.

Die täglichen Belastungen, denen die Bandscheiben bereits unter normalen Umständen ausgesetzt sind, sind beeindruckend.

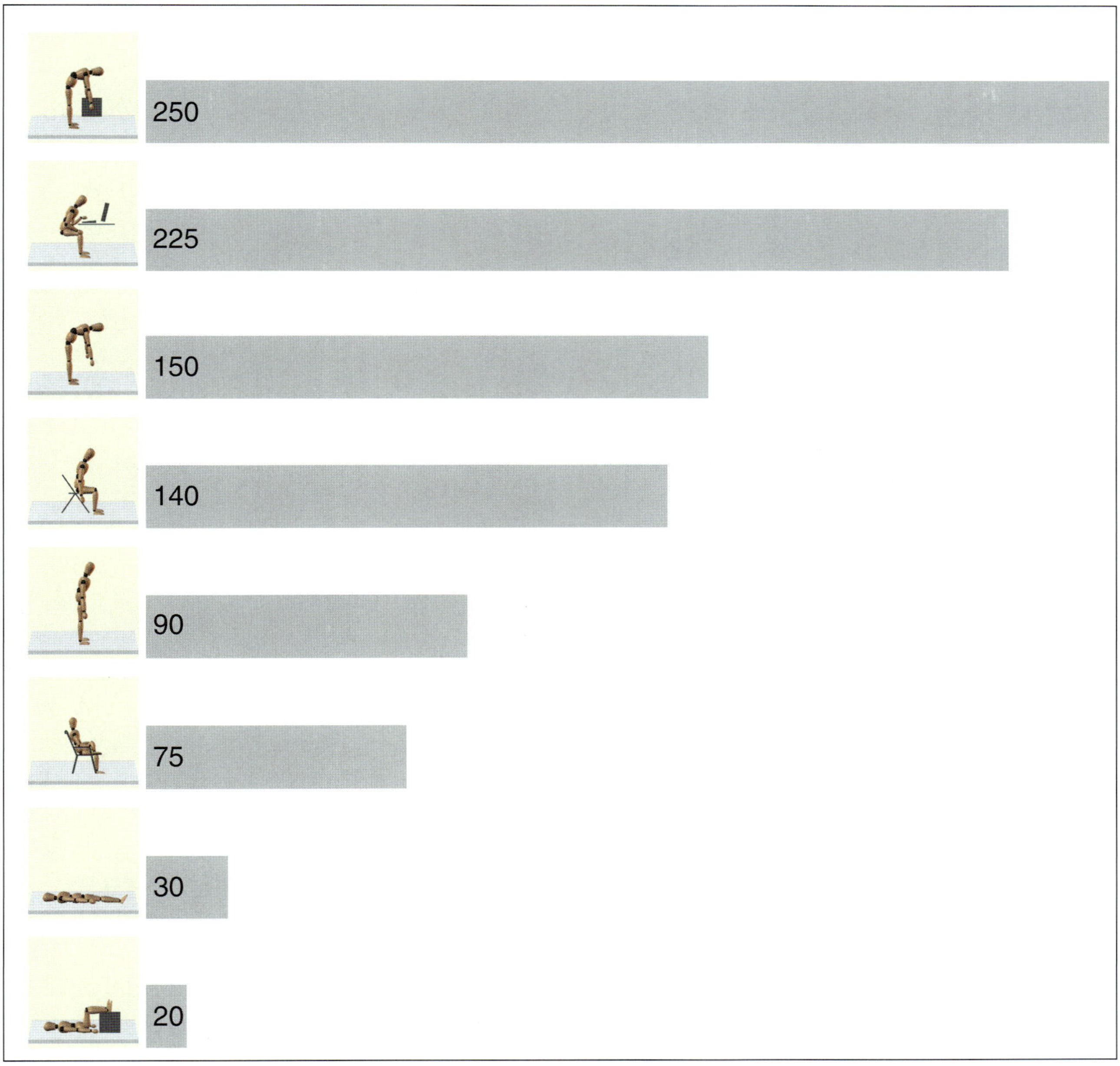

Abb. 3.5: Die Belastung der Bandscheibe bei unterschiedlichen Körperhaltungen (in kg/cm²)

Druckmessungen in den Bandscheiben der Lendenwirbelsäule zeigen schon beim Stehen in einer vorgebeugten Position bis zu 150 Kilogramm Belastung pro Quadratzentimeter, beim Sitzen circa 140 Kilogramm und beim Hochheben eines fünf Kilogramm schweren Gegenstandes aus vorgebeugter Haltung 250 Kilogramm!

Der natürliche Alterungsprozess

Bereits im Alter von Mitte Zwanzig setzt der normale Alterungsprozess der Bandscheiben ein. Wie aber und warum altern sie? Konkret beruht die Alterung der Bandscheibe auf der nachlassenden Wasserbindungsfähigkeit durch veränderte Zusammensetzung des Bandscheibengewebes.

Die Ursache dieses frühen Alterungsprozesses liegt vermutlich auch in dem Umstand, dass das Knorpelgewebe der Bandscheibe infolge der komplizierten Ernährungssituation nur schlecht mit Nährstoffen versorgt wird.

Der Alterungsprozess hat weit reichende Folgen:

- Der Faserring wird brüchig.
- Die Bandscheibe wird weich, im weiteren Verlauf schrumpft sie.
- Die Pufferfunktion lässt nach.

Im Laufe der Zeit verliert die Bandscheibe somit an Elastizität und Festigkeit. Rissbildungen und Zermürbungserscheinungen am Faserring sind weitere Auswirkungen. Infolgedessen wird der feste zentrale Gallertkern nicht mehr im Zentrum der Bandscheibe gehalten. Unter einseitigen Druckbelastungen oder plötzlichem hohem Druck kann er seine Lage verändern.

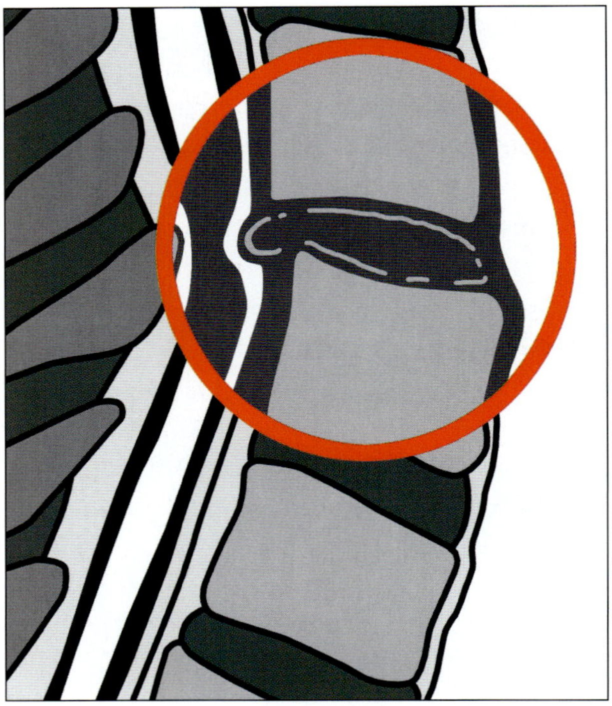

Abb. 3.6: Der Gallertkern der Bandscheibe hat seine Lage verändert, es ist zu einer Bandscheibenvorwölbung gekommen.

Der relativ früh einsetzende Alterungsprozess der Bandscheibe bedeutet nicht, dass sich schicksalhaft Schmerzen einstellen müssen. Die Bedeutung dieses Vorgangs liegt in erster Linie in der verminderten Leistungsfähigkeit oder Belastbarkeit des betroffenen Bewegungssegments.

Der Alterungsvorgang oder Verschleißprozess betrifft nicht alle Bandscheiben gleichzeitig, sondern bevorzugt die Bandscheiben an biomechanisch ungünstigen Abschnitten der Wirbelsäule, die zusätzlichen Fehl- oder Überlastungen ausgesetzt sind.

Welche Faktoren fördern den Verschleiß der Bandscheiben?

Tätigkeiten wie Sitzen, Stehen, Heben, Bücken oder Tragen bewirken hohe Druckbelastungen im Bandscheibenbereich. Dauern diese Belastungen an, sinkt die Versorgung der Bandscheiben mit Sauerstoff und Nährstoffen auf ein Minimum, da der Durchsaftungsmechanismus gestört wird. Denn diese Ernährungsgrundlage der Bandscheibe beruht auf möglichst ausgeglichenen Wechselbelastungen. Das beeinträchtigt den Stoffwechsel der Bandscheibe, es kommt zur „Unterernährung“, ein weiterer Faktor, der den frühen Verschleiß der Bandscheibe fördert.

Es gilt also, übermäßige beziehungsweise andauernde einseitige Belastungen der Bandscheiben zu vermeiden.

Bandscheibenvorwölbung (Protrusion)

Durch den Wasserverlust im Rahmen des Alterungsvorgangs nimmt die Festigkeit und

Bandscheiben und die Gene

Neuere Untersuchungen sprechen dafür, dass Bandscheibenverschleiß auch durch erbliche Faktoren mitbedingt wird.
Dies erklärt offensichtlich besonders die Fälle sehr frühzeitiger Degeneration.
Für mehrere dieser Veranlagungen wurde der genetische Code entschlüsselt. Die bisher entschlüsselten Erkrankungen sind dominant erblich.
Das Risiko scheint bei entsprechender Veranlagung etwa verdreifacht. Gestört scheint hauptsächlich die Bildung einer bestimmten Bindegewebssubstanz des Kollagens IX. Es ist Bestandteil des Gallertkernes der Bandscheibe und des Faserrings, kommt aber auch im Knorpel allgemein, zum Beispiel in den Wirbelgelenken und im Glaskörper des Auges vor.

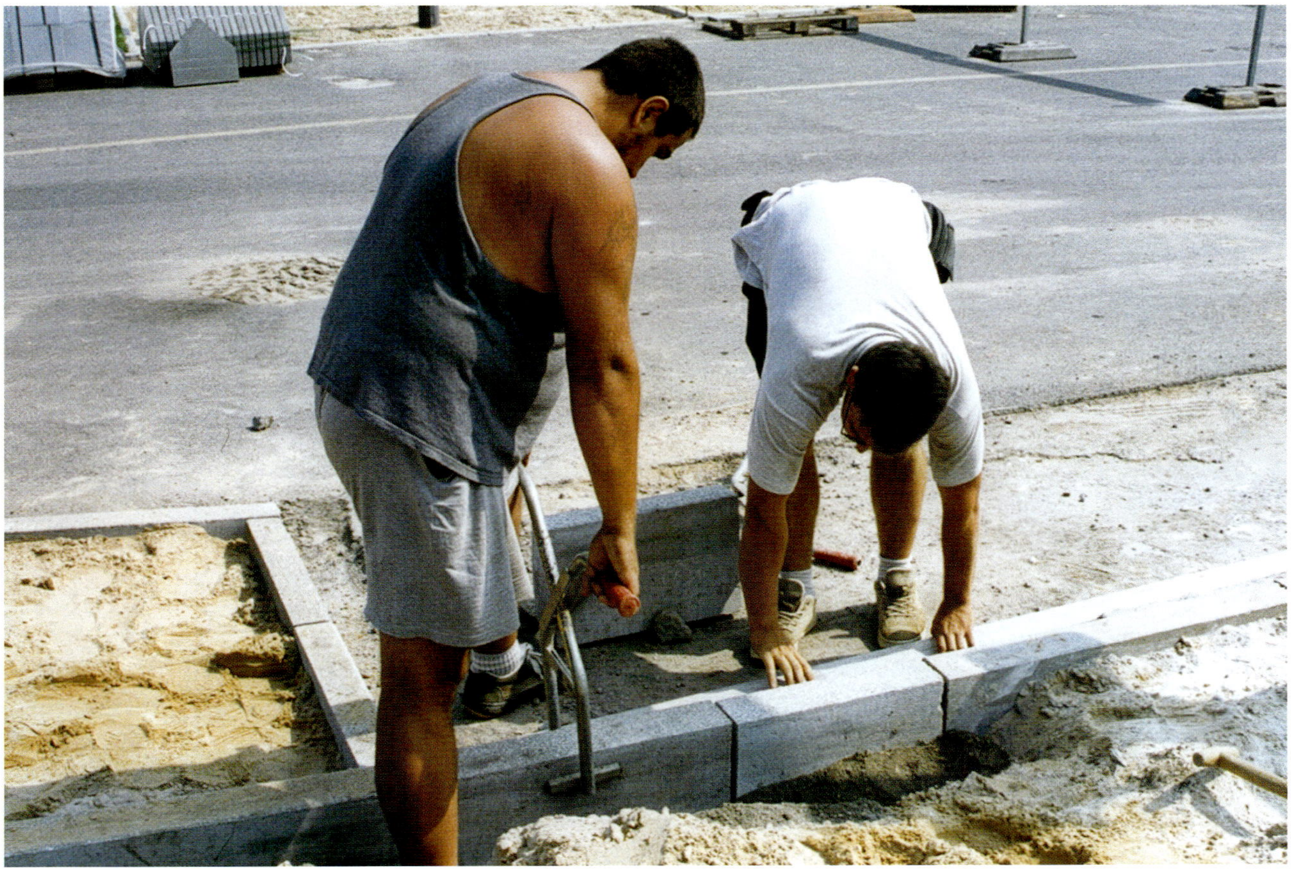

Abb. 3.7: Ständiges Heben und Bücken können zu einer folgenschweren Unterernährung der Bandscheibe führen.

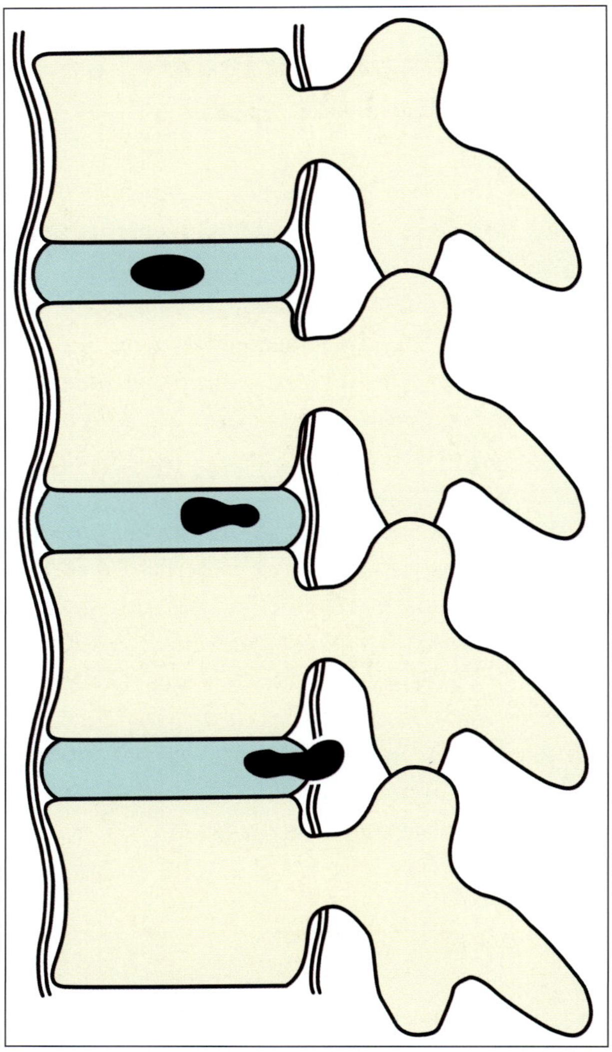

Abb. 3.8: Bei einer gesunden Bandscheibe liegt der Gallertkern im Zentrum des Faserrings (oben); bei einer Bandscheibenvorwölbung dringt er an den Rand, ohne den Faserring zu durchbrechen (Mitte); bei einem Bandscheibenvorfall hat der Gallertkern den Faserring durchbrochen (unten).

Spannkraft der Bandscheibe ab. Der Faserring weicht dem Druck des Gallertkerns aus und wölbt sich über den Rand des Wirbelkörpers hinaus vor. Man spricht von der **Bandscheibenvorwölbung** oder **Protrusion.** Der Faserring ist in diesem Stadium selbst noch intakt.

Die Bandscheibenvorwölbung kann bei fortschreitender Überlastung zu einem Bandscheibenvorfall führen.

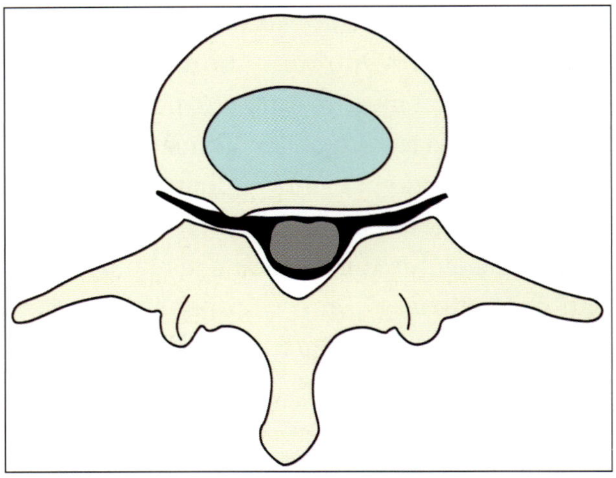

Abb. 3.9: Bei der Protrusion wölbt sich die Bandscheibe vor, reißt aber nicht auf. Das Beispiel zeigt eine seitliche Vorwölbung.

Auch eine Bandscheibenvorwölbung kann Schmerzen wie ein Bandscheibenvorfall auslösen. Die Art und die Stärke des Schmerzes korrelieren nicht zwangsläufig mit dem Ausmaß der Vorwölbung.

Bandscheibenvorfall (Diskusprolaps)

Wie erwähnt, entstehen durch den altersbedingten Flüssigkeitsverlust Risse im Faserring der Bandscheibe, ähnlich einer Baumscheibe, die trocknet und aufplatzt. Der Gallertkern der Bandscheibe kann sich bei anhaltenden oder plötzlichen Druckbelastungen zunehmend verlagern.

Durchbricht er den Faserring und quetscht sich in den Spinalkanal vor, spricht man vom **Bandscheibenvorfall** oder dem **Diskusprolaps.**

Lösen sich darüber hinaus Anteile des Gallertkerns ab und verschieben sich in den Wirbelkanal, handelt es sich um einen so genannten **sequestrierten Bandscheibenvorfall.**

Es handelt sich beim Bandscheibenvorfall also nicht, wie häufig angenommen, um eine Verschiebung oder ein Verrutschen der gesamten Bandscheibe, sondern um eine Verlagerung von Anteilen des zentralen Gallertkerns.

Das größte Risiko, einen Bandscheibenvorfall zu erleiden, besteht im mittleren Lebensabschnitt. In diesem Alter sind der Wassergehalt und der Quelldruck des Gallertkerns noch gut erhalten, aber der Knorpelring kann bereits spröde und rissig geworden sein. Etwa ab dem sechzigsten Lebensjahr sind die Bandscheiben so weit „ausgetrocknet“, dass einerseits auch der Gallertkern seine prall-elastische Konstitution verliert und andererseits sich das Bandscheibengewebe insgesamt verfestigt und so die Voraussetzung zur Verlagerung abnimmt.

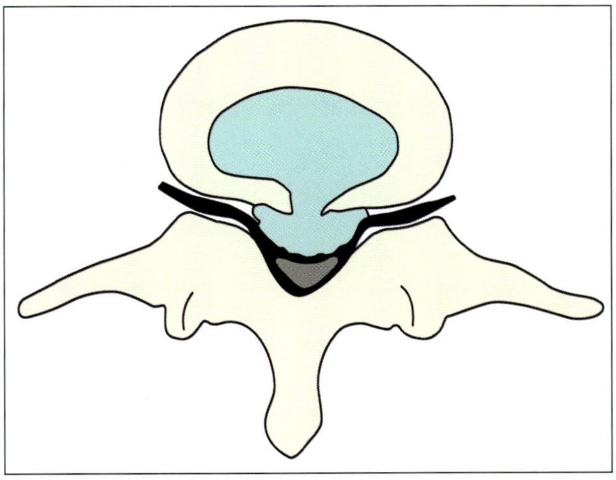

Abb. 3.10: Beim Bandscheibenvorfall reißt der Faserring. Gallertmasse tritt aus. Das Beispiel zeigt einen medialen Vorfall.

Die Symptome

Die Beschwerden sind unterschiedlich, je nach dem wo der Bandscheibenvorfall liegt, wie ausgeprägt er ist oder ob zusätzlich komplizierende Faktoren hinzukommen. Prinzipiell gilt, dass von der Größe des Bandscheibenvorfalls nicht unmittelbar auf den Schmerz oder die zusätzlichen Symptome geschlossen werden kann.

Zu den typischen Symptomen zählen:

- Schmerzen in der betroffenen Region der Hals- oder Lendenwirbelsäule;
- ausstrahlende Schmerzen im Verlauf des betroffenen Nerven; so genanntes radikuläres Schmerzbild;
- Lähmungserscheinungen (motorische Ausfälle) in den vom betroffenen Nerven versorgten Muskeln;
- Empfindungsstörungen (Sensibilitätsstörungen) im Nervenverlauf;
- Reflexstörungen;
- Störungen der Beckenbodenmuskulatur: Schwierigkeiten beim Wasserlassen, Unfähigkeit, den Schließmuskel beim Stuhlgang zu kontrollieren, Potenzstörungen.

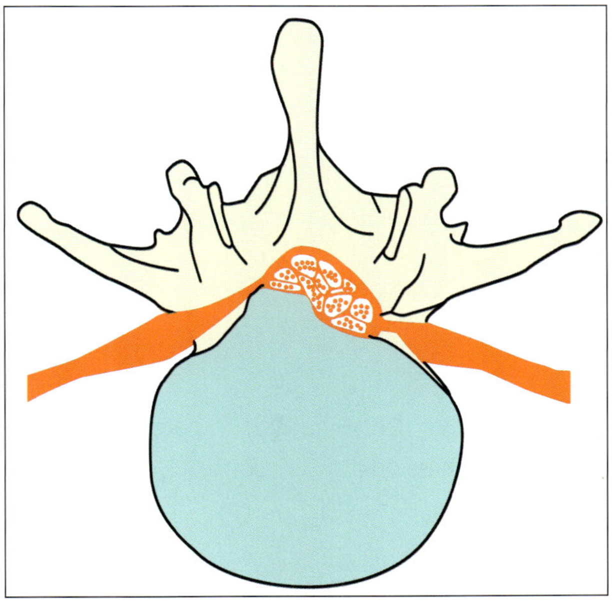

Abb. 3.11: Bei einem Bandscheibenvorfall können die Beschwerden unter anderem dadurch entstehen, dass das verlagerte Bandscheibengewebe auf die Nerven drückt.

Häufig ist der Schmerz im Verlauf der betroffenen Nervenwurzel sogar stärker als im Rücken.

Der Bandscheibenvorfall im Überblick

Befund: *Verlagerung beziehungsweise Austritt von Teilen des Gallertkerns mit und ohne Bedrängung von Rückenmarks oder der Nerven.*
Auslöser *ist häufig ein Bückvorgang, eine Hebebelastung, manchmal nur eine Drehung im Bett.* ***Ursache*** *ist ein vorangegangener Alterungs- oder Verschleißprozess, der den Faserring hat brüchig werden lassen. Der akute Bandscheibenvorfall ist das Ende eines Alterungsprozesses der Bandscheibe, nicht etwa der Beginn einer Erkrankung, vergleichbar mit dem Tropfen, der das Fass zum Überlaufen bringt. Eine gesunde Bandscheibe kann aufgrund der Festigkeit des Gewebes keinen Bandscheibenvorfall erleiden.*
Therapie: *abhängig vom Ausmaß der Schmerzen, dem Schmerzverlauf und der eventuell bestehenden Funktionsstörungen durch Schädigung der betroffenen Nerven. In den weitaus meisten Fällen können durch konservative Therapiekonzeptionen Schmerzfreiheit und Belastbarkeit erreicht werden.*

Der Schmerz kann abrupt beginnen und sehr stark sein oder aber schleichend zunehmen.

Er verstärkt sich durch Bewegung, Husten, Lachen, beim Stuhlgang sowie möglicherweise im Sitzen. Bei einem Bandscheibenvorfall im Lendenwirbelsäulenbereich führt das Anheben des gestreckten Beines zu Schmerzen im Rücken.

Die Art der Schmerzausstrahlung kann dem Arzt einen Hinweis auf die betroffene Bandscheibe geben, also darauf, welches Segment der Wirbelsäule betroffen ist.

Je nach Segment können verschiedene Körperbereiche von den Beschwerden betroffen sein und vielfältige Beschwerdebilder vorliegen. Dazu seien einige Beispiele aufgeführt:

- Ist die Halswirbelsäule betroffen, so kann es zu Kopfschmerzen, Kribbeln entlang der Arme bis in die Fingerspitzen, Schmerzen im Schulter-Nacken-Bereich, Kraftminderung der Arme, Bewegungseinschränkungen der Arme und Missempfindungen unterschiedlicher Stärke kommen.

- Bandscheibenvorfälle im Bereich der Brustwirbelsäule führen häufig zu ringförmigen Schmerzen im Brustkorb, die nicht selten als Herzschmerzen fehlinterpretiert werden.

- Im Bereich der Lendenwirbelsäule empfinden die Patienten unter anderem Kreuzschmerzen, in die Beine ausstrahlende Schmerzen, oft verbunden mit Missempfindungen, Taubheitsgefühlen in den Beinen sowie unter Umständen Kraftminderung im Beinbereich oder den Füßen.

Beispiele:

Beim Bandscheibenvorfall zwischen dem 4. und 5. Lendenwirbel (L4/5) kann eine Fußheberschwäche auftreten. Der Betroffene ist dann nicht mehr in der Lage, den Fuß gegen einen Widerstand nach oben zu ziehen. Ist die Lähmung ausgeprägt, fällt der Fuß trotz größter Anstrengungen immer wieder zurück, das Gehen wird unsicher, man stolpert über den „Fallfuß“.

Ist die Bandscheibe zwischen dem letzten Lendenwirbel und dem Kreuzbein (L5/S1) betroffen, so betrifft eine Lähmung die Fußsenkermuskeln. Der Zehenstand kann nicht mehr mit seitengleicher Kraft oder gar nicht mehr ausgeführt werden.

Solche Lähmungen treten in unterschiedlicher Ausprägung auf.

Zeigen sich derartige Lähmungserscheinungen, muss umgehend der Arzt aufgesucht werden, denn solche Befunde signalisieren eine Situation, die sofortige Behandlung und eine engmaschige Überwachung benötigt.

Einen dringenden Notfall stellen Lähmungen der Beckenbodenmuskulatur dar: Störungen beim spontanen Wasserlassen, Störungen des Schließmuskels beim Stuhlgang. Diesen Symptomkomplex bezeichnet man als **Caudasyndrom.** In einer solchen Situation sind operative Maßnahmen erforderlich. Häufig können nur durch eine rechtzeitige Operation langfristige Lähmungserscheinungen oder Spätfolgen verhindert werden. Spezialisten für eine solche Operation sind Orthopäden oder Neurochirurgen.

Wichtiger Hinweis

Plötzliche Schmerzfreiheit im Rahmen eines Bandscheibenvorfalls muss kein Grund zur Freude sein. Sie kann auf ein Absterben der Nervenwurzel hinweisen! In solchen Fällen ist dringend der Arzt aufzusuchen.

Die Schonhaltung

Ein plötzlicher Schmerz (Hexenschuss, akute Lumbago) in einem Wirbelsäulenabschnitt – meistens in der Lendenwirbelsäule – oder ein akuter Beinnervenschmerz (Ischialgie) führen zu einer Schonhaltung beziehungsweise einer Teilblockierung der Lendenwirbelsäule. Diese Schonhaltung ist eine reflektorische Antwort des Körpers und

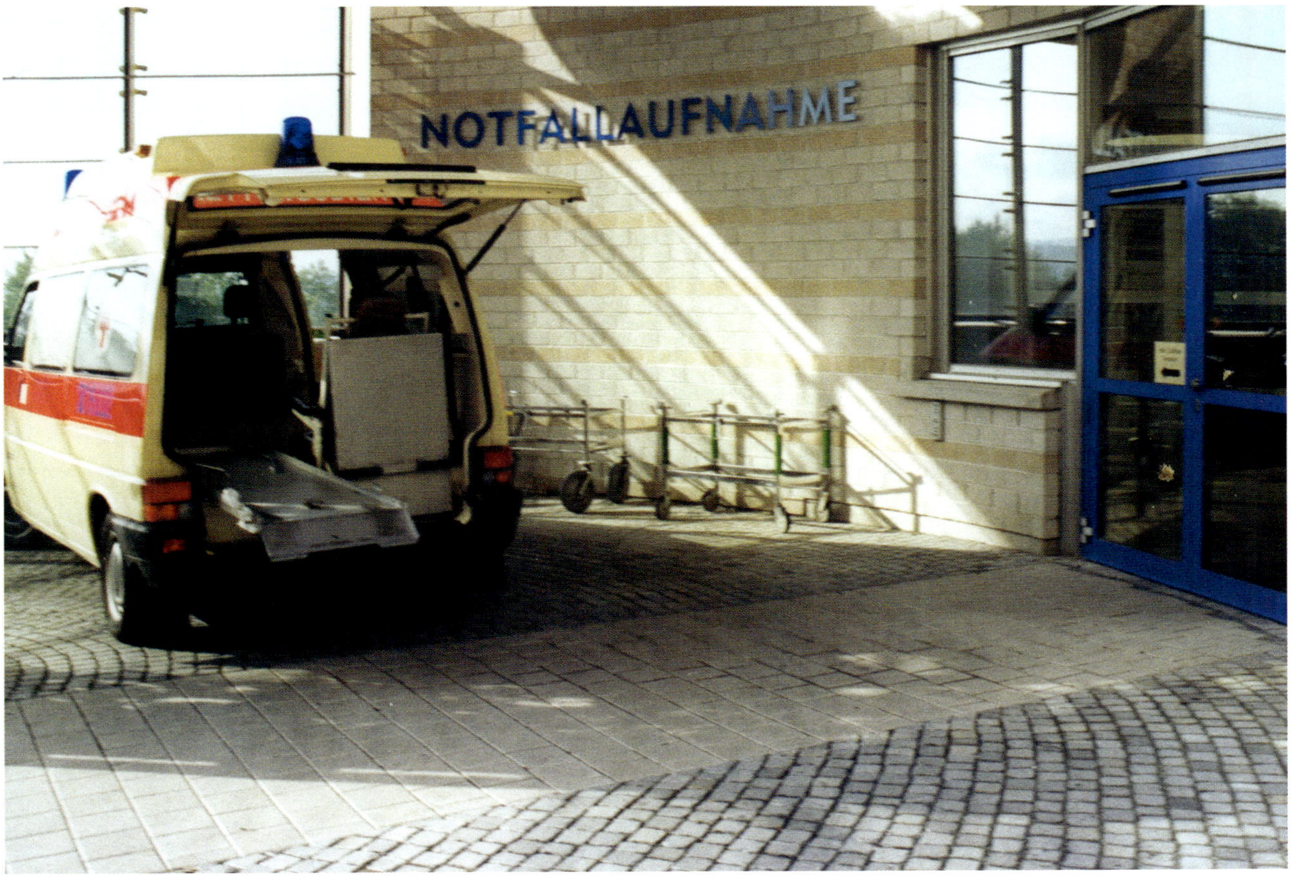

Abb. 3.12: Lähmungen der Beckenbodenmuskulatur weisen auf einen Notfall hin, der sofortiger ärztlicher Hilfe bedarf.

kann auf eine Bandscheibenvorwölbung (Protrusion) oder einen Bandscheibenvorfall hinweisen.

Die Schonhaltung zeigt sich auch in einer mehr oder weniger stark ausgeprägten seitlichen Ausweichhaltung. Der Körper versucht durch diese Maßnahme, weitere schmerzverstärkende Bewegungen im betroffenen Segment zu verhindern und Druckentlastung im Bereich des gereizten Nerven zu erreichen.

Ursache und Wirkung

Eine spröde und rissige Bandscheibe, gleichgültig, ob sie durch einen normalen Alterungsprozess oder durch einen frühzeitigen Verschleiß Schaden genommen hat, schmerzt nicht. Denn Bandscheiben besitzen keine Nerven.
Dennoch kann sie in der so genannten Ursache-Folge-Kette ein zentrales Element darstellen.

Wie entsteht der Schmerz beim Bandscheibenvorfall?

Landläufig geht man davon aus, dass der beim Bandscheibenvorfall typische Ischiasschmerz durch die mechanische Einklemmung der Nervenwurzel durch die Bandscheibe verursacht wird. Diese Vorstellung ist nicht ganz richtig, da weitere Faktoren eine entscheidende Rolle spielen.

Kurzklassifizierung

Die komplexe Nervenversorgung des Rückens mit seinen komplexen degenerativen Veränderungen bereitet bei der Diagnose der Ursache des Schmerzes oft große Schwierigkeiten. Man unterscheidet aus praktischen Gründen zwischen einem radikulären und einem pseudoradikulären Schmerz. Beim radikulären Schmerz wird die Nervenwurzel z.B. durch Kompression durch einen Bandscheibenprolaps gereizt. Beim pseudoradikulären sind Veränderungen im Bereich der kleinen Wirbelgelenke die Ursache. Der Arzt verwendet zur Beschreibung der Formen des Rückenschmerzes häufig folgende Begriffe:

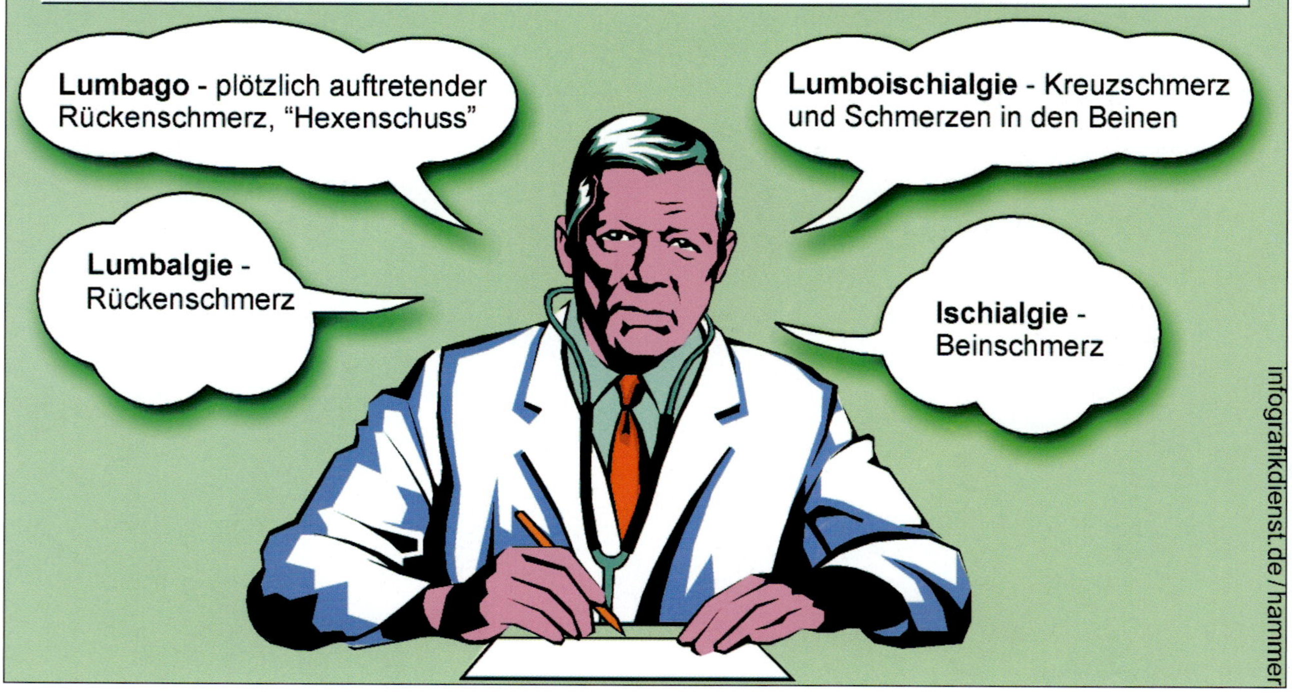
Lumbago - plötzlich auftretender Rückenschmerz, "Hexenschuss"
Lumboischialgie - Kreuzschmerz und Schmerzen in den Beinen
Lumbalgie - Rückenschmerz
Ischialgie - Beinschmerz
infografikdienst.de / hammer

Ischias / Ischialgie

Neuralgie (Nervenschmerz) des Ischiasnerven mit von der Lendengegend in Hüfte und Beine ausstrahlenden Schmerzen meist aufgrund von Wirbelgelenkentzündungen oder Bandscheibenvorfällen. Schmerzverstärkung auch beim Husten und Niesen.

Wie beschrieben entsteht der Bandscheibenvorfall, indem der Bandscheibenkern den Faserring der Bandscheibe und das hintere Längsband durchbricht. Dabei treten Stoffe aus dem Bandscheibeninneren aus und führen zu biochemisch ausgelösten Entzündungsvorgängen an der Nervenwurzel. Die Schwellung der Nervenwurzel ist Ausdruck des Entzündungsprozesses.

Diese Erkenntnis ist Grundlage sämtlicher konservativer Therapiekonzepte. Denn diese sind darauf ausgerichtet, im ersten Schritt die Entzündung der Nervenwurzel zu beseitigen.

Nur in den wenigsten Fällen kommt es beim Bandscheibenvorfall zusätzlich zu einer bleibenden mechanischen Einklemmung der Nervenwurzel. Diese Situation äußert sich in der Regel durch einen zusätzlichen Funktionsverlust der Nervenwurzel, es kommt zu Lähmungen.

Die Wirbelgelenke

Der Verschleiß der Bandscheiben, wie er auch im Rahmen einer normalen Alterung auftritt, führt jedoch nicht nur zu Bandscheibenschäden selbst. Denn die nachlassende Spannkraft und fortschreitende Erniedrigung der Bandscheiben verändert die gesamte Wirbelsäulenstatik und Funktion. Die Bandscheiben können ihre Stoßdämpferfunktion zwischen den einzelnen Wirbeln nicht mehr ausreichend wahrnehmen. Die Folge ist ein überhöhter Druck auf die Wirbelgelenke, die dadurch ebenfalls zunehmend überlastet werden und somit einem frühzeitigen Verschleiß preisgegeben sind.

Im Gegensatz zu den Bandscheiben führen überlastete oder verschlissene Wirbelgelenke zu erheblichen Schmerzen, da sie reichlich mit schmerzleitenden Nervenfasern versorgt sind.

Facettensyndrom

Schmerzen, die durch die Wirbelgelenke verursacht werden, bezeichnet man auch als Facettensyndrom. Ist die Lendenwirbelsäule betroffen, kommt es typischerweise zu Kreuzschmerzen bei körperlicher Beanspruchung oder statischen Belastungen, wie zum Beispiel Sitzen oder Stehen.

Die Schmerzen können immer wieder in Abhängigkeit von der Körperhaltung auftreten. Sie gehen meistens von der Lendenwirbelsäule aus und strahlen häufig bis ins Gesäß, bis zu den Oberschenkeln und gegebenenfalls in die Leisten aus. Auch ein reiner Leistenschmerz kann Ausdruck eines Facettensyndroms sein.

Die Wirbelgelenke bilden den hinteren Anteil des Nervenaustrittkanals. Häufig ist auch der untere Teil der Halswirbelsäule beziehungsweise der Übergangsbereich zur Brustwirbelsäule betroffen. Allerdings wird der Schmerz nicht zwangsläufig nur im Nacken selbst empfunden. Er kann sich über das Gebiet der Nackenmuskeln hinaus ausdehnen. Von dort strahlt er zwischen und in den Bereich der Schulterblätter bis in die Schultern selbst aus. Die Schmerzen können sich bis zum Oberarm oder sogar bis zum Hinterkopf ausdehnen und hartnäckig wiederkehrende Kopfschmerzen verursachen. Hals- oder Schulterbewegungen, insbesondere Dehnungen oder Drehung des Halses sowie Drehbewegungen der Schulter können schmerzhaft sein, wodurch die Beweglichkeit eingeschränkt wird. Diese Bewegungen sind oft von knackenden Geräuschen begleitet. In den betroffenen Muskeln entstehen oft schmerzhafte Knoten unterschiedlicher Größe. Die tiefer liegenden Muskeln sowie die Muskeln entlang des Rückgrats sind beim Betasten schmerzempfindlich.

Man spricht hier von **pseudoradikulären Schmerzsyndromen.**

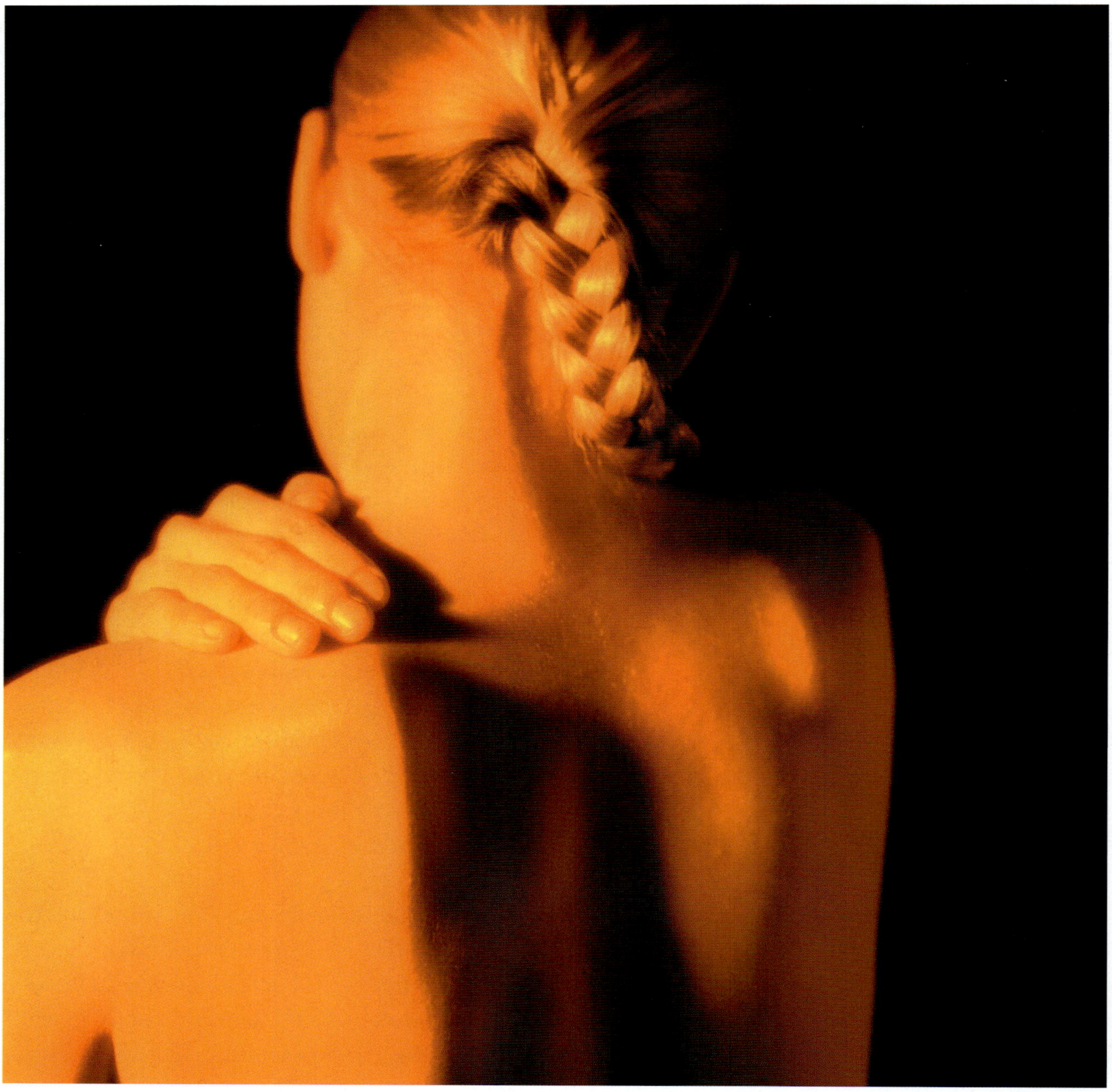

Abb. 3.13: Schmerzhafte Muskelverspannungen sind Teil des Teufelskreises.

Rezessusstenose

Verschleißen die Wirbelgelenke, entstehen im Laufe der Zeit knöcherne Randzacken, die wiederum den Nervenaustrittskanal einengen **(Foramenstenose, Rezessusstenose)** und die Nervenwurzel bedrängen können. Auf diese Weise können die austretenden Nervenwurzeln chronisch gereizt werden. Es entstehen Schmerzen und Schmerzausstrahlungen wie bei einem Bandscheibenvorfall.

Der Körper reagiert, indem er durch verstärkte Muskelanspannung die Situation zu stabilisieren versucht, was dann wiederum selbst zu schmerzhaften Muskelverspannungen führen kann.

Der entstehende Teufelskreis bewirkt dann wiederum eine Verstärkung der Muskelschmerzen. Alle Behandlungsansätze haben das Ziel, derartige Teufelskreise zu durchbrechen.

Die Spinalkanalstenose

Bei der so genannten Spinalkanalstenose handelt es sich um Einengungen des Wirbelkanals durch knöcherne Aufwulstungen im Rahmen verschleißbedingter Vorgänge und eine häufig zusätzlich in diesem Zusammenhang entstehende Verdickung der Bänder zwischen den Wirbelbögen (Ligamenta flava).

Der zu enge Wirbelkanal führt zum Krankheitsbild der Claudicatio spinalis, die Symptome sind der so genannten Schaufensterkrankheit wie zum Beispiel beim Raucher sehr ähnlich. Im letztgenannten Fall liegt allerdings eine Durchblutungsstörung zugrunde.

Die Rückenmarksschädigung (Myelopathie)

Durch Bandscheibenvorfälle oder knöcherne Randzacken kann im Bereich der Hals- und Brustwirbelsäule der Wirbelkanal so weit eingeengt werden, dass das Rückenmark geschädigt wird. Meistens sind Abnutzungserscheinungen die Ursache. Es kommt aber auch bei jüngeren Menschen vor, besonders wenn der Wirbelkanal von Geburt an eng ist und ein Bandscheibenschaden hinzukommt.

Myelopathien sind dann die Ursachen für erhebliche Beschwerden und Behinderungen.

Myelopathie – die Symptome

Eine Schwäche und Steifigkeit in den Beinen, Nackenschmerzen, Schulter- und Armschmerzen, in Verbindung mit einer Gangunsicherheit sollten immer ein Grund sein, an dieses Krankheitsbild zu denken.
Besonders durch die Gangunsicherheit entstehen erhebliche Behinderungen. Wenn sich dann bei der neurologischen Untersuchung eine Steigerung der Reflexe an den Beinen und eine Störung der Tiefensensibilität finden, wird der Verdacht weiter erhärtet.
Oft findet sich auch ein so genanntes Lhermitte'sches Zeichen. Hierbei handelt es sich um eine Art Elektrisieren des Rückens, wenn der Betroffene den Kopf nach vorne beugt.

Schmerzauslöser und Risikofaktoren

Begünstigt werden die Beschwerden im Rückenbereich auch durch eine schlechte Körperhaltung, die vielfach schon im Kindesalter beginnt oder ganz allgemein durch permanentes Sitzen am Schreibtisch ohne entsprechenden Ausgleich im Sinne mangelnden Körperbewusstseins.

Die Muskulatur verkümmert, und die Wirbelsäule verliert an Halt. Haltungsschäden sind die Folge. Werden diese Symptome nicht ernsthaft angegangen, kann sich daraus ein chronisches Leiden mit erheblichen Einschränkungen der Leistungsfähigkeit und der persönlichen Lebensqualität entwickeln.

Klima und Schmerzen

Nässe, Kälte und Zugluft sowie Klimaanlagen können akute Schmerzzustände im Rücken hervorrufen. Die klimatischen Reize erhöhen die Spannung der Rückenmuskulatur. Trifft diese Situation auf eine in irgendeiner Weise „vorgeschädigte" Wirbelsäule, können derartige klimatische Einflüsse das Fass zum Überlaufen bringen und den „akuten Hexenschuss" oder den „steifen Hals" auslösen.
Klimatische Einflüsse sind nicht die Ursache von Rückenschmerzen, sondern sie haben auslösende Funktion.

Über- bzw. Fehlbelastung der Wirbelsäule durch funktionelle Probleme

Die weitaus meisten Rückenschmerzen sind nicht das Symptom einer schweren Erkrankung oder eines Bandscheibenvorfalls, sondern Reaktionen auf die täglichen Belastungen unseres „normalen" Lebens: Stehen, Sitzen, Bücken, Heben, Tragen ...

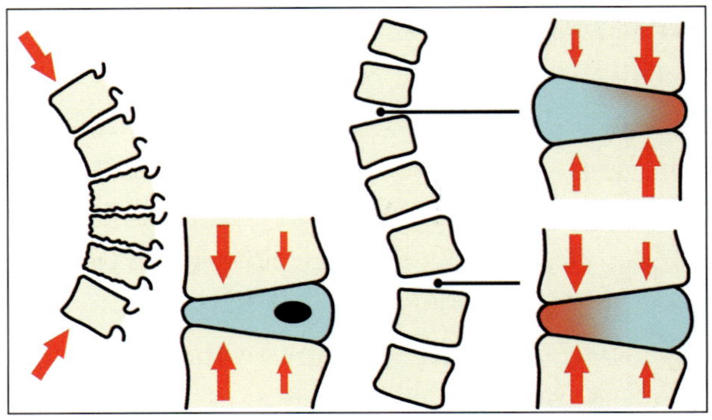

Abb. 3.14: Die asymmetrische Druckbelastung der Bandscheiben bei einem Rundrücken (Kyphose, links) oder einer seitlichen Rückgratverkrümmung (Skoliose, rechts) vermindert die Belastbarkeit der Wirbelsäule.

Diese Rückenschmerzen sind Ausdruck einer Überlastung des Systems Wirbelsäule. Aber was bedeutet „Überlastung" der Wirbelsäule?

Denn eine absolute und eindeutig zu bestimmende Belastbarkeit der Wirbelsäule gibt es leider nicht.

Entsprechend kann auch die Überlastung somit nur eine Größe sein, die erst im Verhältnis zur individuellen Belastbarkeit ihre schmerzauslösende Bedeutung erhält, da jeder Mensch und damit auch jede Wirbelsäule individuell unterschiedlich leistungsfähig ist. Anders formuliert: Es liegt ein Missverhältnis zwischen Belastung und individueller Belastbarkeit vor.

Ärzte sprechen in diesen Fällen auch von funktionellen Wirbelsäulenbeschwerden. Gemeint ist damit, dass nicht eine zerstörte Struktur wie beim Bandscheibenvorfall der Schmerzauslöser ist, sondern dass vielmehr eine **ge**störte Struktur die Schmerzen verursacht.

Was ist vor dem Hintergrund dieser Erkenntnisse zu tun? Logischerweise führen uns prinzipiell zwei Wege aus dem Dilemma:

- Erstens: Belastung der Wirbelsäule vermindern!
- Zweitens: Belastbarkeit der Wirbelsäule verstärken!

Es gibt zahlreiche verschiedene Faktoren, die die Belastbarkeit der Wirbelsäule herabsetzen und somit das zu Rückenbeschwerden führende Missverhältnis zwischen Belastbarkeit und Belastung begünstigen. Einige Beispiele seien an dieser Stelle kurz genannt, bevor wir im Folgenden ausführlich auf sie eingehen werden.

- Verschleiß der Bandscheiben, ganz gleich, ob es sich um „normalen" altersbedingten oder vorzeitigen Verschleiß handelt;
- Lebensweisen und Fehlbelastungen;
- Überlastung von Bändern und Muskeln;
- Beckenschiefstand;
- Schwangerschaft / Entbindung / Kaiserschnitt.

Fehlhaltungen der Wirbelsäule

Die physiologischen Krümmungen der Wirbelsäule nach vorn bzw. hinten bilden sich in der Kindheit aus. Durch Fehlbelastungen können sich diese Krümmungen noch im Erwachsenenalter krankhaft verstärken und begünstigen damit u.a. das Auftreten von chronischen Rückenschmerzen (vor allem im LWS-Bereich).

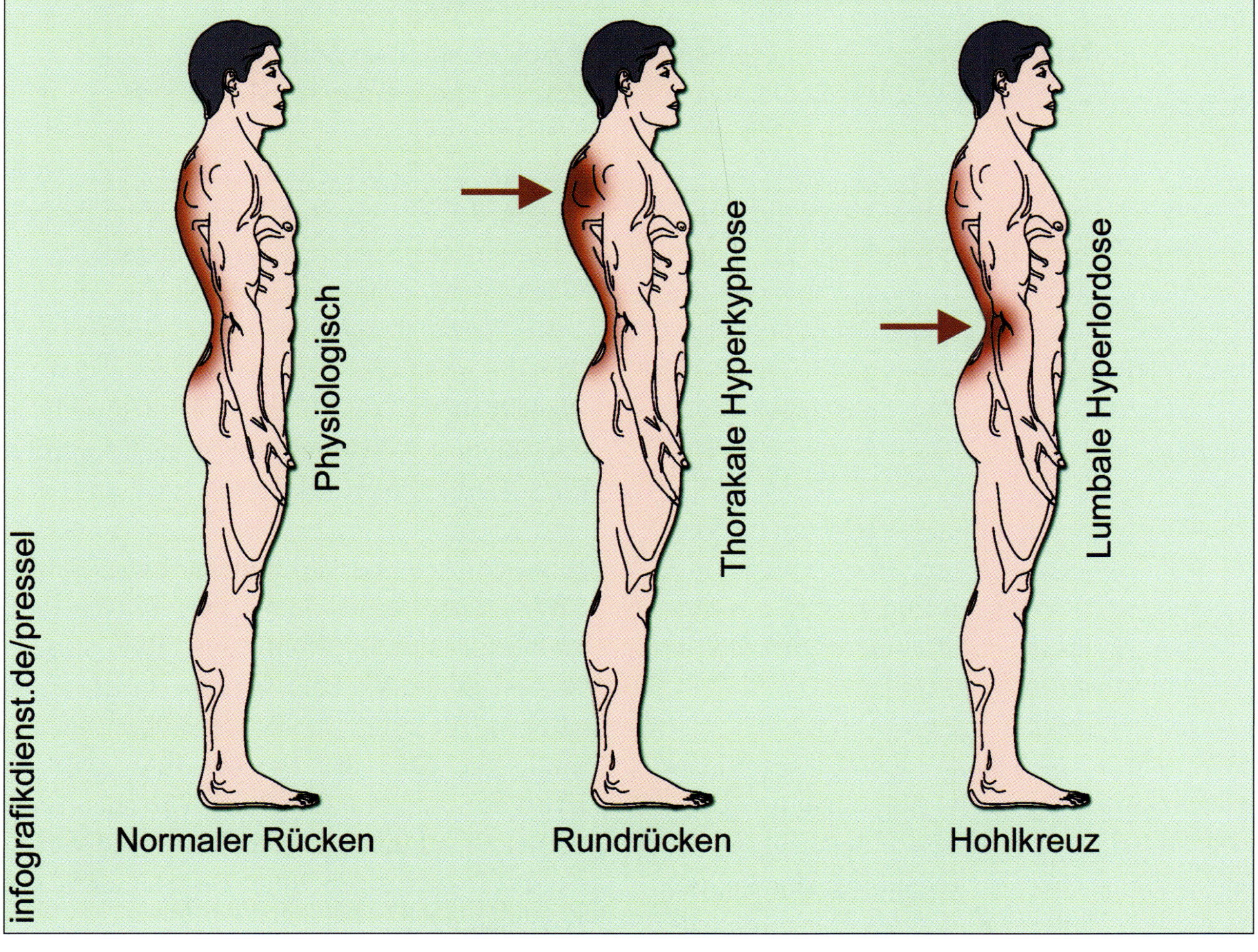

Muskuläre Schmerzursachen

Andauernde Muskelverspannungen durch Fehlbelastungen oder Überbeanspruchungen können Schmerzen in den Muskeln verursachen. Diese Schmerzen entstehen beispielsweise durch Beeinträchtigungen der Blutversorgung in den Muskeln oder auch durch Störungen in der Steuerung der Muskelaktivität.

Schmerzhafte Muskelanspannungen treten insbesondere in den Haltemuskeln der Wirbelsäule auf. Sie sind auf eine gesteigerte Reizaktivität der für das Anspannen der Muskeln zuständigen Nerven zurückzuführen. Nicht selten sind gewohnheitsmäßige Fehlhaltungen, zum Beispiel falsches Sitzen am Arbeitsplatz oder auch Stress, dafür mitverantwortlich.

Lang anhaltende oder auch zeitlich begrenzte, aber dennoch sehr starke Muskelanspannung kann zu einer Erregung der Schmerzsensoren sowohl im Muskel als auch in den benachbarten Sehnen und Gelenkkapseln führen.

Zusätzlich kommt es dabei durch den Druck auf die Versorgungsgefäße auch zu Sauerstoffmangel in den betroffenen Muskeln. Infolge der Durchblutungsstörung reichern sich Stoffwechselprodukte im Muskel an, die zur Verstärkung des Schmerzes führen können.

Muskelspannung und Muskelschmerz können sich gegenseitig im Sinne eines „Teufelskreises“ verstärken und zu einer zunehmenden Reizung der Schmerzsensoren im Muskel führen.

Wie bereits am Beispiel des Muskelreflexes beschrieben, erzeugt der erhöhte Reizzustand dieser Sensoren eine direkte, von der willentlichen Entscheidung abgekoppelte Antwort auf der Ebene des Rückenmarks. Die Folge ist eine zusätzliche Anspannung, die den „Teufelskreis“ eines sich selbst unterhaltenden Muskelschmerzes verstärkt. Therapeutische Ansätze haben das Ziel, diesen „Teufelskreis“ zu durchbrechen.

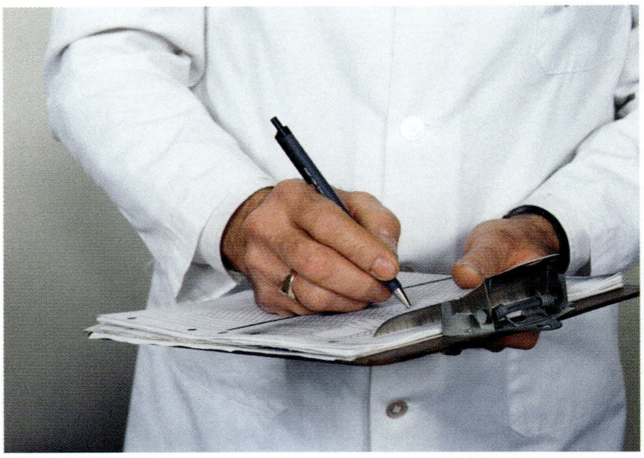

Abb. 3.15: Die fachärztliche Therapie wird immer versuchen, den sich selbst verstärkenden Teufelskreis von Muskelspannung und Muskelschmerz zu durchbrechen.

Rückenschmerzen durch fehlende Muskelkraft

Rücken und Bauchmuskulatur gewährleisten die aktive Stabilisation der Wirbelsäule. Je kräftiger und leistungsfähiger die Muskulatur, um so stabiler ist die Gliederkette Wirbelsäule und um so weniger werden die passiven Elemente Bandscheiben, Wirbelgelenke und Bänder beansprucht – oder anders formuliert, um so mehr werden diese Elemente entlastet.

Eine schwache Bauch- und Rückenmuskulatur lässt den Bauch nach vorne und die Lendenwirbelsäule ins Hohlkreuz fallen, die höher gelegenen Wirbelsäulenabschnitte müssen sich ihrerseits dieser Formveränderung anpassen. Die Brustwirbelsäule krümmt sich vermehrt, die Schultern rutschen nach vorne. Dies führt zu vermehrten und veränderten Belastungen aller Bauelemente der Wirbelsäule.

Das Bewegungsverhalten und der individuelle Trainingszustand sind wichtige Faktoren bei der Entstehung von Rückenschmerzen. Der wirbelsäulenstabilisierenden beziehungsweise -entlastenden Muskulatur kommt dabei eine Schlüsselrolle zu. Eine Vielzahl internationaler Studien weist für Rückenschmerzpatienten eine zu schwache Nacken-, Hals- und / oder Rumpfmuskelkraft nach beziehungsweise eine degenerierte, abgeschwächte oder verkürzte Muskulatur an den betreffenden Stellen.

Neben diesen muskulären Defiziten ist als Folge der Schmerzsymptomatik die Beweglichkeit der Wirbelsäule zum Teil erheblich eingeschränkt. Diese Bewegungseinschränkungen verstärken dann wiederum die Muskelfunktionsstörungen – und diese wiederum die Schmerzproblematik sowie die Beweglichkeit der Wirbelsäule – wiederum ein Teufelskreis.

Bewegungsmangel

Bewegungsmangel schadet dem Bewegungsapparat. Die Funktionstüchtigkeit der Wirbelsäule ist von einer ausreichenden und angemessenen Bewegung abhängig. Die schlimmen Folgen des Bewegungsmangels beziehungsweise der häufig alltäglichen Fehlbelastungen seien an dieser Stelle nur kurz genannt:

- Die bewegenden Muskeln verkümmern (Muskelinsuffizienz mit mangelnder Stabilität).
- Die Bandscheiben, die von Be- und Entlastung leben, „verhungern“ und werden brüchig.
- Die stabilisierenden Bänder werden schlaff (Instabilität im Bewegungssegment zwischen zwei Wirbelkörpern).

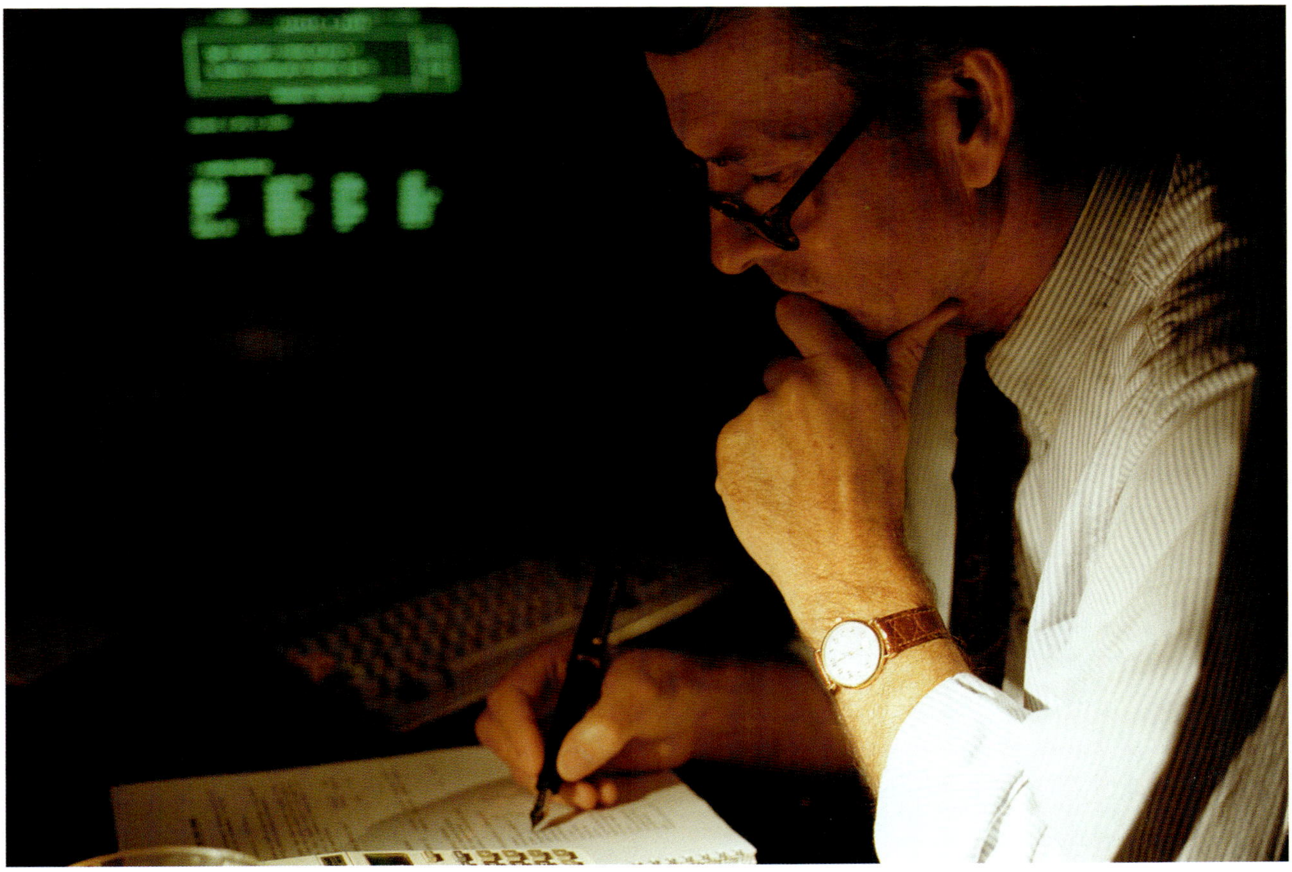

Abb. 3.16: Sitzende Tätigkeiten ohne entsprechenden sportlichen Ausgleich lassen unseren Rücken verkümmern.

- Die Wirbelgelenke „rosten“, ihre schrumpfenden Gelenkkapseln beginnen zu schmerzen.
- Die Durchblutung der Bausubstanz der Wirbelsäule verschlechtert sich (Schmerz durch Übersäuerung).
- Die Steuerung der Gliederkette Wirbelsäule durch das Nervensystem verebbt ohne regelmäßige und ausreichende Beanspruchung. Blockierungen treten vermehrt auf.
- Die tragenden Elemente, die Wirbelkörper, werden ohne Belastung porös (Osteoporose).

Zu geringe Bewegungsreize lassen also die Strukturen und die Funktion der Wirbelsäule verkümmern, ein angemessenes Bewegungsangebot optimiert dagegen die Belastbarkeit der „Säule“, und ein gezieltes Bewegungstraining beugt nicht nur Rückenschmerzen vor, sondern „heilt“ bereits vorhandene funktionelle Wirbelsäulenstörungen in allen Lebensabschnitten.

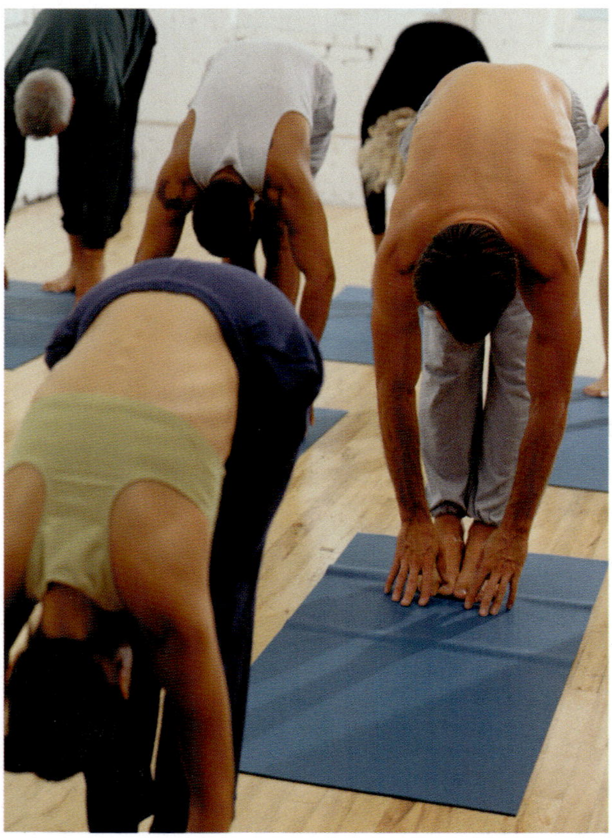

Abb. 3.17: Stärken Sie Ihren Rücken durch regelmäßige sportliche Betätigung.

Zu wenig Bewegung

Wer kennt ihn nicht, den Hexenschuss, der treffsicher die Beweglichkeit im Rücken lahm legt? Fehlhaltungen, Haltungsschäden und Überbeanspruchung ohne Ausgleich sind häufige Ursachen für Rückenschmerzen. Zum Leidwesen der Betroffenen treten derartige Rückenschmerzen häufig bis regelmäßig auf.

Viele Menschen mit funktionellen Beschwerden ihrer Wirbelsäule achten zu wenig auf die Sprache ihres Körpers. Sie haben verlernt, die schmerzhaften Signale des Körpers als einen Hinweis zu verstehen, der auf Funktionsstörungen aufmerksam macht.

Verspannungen

Oft ist die Rückenmuskulatur zu schwach. Das tägliche lange Sitzen ist oft verbunden mit einer falschen Sitzhaltung und führt zu Erschlaffung und Fehlbelastung der Muskulatur. Fehlhaltungen verursachen oft Verspannungen. Die Muskulatur verliert durch die falsche Belastung ihre normale Funktionsfähigkeit, sie schmerzt. Oft werden diese Verspannungen durch Fehlhaltungen im Nacken und Schulterbereich ausgelöst. Die Verspannung im oberen Wirbelsäulenbereich setzt sich dann nach unten fort.

Die Folgen reichen von Schwindel, Kreislaufstörungen, Kopfschmerzen und Übelkeit bis zu chronischen Rückenschmerzen, die eine massive Einschränkung der Lebensqualität bedeuten.

Schmerzauslöser: Fehlbelastung

- *Einseitige körperliche Dauerbelastungen wie Stehen und Sitzen*
- *Ungünstige Körperhaltungen wie Arbeiten mit gebeugtem Rücken und / oder Verdrehung des Oberkörpers*
- *Häufiges Heben und Tragen schwerer Lasten unter ungünstigen räumlichen und klimatischen Bedingungen*
- *Häufiges lang andauendes Sitzen, im Büro oder im Fernsehsessel sowie in Fahrzeugen, beispielsweise im Auto oder in Baufahrzeugen*
- *Sportarten mit häufig vorkommender Hohlkreuzbelastung und Rotation der Lendenwirbelsäule, wie beispielsweise Geräteturnen, Tennis oder Handball*
- *Genereller Bewegungsmangel*

Aber auch Ängste, Frust, Überforderung und Stress verursachen Verspannungen. Wenn selten Zeit bleibt, das Leben locker und gelassen zu genießen, dann führt die innere Anspannung auch zu einer körperlich spürbaren Anspannung.

Menschen mit Rückenschmerzen können dadurch in einen Teufelskreis geraten. Denn aufgrund ihrer Schmerzen ziehen sie sich zurück. Einsamkeit und ein Mangel an Vergnügungen führen zu zunehmenden inneren Anspannungen. Dies kann der Weg in eine Depression sein.

Derartige Einschränkungen der Lebensqualität erhöhen die Neigung zu Verspannungen und steigern das Risiko, an Rückenschmerzen zu erkranken. Schon die böse

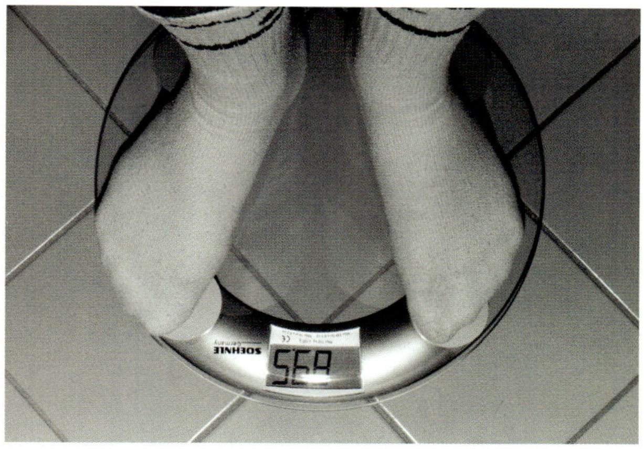

Abb. 3.18: Übergewicht belastet auch alle Bausteine der Wirbelsäule.

Ernährung und Rückenschmerzen

- *Übergewicht belastet rein mechanisch Wirbelkörper, Bandscheiben, Wirbelgelenke, Bänder und Muskel zu stark. Übergewicht verändert die Wirbelsäulenstatik und damit die einwirkenden Hebelkräfte nachhaltig.*
- *Fehlernährung (zuviel, in falscher Zusammensetzung, einseitig) verschlechtert den Stoffwechsel (zum Beispiel Übersäuerung der Gewebe durch zuviel purinhaltige Nahrung, wie Fleisch, Wurst, bei deren Verstoffwechselung Harnsäure anfällt).*
- *Raucher leiden gehäuft unter Bandscheibenschäden, möglicherweise durch Störung der Diffusion infolge Durchblutungsverschlechterung in der Transitzone.*

Vorahnung, eventuell aufgrund von Rückenschmerzen am nächsten schönen Ausflug nicht teilnehmen zu können, erhöht in einer derart sensibilisierten Situation das Erkrankungsrisiko.

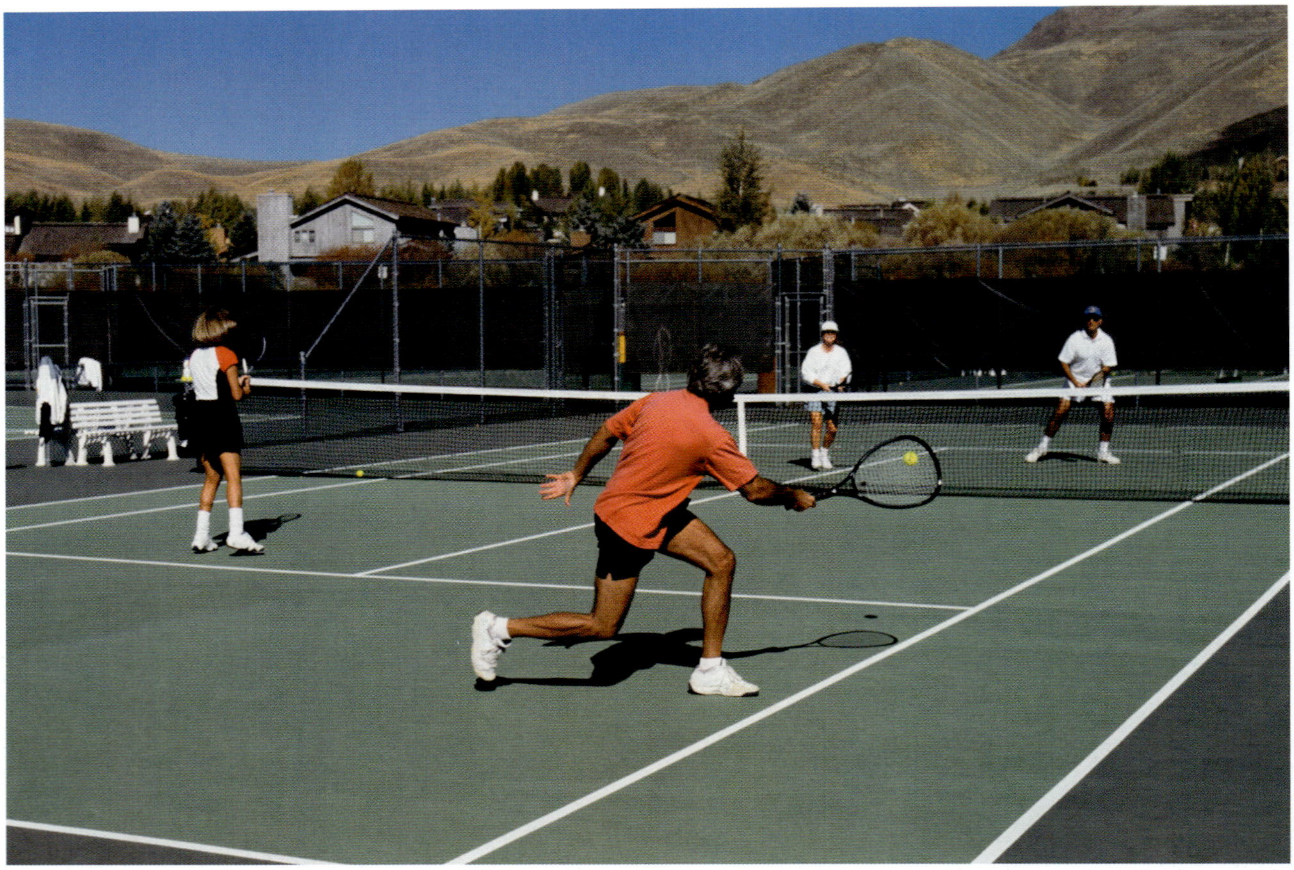

Abb. 3.19: Nicht alle Sportarten sind rückenfreundlich. So können langjährige Fehlbelastungen, zum Beispiel beim Tennis, zu Rückenbeschwerden führen.

Bewegungsmangel, Stress, nicht ergonomische Sitzmöbel sowie falsche Lebensweise und Ernährung stellen darüber hinaus zahlenmäßig die Hauptursachen von Rückenproblemen dar.

Rückenbeschwerden können daher in der überwiegenden Mehrheit nicht als unabänderliches Schicksal oder Krankheit angesehen werden, sie sind die Folge oft langjähriger Fehlbelastungen des Halte- und Bewegungsapparates im Beruf, in der Freizeit und häufig auch beim Sport.

Die Zusammenarbeit zwischen Orthopäden, Arbeitsmedizinern, Psychologen und Rückenschullehrern bietet die Chance, nicht nur in der Vorbeugung, sondern auch in der Therapie und der Rehabilitation ein ursachenorientiertes Therapiekonzept erfolgreich umzusetzen.

Die Bänder

Die nachlassende Funktionsfähigkeit der Bandscheiben kann zur Fehlbelastung der Bandsysteme im Bereich der Wirbelsäule führen. Da Bänder besonders in ihren Ursprungs- und Ansatzbereichen sehr viele Nerven besitzen, entstehen hier heftige Schmerzen. Die Ursachen können sein:

- *Verschleiß der Bandscheiben*
- *angeborene Bindegewebsschwäche*
- *unzureichend trainierte Rücken- und Rumpfmuskulatur*
- *Haltungsschwäche und Haltungsfehler*
- *Fehlstatiken*
- *Übergewicht*
- *Formveränderungen der Wirbelsäule zum Beispiel bei Osteoporose*

Schwangerschaft und Geburt

Die natürliche Gewichtszunahme in der Schwangerschaft belastet die Wirbelsäule, und durch den vorderlastigen Bauchumfang nimmt die Schwangere eine kompensatorische Körperhaltung ein, sie neigt den Oberkörper nach hinten, in der Lendenwirbelsäule führt das zum verstärkten Hohlkreuz.

Zusätzlich kommt es durch die hormonellen Umstellungen im Körper zu Wassereinlagerung und Lockerung der Bänder im Becken und der Wirbelsäule. Typischerweise zeigen sich Rückenschmerzen dann bei längerem Stehen oder Sitzen.

Durch die Entbindung leidet die Stabilität des Beckenbodens, die Bauchdecken sind erheblich überdehnt und können ihre rumpfstabilisierende Aufgabe zunächst nicht mehr ausreichend wahrnehmen.

Ein Kaiserschnitt hat noch weitaus nachteiligere Folgen für die Bauchmuskulatur.

Psychosomatischer Rückenschmerz

Die Psyche ist Bestandteil unseres Organismus wie Herz, Leber und Lunge, auch wenn sie nicht so konkret fassbar ist.

Psychische Belastungen können sich in Form körperlicher Symptome äußern, die Psyche sucht sich die Schwachstelle des Körpers, um sich bemerkbar zu machen.

Besondere Ereignisse, die gefühlsmäßig sehr belasten oder belastet haben, können zum Auslöser werden. Leistungsdruck, das Gefühl der Über- oder Unterforderung, Ängste, Konflikte in der Familie oder am Arbeitsplatz können sich schon äußerlich

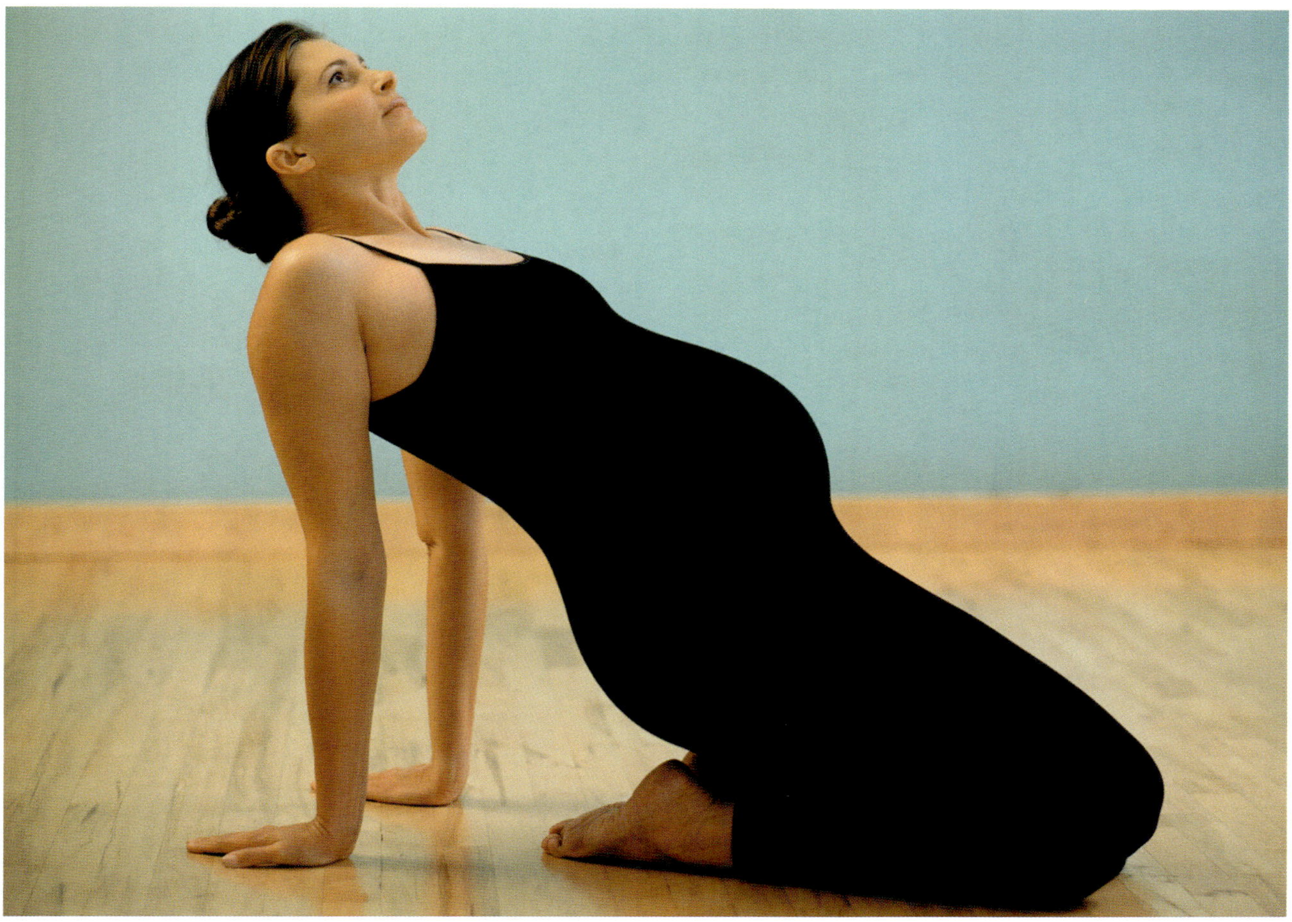

Abb. 3.20: Gezielte Schwangerschaftsgymnastik kann Rückenbeschwerden lindern.

sichtbar in der Körperhaltung niederschlagen: Kopf und Schultern hängen.

Auf psychische Belastungen, das heißt auf innere Spannungszustände, reagiert der Körper mit einer Erhöhung der Grundspannung der Muskulatur. Eine ständig angespannte, verkrampfte Muskulatur ermüdet aber nicht nur schneller, sondern kann auch Schmerzen bereiten. Darüber hinaus verhindern Dauerspannung, Verkrampfung und Schmerzen wiederum eine psychische Ausgeglichenheit. Der empfundene Schmerz ist real, der Betroffene ist kein Simulant.

Risikofaktoren und Risikogruppen

Wissenschaftler vermuten, dass Menschen mit psychosomatischen Rückenbeschwerden charakteristische Persönlichkeits- beziehungsweise Verhaltensmerkmale aufweisen, die die Entstehung von Rückenschmerzen begünstigen. Ein Betroffener mit psychischen Ursachen seines Rückenschmerzes könnte etwa so aussehen: hart arbeitend mit sehr hohem Leistungsanspruch an sich selbst. Er missachtet ständig Signale der Überbeanspruchung seines Körpers. Er ist gewissenhaft, überkorrekt und sehr ehrgeizig, dabei nicht gut fähig, über Vorgänge und Nöte seines Inneren zu sprechen.

Vor allem bei Männern findet man häufig diesen Typus. Die Betroffenen wirken nach außen selbstsicher, aufstrebend und egozentrisch.

Als Auslöser für psychogene Rückenschmerzen können die folgenden Umstände gelten:

- berufliche Konfliktsituationen wie Stellenwechsel,
- Versagensängste,
- Stress,
- familiäre Probleme.

Stress – kein allgemeingültiges Maß

In der modernen Stressforschung hat es sich als sinnvoll erwiesen, beim Begriff des „Stress“ zwischen Stressoren, Stressreaktionen und Stressbewältigung (= „Coping“) zu unterscheiden. Stressoren sind beispielsweise Lärm, Zeitdruck, (befürchtetes) Versagen in Leistungssituationen, Streitigkeiten in der Familie oder im Berufsleben. Diese Stressoren wirken aber nicht auf jeden Menschen auf gleiche Weise – es gibt keine Standardstressoren – sondern sie werden je nach individuellen Bewertungsprozessen unterschiedlich erlebt. Unter Stressreaktion versteht man die Verhaltensweisen, mit der eine Person auf einen Stressor reagiert. Die Stressreaktion kann auf der physiologischen Ebene (zum Beispiel erhöhte Anspannung der Rückenmuskulatur), auf der kognitiv-emotionalen Ebene (Gefühl der Hilflosigkeit) oder auf der Verhaltensebene (Aggression) wirksam werden. Warum manche Menschen mit erhöhter, schmerzhafter Anspannung der Rückenmuskulatur reagieren, ist noch unklar.

Spezielle Erkrankungen der Wirbelsäule

Auch wenn der weitaus größte Teil der Rückenschmerzen funktioneller Natur ist, gibt es natürlich auch Beschwerden, denen spezielle Erkrankungen zugrunde liegen.

Osteoporose

Unter Osteoporose versteht man eine Verminderung der Knochenmasse, die das alters- und geschlechtsspezifische Maß überschreitet. Überschreitet dieser Verlust an Knochenmasse wiederum ein gewisses Ausmaß, besteht eine erhöhte Gefahr von Knochenbrüchen.

Bei der Osteoporose wird zwischen einer primären Form und einer sekundären Form unterschieden.

- Die primäre Form wird nach dem Zeitpunkt ihres Auftretens in die postklimakterische Osteoporose – also nach den Wechseljahren auftretende – und in die Altersosteoporose unterteilt.
- Die sekundäre Form tritt als Folge von Erkrankungen mit Störungen des Stoffwechsels und Hormonhaushalts auf.

Die weitaus häufigere Form ist die primäre Form, also die postklimakterische und die Altersosteoporose.

Ursächlich ist für die Entstehung der Osteoporose ein Missverhältnis zwischen Knochenaufbau und -abbau.

Bis etwa zum 30. Lebensjahr nimmt die Knochenmasse des Menschen zum einen durch das Wachstum und zum anderen durch eine Steigerung der Knochendichte ständig zu, bis eine individuelle maximale Knochenmasse erreicht ist. Anschließend werden dann circa 0,5 bis 1,5 Prozent der Knochenmasse jährlich wieder abgebaut. Störungen, die diesen natürlichen Knochenabbau steigern, führen zur Entwicklung einer Osteoporose. Dabei muss berücksichtigt werden, dass bereits ein verminderter Knochenaufbau in den ersten drei Lebensjahrzehnten die Entwicklung einer Osteoporose begünstigt. Die Auswirkungen dieses verminderten Knochenaufbaus zeigen sich im Allgemeinen jedoch erst nach dem 50. Lebensjahr.

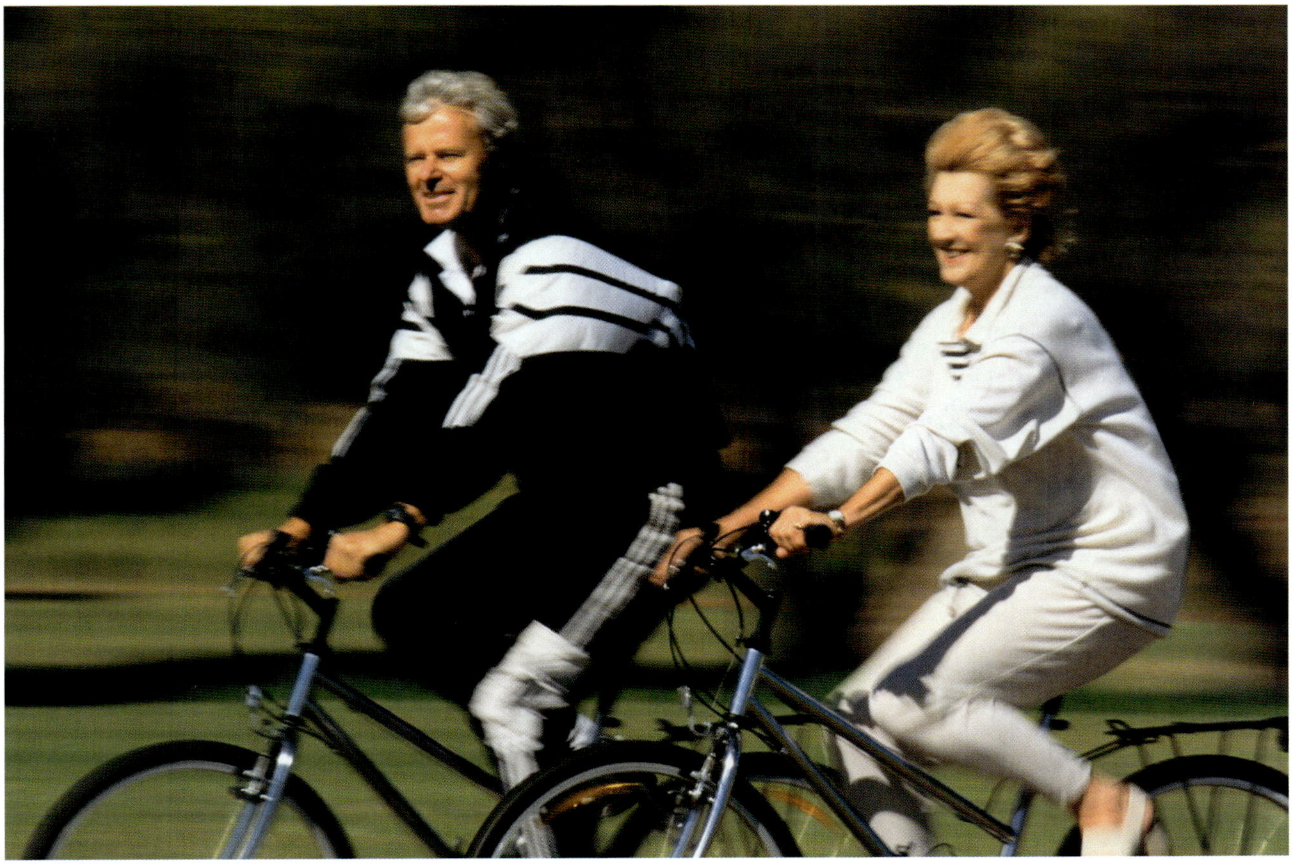

Abb. 3.21: Wer sich auch im Alter noch fit hält, verringert das Risiko, an Osteoporose zu erkranken.

Durch die Ausdünnung der Knochenstrukturen kommt es im Inneren der Wirbelkörper zu kleinsten Brüchen, die häufig unbemerkt bleiben, aber zu einer zunehmenden Verformung der Wirbelkörper führen. Die veränderten Wirbel bezeichnet man aufgrund ihrer Form als Fisch oder Keilwirbel, die Wirbelsäule verformt sich typischerweise hin zum Rundrücken, auch als Witwenbuckel bezeichnet. Durch die Formveränderung werden Bänder und Muskeln überstrapaziert, es kommt zu heftigen Schmerzen. Natürlich kann es auch zu plötzlichen Wirbeleinbrüchen kommen. Die resultierende Abnahme der Körpergröße ist ein typisches Zeichen der fortgeschrittenen Osteoporose.

Die Häufigkeit der Osteoporose

Etwa jede dritte Frau und jeder fünfte Mann ab 50 ist von der Osteoporose betroffen.
Sinkt die Knochenmasse unter einen kritischen Bereich, brechen die Knochen leichter. Besonders gefährdet sind Wirbelkörper, Oberschenkelhals und Unterarm.

Osteoporose – Risikofaktoren

- *genetische Faktoren, zierlicher Körperbau, frühzeitige Menopause (< 45 Jahren), späte Menarche*
- *Lebensstil: Rauchen, starker Alkoholkonsum, sitzende Lebensweise, längere Immobilisierung, Kinderlosigkeit*
- *mangelhafte Versorgung mit Kalzium und Vitamin D*
- *Östrogenmangel bei Mädchen und jungen Frauen, beispielsweise bei Anorexia nervosa oder übertriebenem körperlichem Training*
- *Medikamentengebrauch: andauernde Kortisontherapie, hochdosierte Schilddrüsenhormon-Therapie, Antikoagulantien, Chemotherapie, Antikonvulsiva, lang dauernde Einnahme von phosphatbindenden Antazida*
- *internistische Erkrankungen : unter anderem Typ I Diabetes, chronische Niereninsuffizienz, chronische Polyarthritis, primärer Hyperparathyreodismus , Malabsorptionssyndrome*

Die Östrogenproduktion in den Eierstöcken wird während der Wechseljahre eingestellt. Der dadurch entstehende Östrogenmangel führt über mehrere Mechanismen zu einem gesteigerten Knochenstoffwechsel mit Abnahme der Knochenmasse. Das aus dem Knochen freigesetzte Kalzium bedingt einen geringfügigen Anstieg der Kalziumwerte im Blut, was wiederum zu einer Verminderung der für das Kalziumgleichgewicht verantwortlichen Hormone führt. Die Kalziumaufnahme aus dem Magen-Darm-Trakt wird vermindert, wohingegen die Kalziumausscheidung über die Nieren ansteigt.

Der Zusammenhang zwischen Östrogenen und dem Knochenstoffwechsel wird insbesondere auch während Schwangerschaft und Stillperiode deutlich. In der Stillperiode gibt eine Mutter täglich circa 500 Milliliter Milch ab, was einer Menge von circa 500 Milligramm Kalzium entspricht. Das würde bei circa zehn gestillten Kindern der Gesamtkalziummenge des mütterlichen Skelettes entsprechen. Ein Kompensationsmechanismus dafür ist die während der Schwangerschaft vermehrte Bildung von Östrogen.

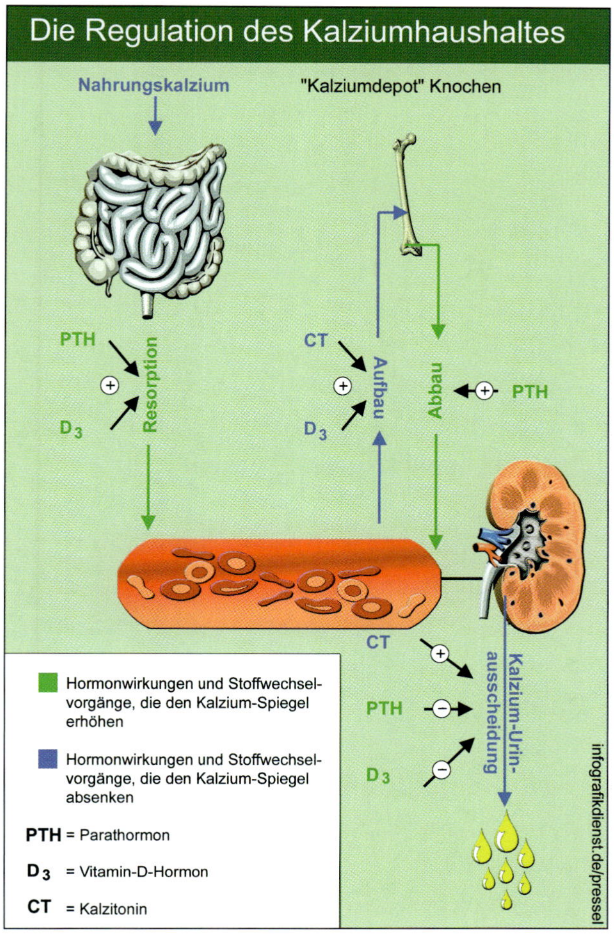

Im höheren Lebensalter, etwa ab dem 70. Lebensjahr, tritt die Altersosteoporose auf, die Männer und Frauen etwa gleich häufig betrifft.

Die verletzte Wirbelsäule

Zwar besteht das größte Risiko für Verletzungen der Wirbelsäule im Straßenverkehr, jedoch bringen auch einige risikobehaftete Sportarten erhöhte Gefahren mit sich. Der Anteil der Wirbelsäulenverletzungen macht insgesamt etwa drei Prozent aller Verletzungen in Sport und Straßenverkehr aus. Besonders schwere Verletzungen der Wirbelsäule werden meist durch Stürze aus größerer Höhe verursacht.

Betroffen sind dabei meistens die Halswirbelsäule und die Lendenwirbelsäule. Die Folgen reichen von eher harmlosen Verletzungen der Muskulatur bis hin zu Brüchen der Wirbelkörper, bei denen sich Bruchstücke verschieben und das Rückenmark beteiligt ist. 15 bis 20 Prozent aller Wirbelsäulenverletzten weisen Schädigungen des Rückenmarks auf, angefangen von einer Kompression des Rückenmarks bis zur kompletten Durchtrennung.

Symptome

Typisches Symptom einer schweren Wirbelsäulenverletzung ist der plötzlich einsetzende Rückenschmerz. Bei einer Beteiligung des Rückenmarks kommen Gefühls- und Bewegungsstörungen im Bereich der Arme

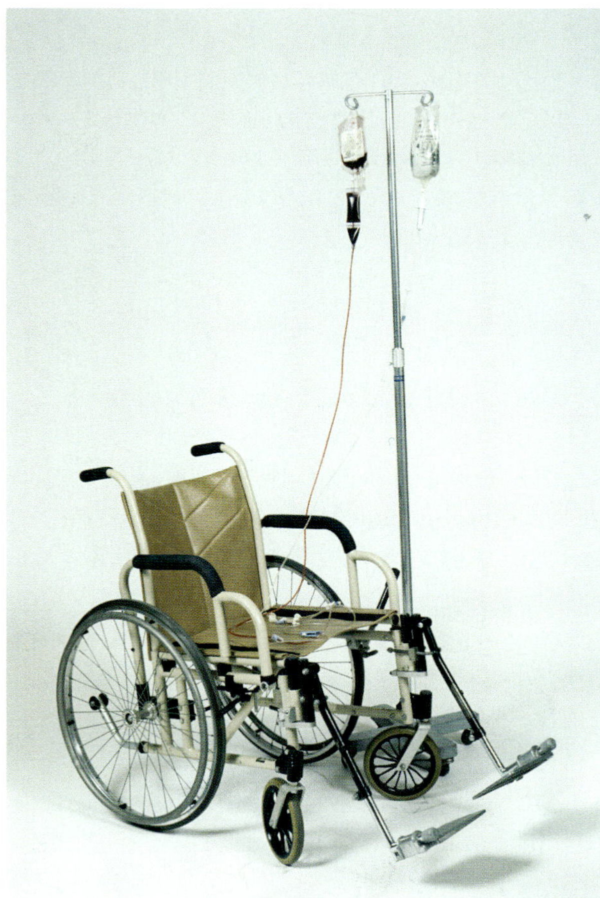

Abb. 3.22: Nicht jede Wirbelsäulenverletzung führt unweigerlich zur Querschnittslähmung.

Gefährliche Sportarten

Klettern, Paragliding, Drachenfliegen und Ähnliches gehören zu den sehr risikobehafteten Sportarten. Doch auch beim Skifahren oder Radfahren besteht das Risiko einer Wirbelsäulenverletzung. Als Klassiker bei Unfällen mit Beteiligung der Halswirbelsäule gilt der Kopfsprung in zu seichtes Wasser, der vor allem Brüche und Verletzungen im Bereich der Halswirbelsäule nach sich zieht, die nicht selten mit einer Querschnittslähmung einhergehen.

und/oder Beine hinzu. Eine Verletzung der Wirbelsäule ohne Verschiebung der einzelnen Fragmente kann jedoch auch zu völligen Ausfallerscheinungen führen.

Beschleunigungsverletzungen der Halswirbelsäule sind häufig durch ein beschwerdefreies Intervall gekennzeichnet: Die Symptome erscheinen erst nach mehreren Stunden oder gar Tagen.

Beckenschiefstand und Skoliose

Ein Beckenschiefstand führt zu Ausgleichsschwingungen der Wirbelsäule, da der Körper bemüht ist, den Kopf gerade und die Augenlinie horizontal zu stellen. Diese seitlichen Verbiegungen der Wirbelsäule nennt man je nach Ursache **Skoliose** oder **skoliotische Fehlhaltung.**

Allerdings ist Beckenschiefstand nicht gleich Beckenschiefstand. Durch exakte Untersuchungen müssen die unterschiedlichen Formen des Beckenschiefstandes unterschieden werden, da sich unterschiedliche therapeutische Konsequenzen ergeben.

Die folgenden Ursachen sind zu unterscheiden:

- Dem Beckenschiefstand liegt eine anatomische, so genannte echte Beinverkürzung zugrunde.
- Aufbaustörungen der Wirbelsäule, wie beispielsweise eine Skoliose, bedingen durch die enthaltene Rotation Beckenverwringungen, die auf den ersten Blick wie ein Beckenschiefstand erscheinen.
- Im Bereich der Iliosacralgelenke liegt eine Funktionsstörung vor, die zu einer scheinbaren Beinverkürzung führt, man spricht auch von funktioneller Beinverkürzung.
- Krankhafte oder verschleißbedingte Funktionsstörungen im Hüftgelenk können zu funktionellen oder anatomischen Beinverkürzungen führen.
- Mehrere der genannten Einzelursachen treten kombiniert auf.

Fehlhaltungen der Wirbelsäule müssen sofern möglich ausgeglichen werden, da sie eine chronische Fehlbelastung im Bereich sämtlicher Strukturen des Bewegungsseg-

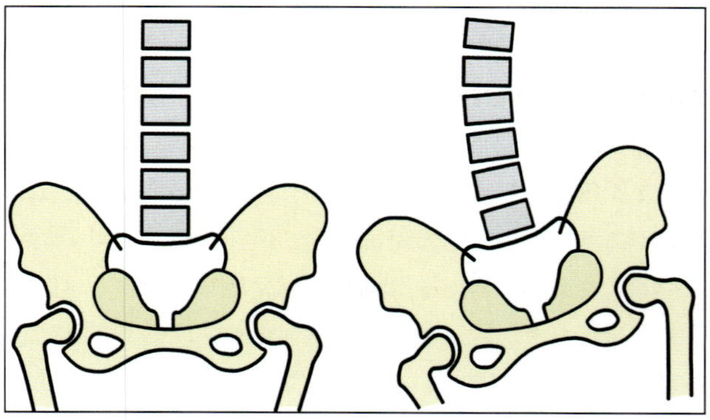

Abb. 3.23: Beckengeradestand mit normalem Übergang von der Lendenwirbelsäule zum Kreuzbein (links); Beckenschiefstand durch Beinverkürzung: Kreuz- und Darmbein sind verkantet.

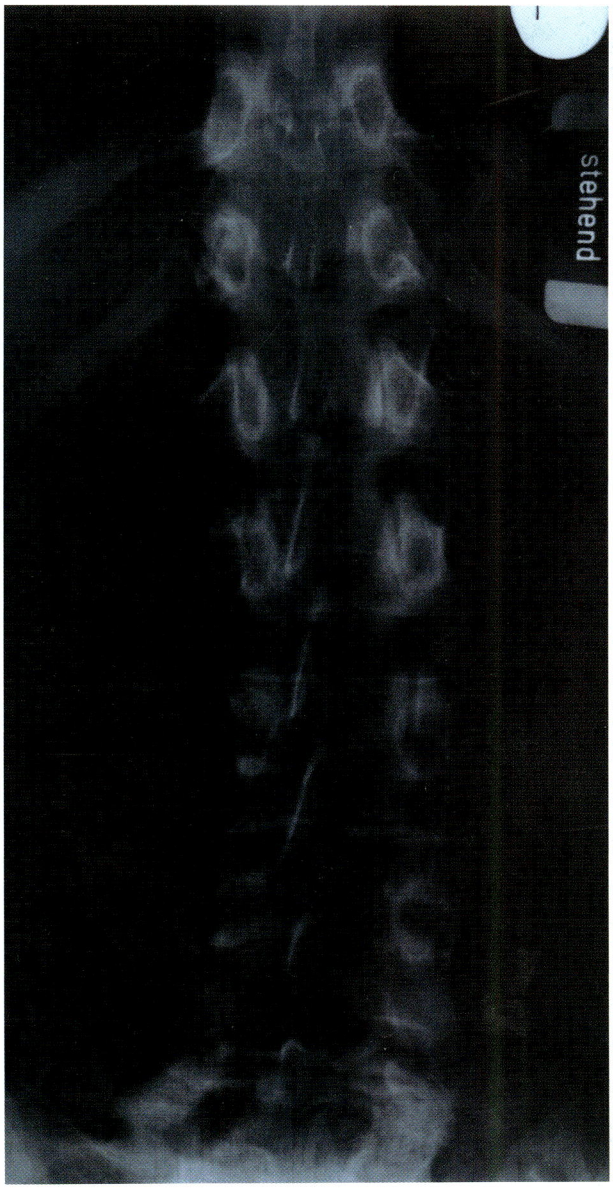

Abb. 3.24: Dieses Röntgenbild zeigt eine Lumbalskoliose.

ments verursachen. Damit kommt ihnen einerseits große Bedeutung als Risikofaktor oder Schmerzauslöser zu, andererseits sind chronische Fehlbelastungen als verschleißfördernder Faktor möglichst auszuschalten.

Sofern eine echte Beinverkürzung die Ursache des Beckenschiefstandes und der Fehlhaltung der Wirbelsäule ist, werden in spezialisierten Behandlungszentren lichtoptische dynamische Messverfahren eingesetzt, um einen optimalen Gesamtausgleich der Wirbelsäule zu erreichen.

Skoliose

Während der Wachstumsphase entstehende mehrbogige seitliche Verbiegungen der Wirbelsäule mit Rotation der einzelnen Wirbelkörper. Ursache ist wahrscheinlich ein neuromuskuläres Ungleichgewicht. Die Skoliose muss regelmäßig kontrolliert werden, da der Verlauf unberechenbar ist und die Gefahr der Verschlimmerung besteht.

Auch zur statischen Korrektur und zur Verlaufskontrolle von Skoliosen werden diese Systeme eingesetzt, dadurch können Röntgenaufnahmen vermieden werden.

Die skoliotische Fehlhaltung

Die skoliotische Fehlhaltung ist auf den ersten Blick nicht von einer Skoliose zu unterscheiden, beruht aber im Gegensatz zur Skoliose auf einem Beckenschiefstand und kann somit durch den Ausgleich der Fehlstatik behoben werden.

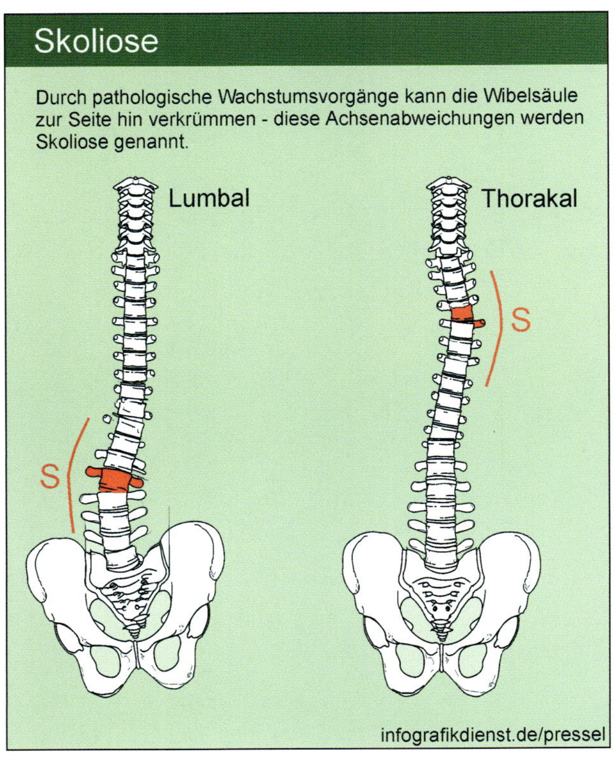

Die Diagnostik

Die Anamnese
Fragenkatalog zur Selbstbeobachtung
Die Untersuchung
Apparative Untersuchungsmethoden
Röntgenuntersuchung
Computertomographie (CT)
Magnetresonanztomographie (MRT)
Skelettszintigraphie
Lumbale Liquoruntersuchung
Myelographie
Die neurologische Untersuchung
Elektromyographie (EMG)
Elektroneurographie (ENG)
Blutuntersuchung

Wer Rückenschmerzen hat, kennt sie nur allzu gut: die zahlreichen Ratschläge und „fachkompetenten" Hinweise von Bekannten und Freunden. Jeder meint zu wissen, wodurch der Schmerz verursacht wurde und wie er zu therapieren ist.
Doch tatsächlich ist es für den Betroffenen kaum erkennbar, ob die quälenden Symptome Ausdruck einer harmlosen Verspannung oder Blockierung sind oder ob es sich um das Symptom einer ernst zu nehmenden Erkrankung handelt.

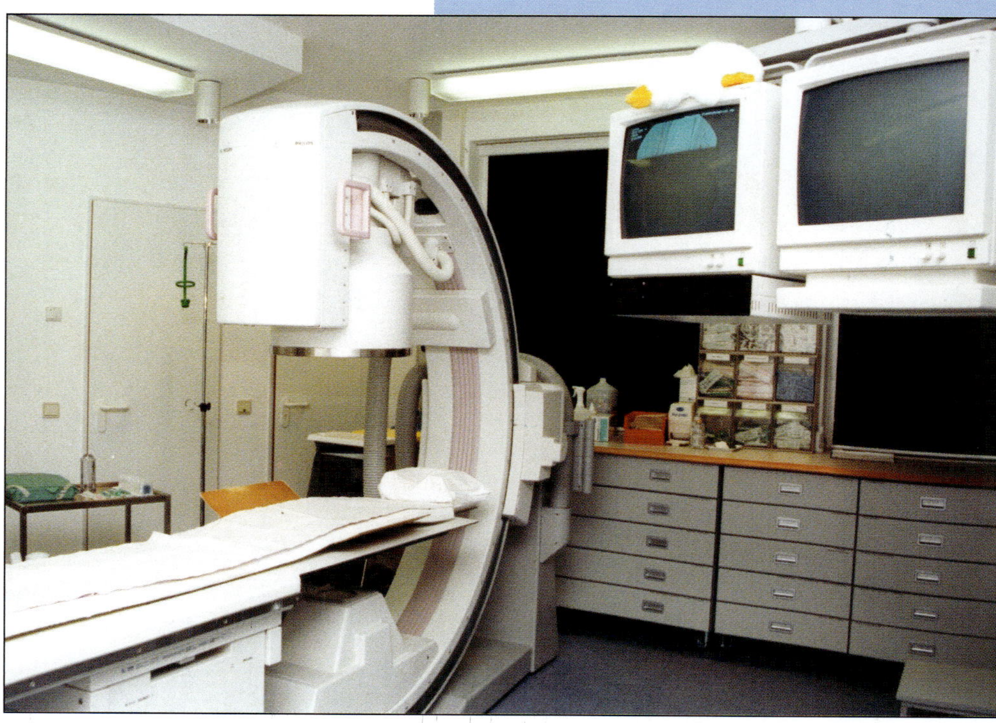

Das Dilemma der Diagnostik besteht darin, dass weder der Betroffene noch der Arzt vom Symptom unmittelbar auf die Ursache schließen können – die Muskelverspannung äußert sich vordergründig unter Umständen genauso wie der Tumor im Wirbelkanal. Entscheidend für das Verständnis und die genaue Deutung der Schmerzursache sind die Spezialisierung und Erfahrung des behandelnden Arztes. Dabei ist es von grundlegender Bedeutung, das „System Wirbelsäule“ ganzheitlich zu erfassen und die Zusammenhänge zu erkennen. Wie im vorangegangenen Kapitel erläutert, gibt es zahlreiche mögliche Ursachen für Schmerzen im Wirbelsäulenbereich.

In der Praxis stellt sich die Situation jedoch häufig weniger klar dar. Der Rückenschmerz ist das Resultat zahlreicher Teilursachen mit durchaus unterschiedlicher Bedeutung der einzelnen Bausteine – vergleichbar einem Mosaik aus vielen einzelnen Teilen. Die Kunst liegt darin, diese einzelnen Bausteine zu erfassen, in ihrer Bedeutung für das Beschwerdebild richtig zu deuten und entsprechend therapeutisch anzugehen.

Im osteopathischen Sinne spricht man von so genannten gestörten Ursache-Folge-Ketten, die in ihrem Zusammenhang erkannt und entsprechend therapeutisch aufgelöst werden müssen.

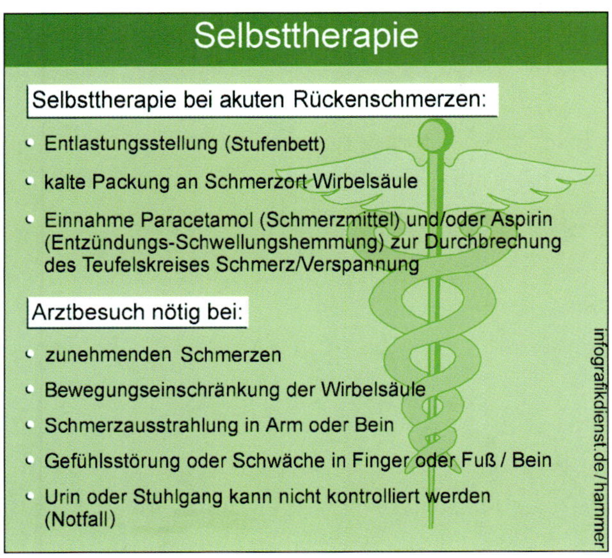

Im Blickpunkt des Arztes liegt dabei nicht nur die vordergründige Diagnose des Schadens, sondern hier wird vor allem versucht, die verantwortlichen Ursachen des Schmerzbildes zu ergründen, um ein effektives Behandlungskonzept zu erstellen. Grundlage für eine solche Vorgehensweise ist eine exakte und differenzierte Diagnostik, die den betroffenen Menschen ganzheitlich erfasst.

Die Anamnese

Der erste Schritt ist das Gespräch mit dem Patienten.

Dem Wirbelsäulenspezialisten gelingt es mittels gezielter Fragen, das Problem einzugrenzen. Die relevanten Angaben über Beginn und Auftreten der Rückenschmerzen, Schmerzort, Schmerzqualität, körperliche und seelische Belastungen etc. werden zusammengestellt.

Dies wird als Anamnese bezeichnet.

Aus der Anamnese ergeben sich entscheidende Hinweise für die nachfolgende Untersuchung und die weiteren diagnostischen Maßnahmen.

Daher sind die Selbstbeobachtung des Patienten und seine Angaben ein wichtiger Beitrag zur Diagnostik. Je genauer der Betroffene das Beschwerdebild kennt und beschreibt, desto leichter fällt die Diagnose.

Beobachten Sie sich und Ihren Rückenschmerz, machen Sie sich Notizen. Diese Aufzeichnungen sind für den Arzt aufschlussreich, erleichtern ihm die Diagnose und ermöglichen eine zielgerichtete Vorgehensweise.

Fragenkatalog zur Selbstbeobachtung

Die folgenden Fragen wird Ihnen auch Ihr Arzt stellen, bereiten Sie sich darauf vor:

- Wann trat der Rückenschmerz erstmals auf?
- Wie trat er auf: plötzlich und stark oder ist er langsam entstanden?
- Wo genau sitzt der Schmerz, wohin strahlt er aus?
- Tritt der Schmerz immer an der gleichen Stelle auf oder wandert er?
- Wie empfinden Sie den Schmerz: ziehend, dumpf, krampfartig, brennend, stechend?
- Wie stark ist der Schmerz: leicht, mäßig, stark, unerträglich?
- Gibt es Erstauslöser: Unfall, Sturz, ungeschickte Bewegung, ungewohnte Belastung, lange einseitige Beanspruchung?
- Was verstärkt den Schmerz: zum Beispiel Sitzen, Stehen, Bücken, Drehen, Husten, Nießen, Pressen beim Stuhlgang, Bergabgehen?
- Was lindert den Schmerz: zum Beispiel Gehen, Sitzen, Liegen, Hochlagern der Beine, Wärme, Kälte, Medikamente?
- Bestehen zusätzlich zu den Rückenschmerzen noch andere Beschwerden (Fieber, Schwitzen, Durchfall, Verstopfung, Magenbeschwerden, Taubheitsgefühl an Armen oder Beinen, Kribbelerscheinungen, Kraftmangel)?
- Wie verhält sich der Schmerz im Tagesverlauf: zum Beispiel nach dem Aufwachen schmerzfrei, dann im Tagesverlauf zunehmend oder zunehmende Schmerzen in den frühen Morgenstunden, die nach dem Aufstehen zunächst nachlassen?

Das Schmerztagebuch

Legen Sie ein Schmerztagebuch an, um einen besseren Überblick über die Art und den Verlauf Ihrer Rückenschmerzen zu erhalten. Tragen Sie ein, wann der Schmerz anfängt, wann er aufhört, wie Sie ihn empfunden haben. Notieren Sie die Umstände, unter denen der Schmerz auftrat, welche Maßnahmen Sie ergriffen haben. Stellen Sie fest, was den Schmerz verstärkt und was Ihnen Erleichterung verschafft.

Die Untersuchung

Nach der Anamnese erfolgt die körperliche Untersuchung.

Die Körperhaltung, die Form der Wirbelsäule sowie Schmerz- und Druckpunkte geben hier wichtige Erkenntnisse. Die Funktion der Wirbelsäule wird geprüft, einzelne Wirbelsäulenabschnitte werden differenziert untersucht, und es wird nach neurologischen Symptomen gefahndet.

Aus der Anamnese und der körperlichen Untersuchung ergibt sich für den Facharzt eine Arbeitsdiagnose, das heißt, er weiß in der Regel, was Sie haben, er weiß jedoch

Die körperliche Untersuchung

- *statischer Aufbau der Wirbelsäule*
- *ganzheitliche sowie segmental-differenzierende Untersuchung einzelner Wirbelsäulenabschnitte*
- *funktionelle Untersuchung der Wirbelsäulenabschnitte*
- *Tastuntersuchung*

noch nicht, wodurch die Situation entstanden beziehungsweise ausgelöst wurde. Vor dem Hintergrund der bisherigen Erkenntnisse werden weitere diagnostische Verfahren notwendig, um die Symptome differenzialdiagnostisch abzuklären. Das heißt, für jedes Symptom gibt es verschiedene mögliche Ursachen, die durch die weitere Differenzialdiagnostik ausgeschlossen oder bestätigt werden müssen.

Apparative Untersuchungsmethoden

Die technische Entwicklung hat wesentlich zu neuen Erkenntnissen beigetragen, da eine zunehmend exaktere Darstellung der Strukturen und krankhaften Veränderungen unseres Körpers und insbesondere auch der Wirbelsäule möglich wurde.

Die bildgebende Diagnostik im Wirbelsäulenbereich beruht auf einer hoch entwickelten Technik und hat ein bislang nicht bekanntes Niveau erreicht. Die ärztliche Kunst jedoch besteht in der richtigen Interpretation und Wertung der sichtbaren Veränderungen im Hinblick auf das Beschwerdebild.

Untersuchungsabläufe

Erhebung der Vorgeschichte

- Sturz oder Trauma in der Vorgeschichte
- Krebs in der Vorgeschichte
- Kommt eine gynäkologische Ursache, eine Nierenkrankheit usw. als Ursache in Betracht?
- Beschwerdebeginn und zeitlicher Ablauf
- Schmerz: Art, Ort und Ausstrahlung
- Zeitweise oder dauernde Gefühlsstörungen?
- Schwäche in Arm oder Bein?
- Bewegungseinschränkungen?
- Was bessert, was verschlechtert den Schmerz?

Körperliche Untersuchung

- Beurteilung des Allgemeinzustandes
- Beobachtung des Verhaltens beim Gehen, An- u. Ausziehen, Körperhaltung und Muskelschwund?
- Wie gut entfaltet sich der betroffene Wirbelsäulenabschnitt?
- Verkrümmung der Wirbelsäule?
- Prüfung der Kraft und des Gefühlsempfindens
- Reflexprüfung

Laboruntersuchung

- Um entzündliche Erkrankungen auszuschließen:
  - BKS
  - Differential-Blutbild
  - evtl. Borrelienserologie, HLA-B-27 bei Verdacht auf Morbus Bechterew

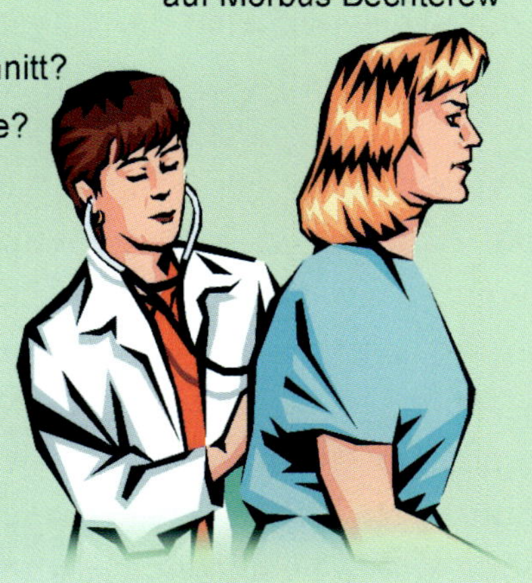

infografikdienst.de / hammer

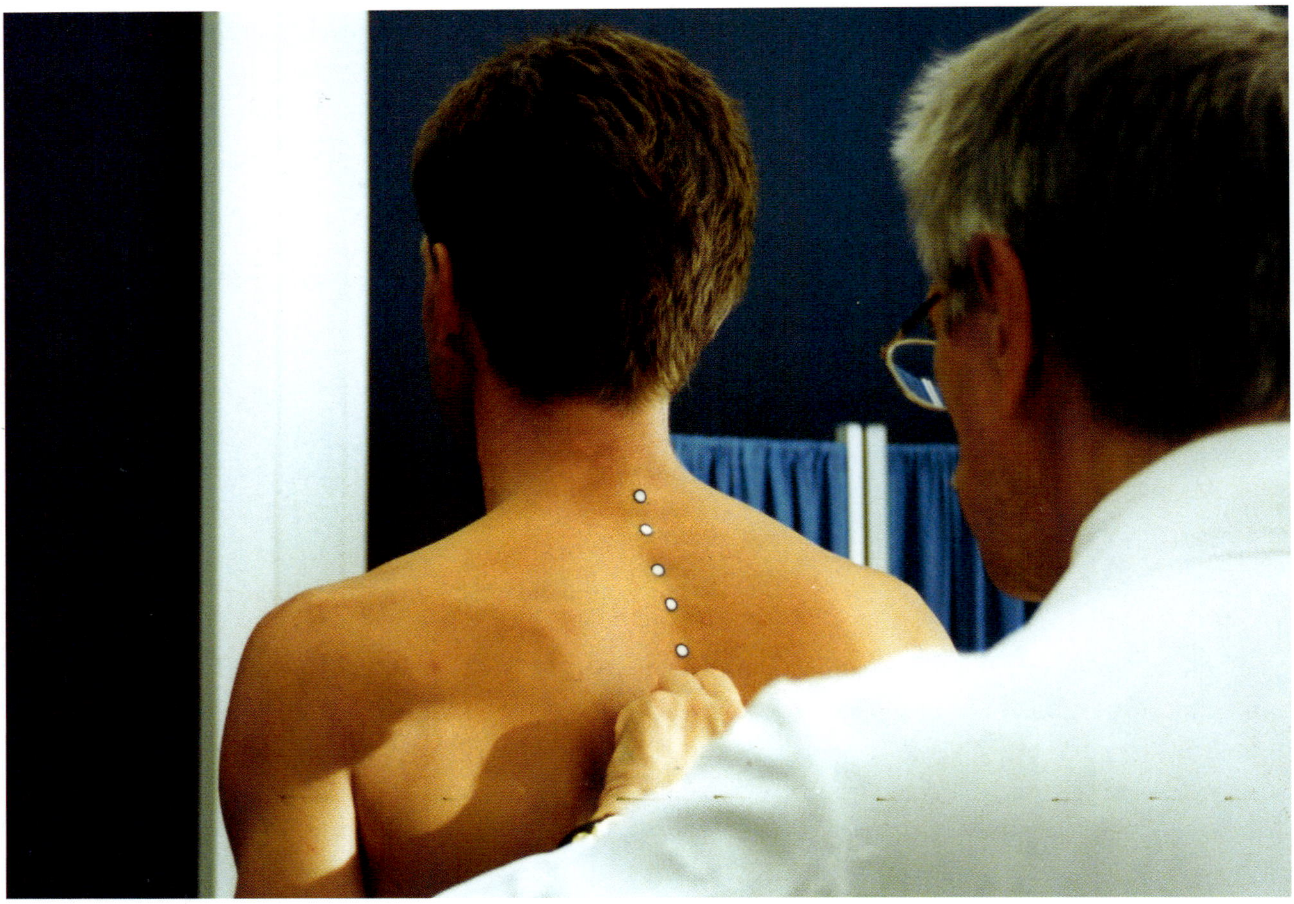

Abb. 4.1: Anamnese und körperliche Untersuchung führen zu einer ersten Arbeitsdiagnose.

Röntgenuntersuchung

Bei Beschwerden im Wirbelsäulenbereich sind grundsätzlich Röntgenuntersuchungen erforderlich. Der statische Aufbau der Wirbelsäule und die Knochenstruktur sind nur so sichtbar zu machen.

Die heute verwendeten modernen Röntgensysteme ermöglichen eine sehr gute Bildqualität bei sehr niedriger Röntgenstrahlendosis, die unter anderem den folgenden Faktoren zu verdanken ist:

- der Verwendung von Filtern;
- der Verwendung besonders empfindlicher Filme mit verstärkten Folien;
- dem Einsatz von Bildverstärkern.

Aufgrund der technischen Entwicklungen ist die auf den Körper abgegebene Gesamtstrahlung wesentlich geringer und man vermeidet Streustrahlung außerhalb des eigentlichen Bildbereiches.

Röntgen

Eine Röntgenuntersuchung ist die bildliche Darstellung unterschiedlicher Körperregionen und Gewebe mit Hilfe von Röntgenstrahlen.
Die Röntgenstrahlen wurden 1895 von dem deutschen Physiker Wilhelm Konrad Röntgen bei einem seiner Experimente zufällig entdeckt.
Bei der Bewertung von Röntgenaufnahmen fällt häufig der Begriff „o. B.“, ohne Befund. Das heißt, das Röntgenbild zeigt keine krankhaften Veränderungen. Das heißt jedoch nicht, dass der Patient eigentlich keine Beschwerden haben dürfte, hier entstehen häufig Missverständnisse.

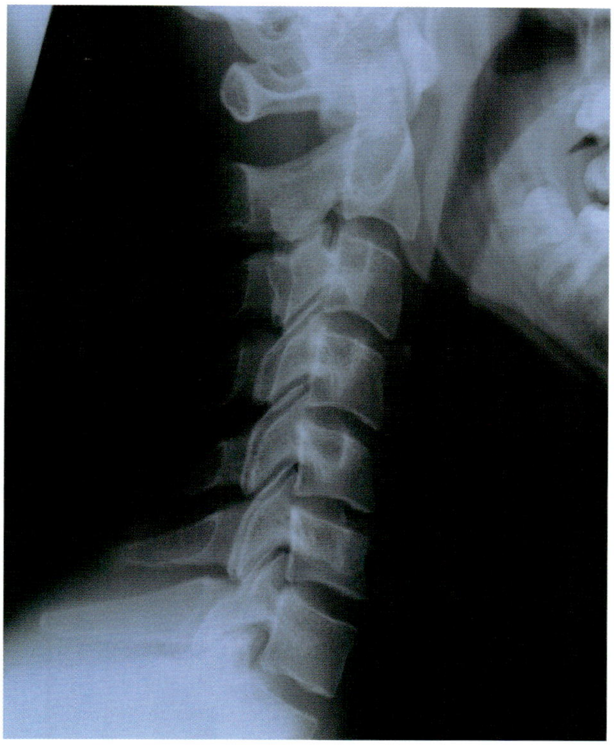

Abb. 4.2: Nur ein Drittel aller Personen ohne Rückenschmerzen weisen einen normalen Röntgenbefund auf.

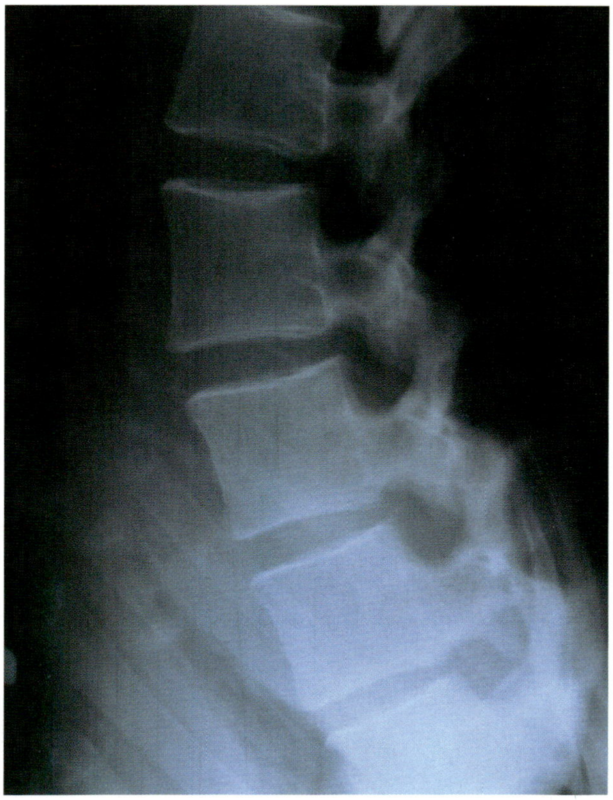

Abb. 4.3: Wenn man im Röntgenbild Veränderungen sieht, bleibt die Frage, ob sie die Beschwerden wirklich erklären.

Wichtiger Hinweis

Viele beeindruckende Veränderungen im Röntgenbild entsprechen durchaus normalen Veränderungen im Laufe des Lebens, ohne dass ihnen eine unmittelbare Bedeutung im Hinblick auf das Schmerzgeschehen zukommt.
Die Halswirbelsäule eines 50-Jährigen sieht anders aus als die eines 20-Jährigen, diese Veränderungen können durchaus normale Veränderungen im Laufe des Lebens sein. In wie weit sie im Zusammenhang mit dem Beschwerdebild stehen, unterliegt der Bewertung durch den Fachmann.

Computertomographie (CT)

Die Computertomographie (CT) ist eine spezielle Form der Röntgenuntersuchung.

Mittels der Computertomographie werden Schnittbilder erstellt. Mit dem Einsatz dieses Verfahrens wurden neue Einsichten in den menschlichen Organismus möglich.

Wie beim Brotschneiden werden viele parallele Scheiben von wenigen Millimetern Dicke angefertigt.

Navigation in der Wirbelsäulenchirurgie

Die Computertomographie wird aufgrund der exakten Knochendarstellung auch zur Erstellung von 3D-Modellen verwendet. Mit Hilfe dieser Computermodelle können reale Modelle aus Kunststoff durch Datenübertragung auf Frässysteme hergestellt werden. Um die Information der dreidimensionalen Rekonstruktion auch intraoperativ

Ablauf der Computertomographie

- Kontrastmittelinjizierung, um die diagnostische Aussage zu erhöhen.
- Der Patient wird auf einer speziellen Liege in die Abtasteinheit gefahren.
- Röntgenstrahler und Detektor rotieren, gegenüberliegend auf einen Ring montiert, um den Patienten.
- Patient sollte möglichst Luft anhalten, um Unschärfen durch Atembewegungen zu vermeiden.
- Parallele Scheiben (Dicke kann vorgegeben werden) werden angefertigt.
- Bilder werden bei Befundung zusammengesetzt und ergeben einen dreidimensionalen überlagerungsfreien Eindruck der untersuchten Organe.

infografikdienst.de / hammer

zu nutzen, ist die Überlagerung des virtuellen 3D-Modells mit der Realität notwendig, dies gelingt durch entsprechende Kalibrierung. Die verwendeten Instrumente sind mit optroelektronischen Markern bestückt, die von einer Kamera im Raum verfolgt und somit auf das virtuelle Modell im Computer übertragen werden. Hierdurch gelingt es, die Information der Computertomographie unmittelbar auf die reelle Situation zu übertragen. Dadurch werden eine exaktere Planung und höhere Präzision vor und während eines operativen Eingriffes möglich.

Magnetresonanztomographie (MRT)

Die Magnetresonanztomographie (MRT), auch als Kernspintomographie bezeichnet, ist im Gegensatz zur Computertomographie eine völlig strahlungsfreie Untersuchungsmethode. Sie arbeitet mit Magnetfeldern, die nach den bisher vorliegenden Erkenntnissen völlig unschädlich sind. Die Kern-

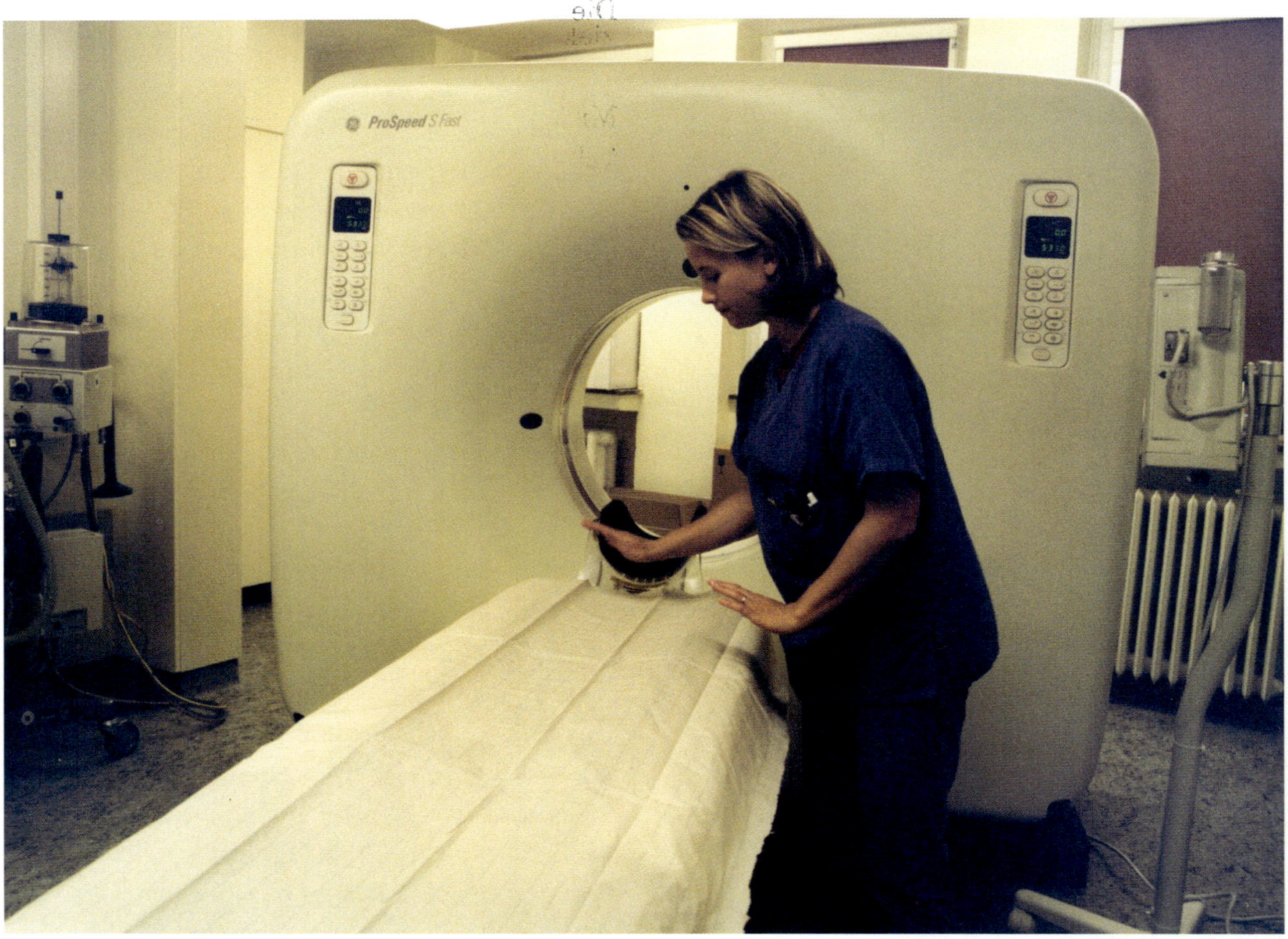

Abb. 4.4: Das Ziel der Computertomographie ist die Erstellung von Querschnittsbildern.

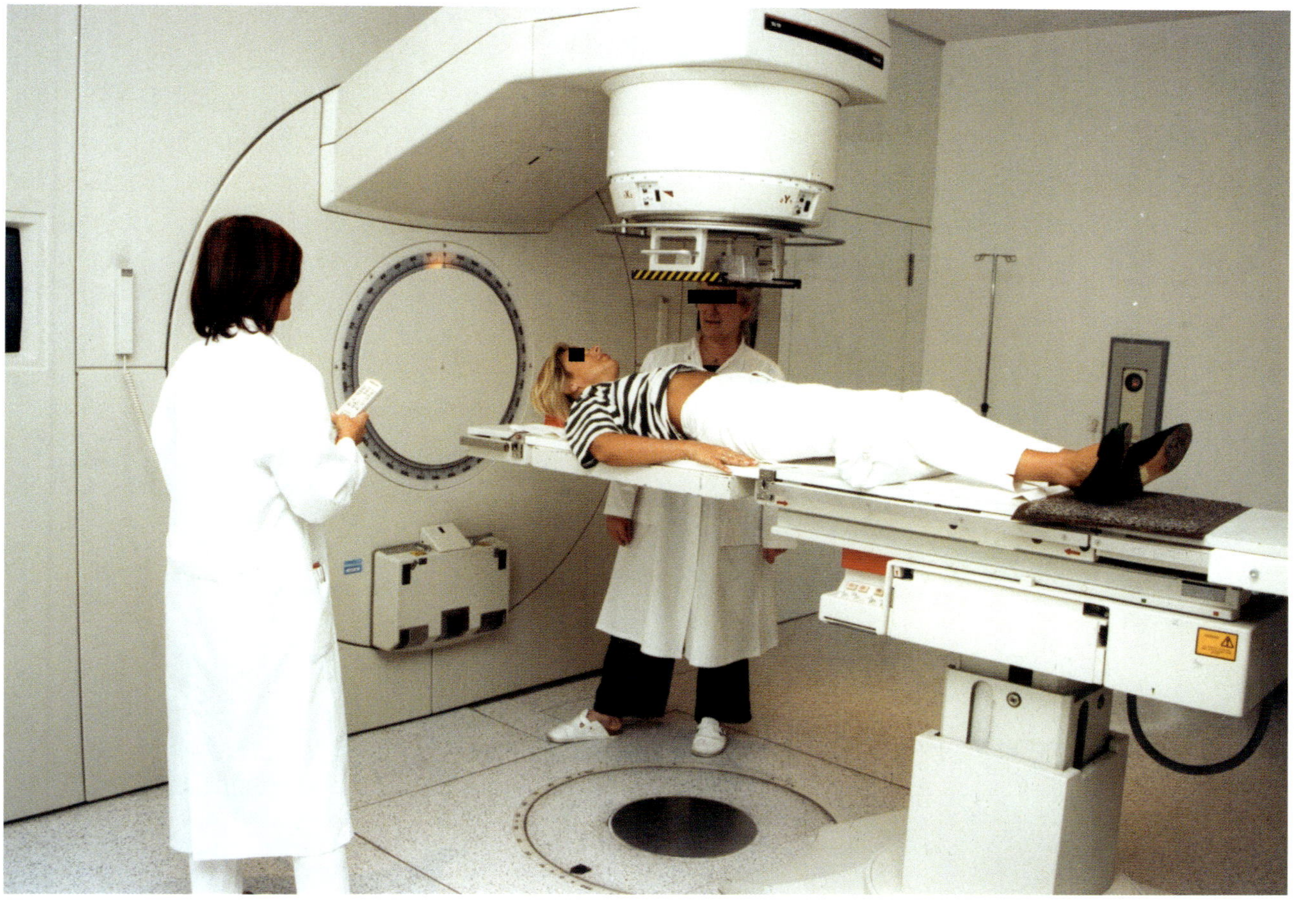

Abb. 4.5: Kernspintomograph

spintomographie ist heutzutage aus der Diagnostik der Wirbelsäulenerkrankung nicht mehr weg zu denken und hat verschiedene ältere Untersuchungesmethoden bereits zunehmend verdrängt. So können beispielsweise Myelographien (Darstellung des Wirbelkanals mit Kontrastmittel) mit der Kernspintomographie ohne die Punktion der Wirbelsäule beziehungsweise des Spinalkanals durchgeführt werden.

Die Kernspintomographie ermöglicht eine scharfe Darstellung der weichen Strukturen, also der Bandscheiben und Nerven, der die Wirbelsäule umgebenden Muskulatur und eventuell vorhandener Tumoren.

Man erhält einen Überblick über mehrere Segmente und zusätzliche Informationen wie zum Beispiel den Wassergehalt der einzelnen Bandscheiben. In der Darstellung der Weichteile ist sie der Computertomographie deutlich überlegen.

Das technische Prinzip

Der Kernspintomograph erzeugt innerhalb der Untersuchungsröhre ein extrem starkes Magnetfeld, etwa das 20.000fache des

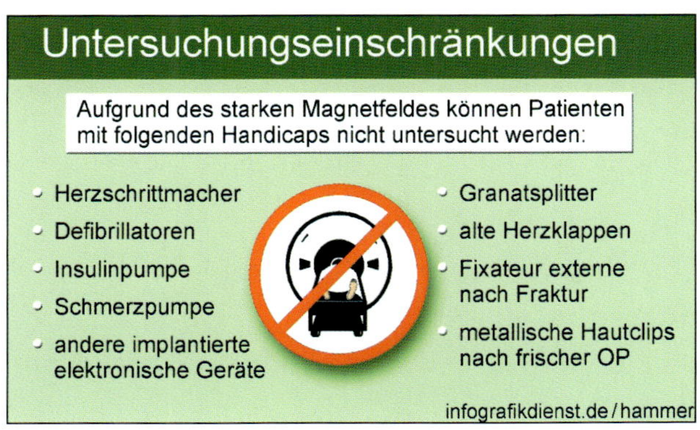

Ablauf der Kernspintomographie

- Erzeugung eines extrem starken Magnetfeldes (etwa das 20.000fache des Erdmagnetfeldes)
- Je stärker das Magnetfeld, desto schneller können die Bilddaten erzeugt werden.
- Der Verlauf der Feldlinien des Magnetfeldes wird als Z-Achse bezeichnet (vom auf dem Rücken liegenden Patienten aus gesehen von Fuß bis Kopf).
- Die X-Achse verläuft senkrecht zur Z-Achse in seitlicher Richtung (vom auf dem Rücken liegenden Patienten aus gesehen von rechts nach links).
- Die Y-Achse verläuft senkrecht zur X-Achse (vom auf dem Rücken liegenden Patienten aus gesehen vom Rücken zum Bauch).
- Protonen rotieren innerhalb der Atomkerne wie kleine Kreisel um die eigene Achse und erzeugen hierbei ein kleines Magnetfeld.
- Werden die Protonen in das starke äußere Magnetfeld des MRTs verbracht, richten sie sich parallel oder antiparallel zu diesem Magnetfeld in der Z-Achse aus.
- Thermische Energie des Systems erzeugt Kreiselbewegung der Achse der Protonenkreisel um die Z-Achse.
- Einstrahlung einer Radiowelle mit festgelegter Frequenz und Dauer in den Patienten.
- Die Radiowelle kippt die kreisenden Protonenkreisel aus der Z-Achse in die X-Y-Ebene.
- Nach dem Abschalten der Radiowelle kippen die Protonenkreisel zurück in die Z-Achse.
- Abstrahlung von Energie in Form einer schwachen Radiowelle, die mit den Empfangsspulen empfangen wird.
- Genauer Ort des abgestrahlten bzw. gemessenen Radioimpulses innerhalb des Patienten kann bestimmt werden.
- Aus den abgestrahlten Radioimpulsen wird das MRT-Bild berechnet.

infografikdienst.de / hammer

Erdmagnetfeldes. Die Stärke dieses Magnetfeldes wird in Tesla angegeben. Übliche Stärken sind 1,0 Tesla oder 1,5 Tesla.

In Abhängigkeit von der Zusammensetzung der Gewebe und verschiedenen physikalischen Faktoren ist die Resonanz unterschiedlich groß. Diese Resonanzwellen werden mit Empfangsspulen aufgezeichnet. Aus diesen Radioimpulsen setzt der Rechner scharfe Bilder in beliebigen Ebenen zusammen.

Da kernspintomographische Untersuchungen ohne Verwendung von Röntgenstrahlen auskommen, sind derartige Untersuchungen auch für Schwangere oder Kinder geeignet.

Wichtiger Hinweis

Die hohe Sensitivität der Kernspintomographie kann zu falschen Befunden verleiten, wenn keine direkte Korrelation mit den klinischen Symptomen hergestellt wird. Die Diagnose eines Rückenproblems wird nicht mit der Kernspintomographie erstellt, sondern durch die Korrelation mit den klinischen und übrigen Befunden.

Skelettszintigraphie

Die Skelett- oder Knochenszintigraphie dient der Darstellung erhöhter Stoffwechselvorgänge, wie sie bei Entzündungen oder Tumoren im Knochenbereich auftreten.

Nach der Injektion einer kleinen Menge einer schwach radioaktiven Substanz mit kurzer Halbwertszeit wird die Verteilung und Anreicherung der Markierungssubstanz mittels spezieller Scannerkameras verfolgt.

Mit diesem Verfahren können bestimmte Veränderungen im Knochenbereich wesentlich früher als mit Röntgenaufnahmen sichtbar gemacht werden.

Lumbale Liquoruntersuchung

Mit diesem Verfahren wird das Nervenwasser (Liquor), das Gehirn- und Rückenmark umgibt, zur Untersuchung entnommen. Dadurch können Entzündungen oder Tumorerkrankungen festgestellt werden.

Zu diesem Zweck wird eine dünne Nadel durch die Haut und Muskulatur zwischen den Dornfortsätzen im Bereich der unteren Lendenwirbelsäule geschoben. Nach Durchstechen der harten Hirnhaut (Dura) werden wenige Milliliter Liquor entnommen. Eine Verletzung des Knochenmarks ist durch die Punktion nahezu ausgeschlossen, da das Rückenmark oberhalb der Punktionsstelle endet.

Die Punktion erfolgt unter örtlicher Betäubung.

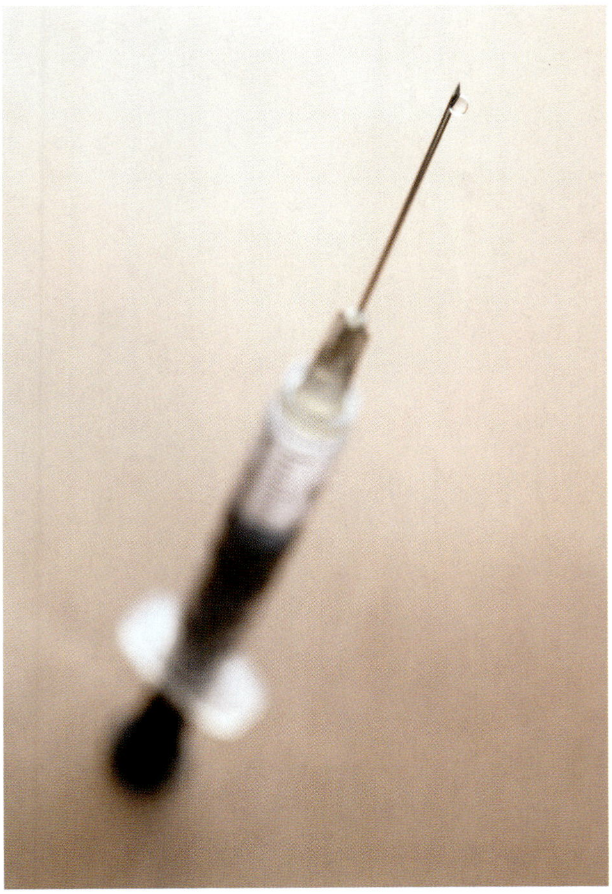

Abb. 4.6: Die Liquoruntersuchung dient der Untersuchung des Nervenwassers.

Myelographie

Hier handelt es sich um ein spezielles Röntgenverfahren zur Untersuchung des Spinalkanals.

Nach Punktion des Spinalkanals wird ein Kontrastmittel injiziert und die Verteilung des Kontrastmittels unter einer Durchleuchtungseinrichtung kontrolliert.

Als Folge der Liquorpunktion kommt es in etwa zehn bis zwanzig Prozent der Fälle zu Kopfschmerzen, die im Stehen zunehmen. Ursache dieser postpunktionellen Kopfschmerzen ist ein leichter Unterdruck im Liquorsystem durch ein kleines verbleibendes Loch in der Hirnhaut nach Entfernen der Punktionsnadel. Dieses Loch schließt sich in der Regel selbst und der Liquorverlust wird durch entsprechende Nachproduktion vom Körper ausgeglichen.

Zur Linderung dieser Kopfschmerzen sollte man viel trinken und möglichst liegen.

Die Myelographie wird zunehmend durch die MRT-Myelographie ersetzt, da hierbei keine Punktion des Wirbelkanals erforderlich ist.

Die neurologische Untersuchung

Durch neurologische Zusatzuntersuchungen erhält man bei bestimmten Beschwerdebildern weitere Informationen. So kann auf diese Weise beispielsweise das Ausmaß einer Nervenschädigung bestimmt werden, dies liefert die Grundlage für den weiteren therapeutischen Weg.

Elektromyographie (EMG)

Diese Untersuchung erlaubt es, krankhafte Veränderungen der Nervenfasern oder Nervenwurzeln jedes Muskels zu erkennen. Durch die veränderte Muskelaktivität kann beispielsweise auf die verantwortliche Nervenwurzel geschlossen werden und das

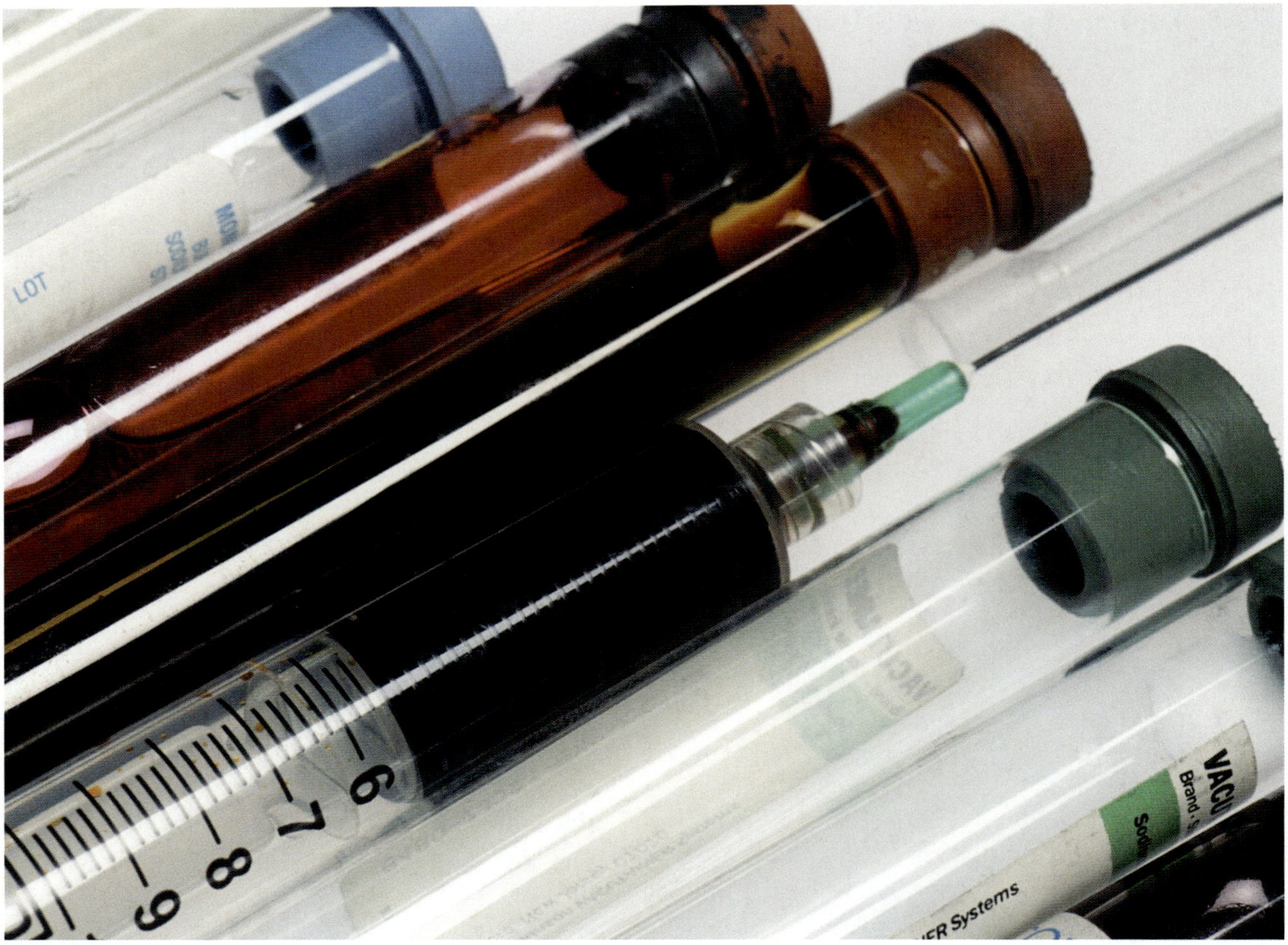

Abb. 4.7: Durch Blutuntersuchungen können beispielsweise rheumatische Erkrankungen erkannt werden.

Ausmaß der Schädigung kann erkannt werden. Zur Untersuchung werden dünne Messnadeln in den Muskel gesetzt.

Elektroneurographie (ENG)

Die Elektroneurographie ist ein diagnostisches Verfahren zur Messung der Nervenleitgeschwindigkeit (NLG), die bei unterschiedlichen Erkrankungen oder Schädigungen von Nerven verlangsamt sein kann.

Diese Untersuchungsmethode trifft somit eine Aussage zur Funktionsfähigkeit beziehungsweise Schädigung der betroffenen Nerven.

Zur Durchführung wird ein Nerv in seinem Verlauf mit leichten Stromstößen gereizt (Reizimpuls), dann wird die Zeit bis zur Reizantwort gemessen.

Blutuntersuchung

Blutuntersuchungen können diagnostisch richtungsweisend sein, da sie Hinweise auf die Entstehung der Beschwerden liefern können. Erkrankungen aus dem rheumatischen Formenkreis können erkannt werden, die Folgen einer Infektionskrankheit oder bakterielle Absiedlungen können nachgewiesen werden.

Die Therapie

Es existieren zahlreiche verschiedene Therapieformen und Therapieansätze, die teilweise auf einem unterschiedlichen Verständnis des Menschen und seiner Funktionsweise beruhen. Jedoch haben alle das gleiche Ziel: Sie sollen dem Patienten den Schmerz nehmen und seine Leistungsfähigkeit wiederherstellen.

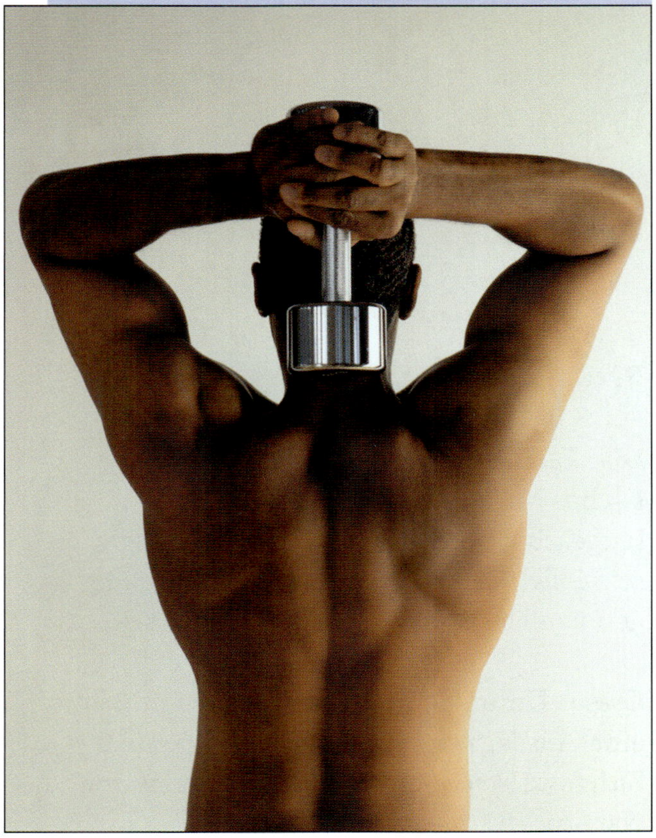

Behandlungskonzepte bei Wirbelsäulenproblemen

Grundlage ist, dass der Behandler den Rückenschmerz nicht als mechanisches Problem zwischen zwei Wirbeln versteht, das man zur Not mit dem Skalpell entfernen kann, sondern dass er das Organ Wirbelsäule als einen besonderen Teil des ganzen Menschen erfasst. Er muss sensibel die zahlreichen Störungen in ihrem ganzen Zusammenhang erfassen und die Vielzahl der diagnostischen Erkenntnisse in ihrer Bedeutung für das aktuelle Problem angemessen werten.

Entscheidend für die ganzheitliche Betrachtungsweise des Rückenschmerzes ist das Erkennen der einzelnen Mosaiksteine, die letztlich das Gesamtbild „Rückenschmerz" darstellen. Allerdings dürfen Huhn und Ei an dieser Stelle nicht verwechselt werden. Das heißt, es dürfen beispielsweise weder psychosomatische Ursachen für den körperlichen Schmerz missachtet oder übersehen werden noch darf vorschnell die Diagnose psychosomatischer Rückenschmerz gestellt werden. Um bei diesem Beispiel zu bleiben: Es ist eine Binsenweisheit, dass ein lang bestehender Schmerz „Nerven kostet". Jeder kann nachvollziehen, dass daraus in der Folge auch psychische Probleme entstehen können. Dennoch kann das Problem nur auf der Grundlage des körperlichen Schmerzes gelöst werden, die psychosomatische Komponente muss dann gegebenenfalls mit in das Therapiekonzept integriert werden.

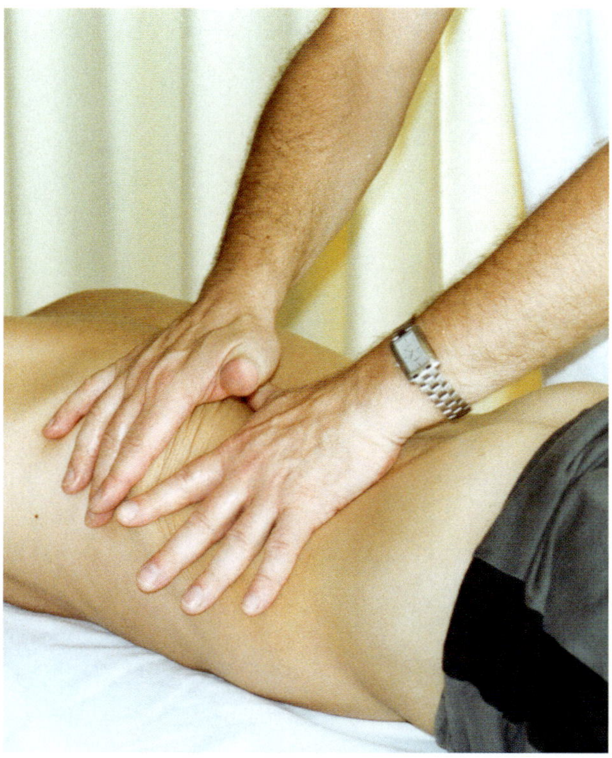

Abb. 5.1: Eine Massage alleine ist – auch wenn sie hilfreich ist – keine umfassende Therapie, solange nicht nach der Ursache der Beschwerden gefahndet wird.

In einem zweiten Schritt wird ein logisches Therapiekonzept aus der Vielfalt der therapeutischen Möglichkeiten erstellt. Ein solches individuelles Konzept wird nie das einzig mögliche Therapiekonzept sein. Es wird dem Betroffenen auch niemand sagen können, ob es das beste Konzept ist. Gerade in der Medizin führen viele Wege nach Rom. Man wird im Einzelfall jeweils genau abwägen und dann ein angemessenes therapeutisches Konzept mit der erfahrungsgemäß höchsten Effizienz wählen.

Es wird deutlich, dass eine solche Vorgehensweise einen erfahrenen Wirbelsäulenspezialisten voraussetzt, der die folgenden Anforderungen erfüllen muss:

- Er verfügt über die entsprechende Ausbildung.
- Er besitzt einen breiten Erfahrungsschatz.
- Er verfügt über die notwendigen diagnostischen Möglichkeiten.
- Er kennt die vielfältigen Therapieansätze, um für jeden Patienten ein individuelles Behandlungskonzept zu erstellen.

Ursachenforschung

Betroffene berichten beispielsweise, dass sie immer wieder von akuten Kreuz- oder Ischiasschmerzen überfallen würden. Sie würden dann eingerenkt und es ginge ihnen anschließend besser.
Andere werden seit zehn Jahren einmal pro Woche wegen „dieser dauernden Verspannungen“ massiert.
Hier zeigt sich, dass offensichtlich das zugrunde liegende Problem nicht ausreichend erkannt und dementsprechend nicht ursachenbezogen behandelt wurde. Zwar können Rückenschmerzen durchaus durch eine Blockierung verursacht sein, so dass die chirotherapeutische Behandlung die adäquate Behandlungsmethode ist, kommt es aber zu immer wiederkehrenden Blockierungen, so muss man sich doch fragen: wieso? Fazit: Es muss sorgfältig nach der zugrunde liegenden Ursache gesucht werden.

Welche Therapie ist die beste?

Man sollte sich prinzipiell vor Augen halten, dass es die „beste Therapie“ für die meisten Probleme nicht gibt.

Wieso ist das so? Medizin ist und war schon immer eine Erfahrungswissenschaft, die sich zwar zahlreicher Naturwissenschaften bedient, aber in ihren Strukturen selbst strengen naturwissenschaftlichen Kriterien in der Regel nicht genügt und auch nicht genügen kann. Die klassische Schulmedizin bemüht sich allerdings um Objektivierbarkeit ihrer diagnostischen und therapeutischen Vorgehensweisen. Aus diesem Grund sind die so genannten schulmedizinischen Maßnahmen auch unbestritten sehr effizient. Trotzdem bleibt Medizin eine empirische Wissenschaft, die auf einen einfachen Nenner gebracht werden kann: „Wer heilt, hat Recht.“

Allerdings erfasst die Schulmedizin sicherlich nicht das gesamte Spektrum der Krankheiten oder Leiden des Menschen, weder in diagnostischer noch in therapeutischer Hinsicht.

Die Tatsache, dass viele alternative diagnostische und therapeutische Vorgehensweisen die strengen wissenschaftlichen Kriterien der Schulmedizin nicht erfüllen, heißt nicht von vorneherein, dass es sich um wirkungslose Scharlatanerie handelt. Allerdings wird der Begriff „wissenschaftlich nicht bewiesen“ in den Zeiten knapper finanzieller Mittel gerne missbraucht. Man sollte jedoch wissen, dass es sich hier lediglich um eine Formulierung handelt, die es dem Kostenträger ermöglicht, juristisch abgesichert, die Kostenübernahme zu verweigern. Man sollte aber auch wissen, dass diese Aussage für den weit überwiegenden Teil aller schulmedizinischen Vorgehensweisen ebenso gilt. Denn wie gesagt, Medizin ist keine Naturwissenschaft, sondern eine Erfahrungswissenschaft.

Es zeugt von Ignoranz, wenn so genannte alternative Therapiemethoden von der klassischen Schulmedizin als Unsinn abgetan werden, nur weil sie aufgrund unseres derzeitigen naturwissenschaftlichen Verständnisses in ihrer Gänze (noch) nicht nachzuvollziehen sind.

Ein klassisches Beispiel für diese Bewertung ist das Schicksal der Akupunktur, die lange vom größten Teil der westlichen Schulmediziner abgelehnt wurde. Man sollte sich aber vor Augen halten, dass sich auf dieser Welt nichts über mehrere tausend Jahre hält und weiter entwickelt, wenn es nicht wirklich funktioniert. Mittlerweile haben wir mehr Verständnis für die Wirkweise der Akupunktur, und niemand zweifelt heutzutage daran, dass es sich um eine wirksame therapeutische Vorgehensweise handelt, die darüber hinaus auch weitere Vorteile bietet.

Alternative Therapiemethoden können in Abhängigkeit vom zugrunde liegenden Problem eine sehr erfolgreiche Maßnahme darstellen oder eine ideale Ergänzung zu anderen „klassischen" Maßnahmen bilden.

Die Anwendungsbereiche

Bei den folgenden Krankheitsbildern beziehungsweise Symptomen hat sich die Neuraltherapie als besonders wirksam erwiesen:

- *akute Schmerzen*
- *Entzündungen im Bereich der Wirbelsäule und Gelenke*
- *verschleißbedingte Erkrankungen*
- *störfeldbedingte Erkrankungen*

Die Neuraltherapie

In der Neuraltherapie werden Lokalanästhetika (örtlich betäubende Medikamente) zu therapeutischen Zwecken eingesetzt.

Die Neuraltherapie ist eine auf dem Boden der Schulmedizin gewachsene, ganzheitlich orientierte Form der Reiz-Regulationsthera-

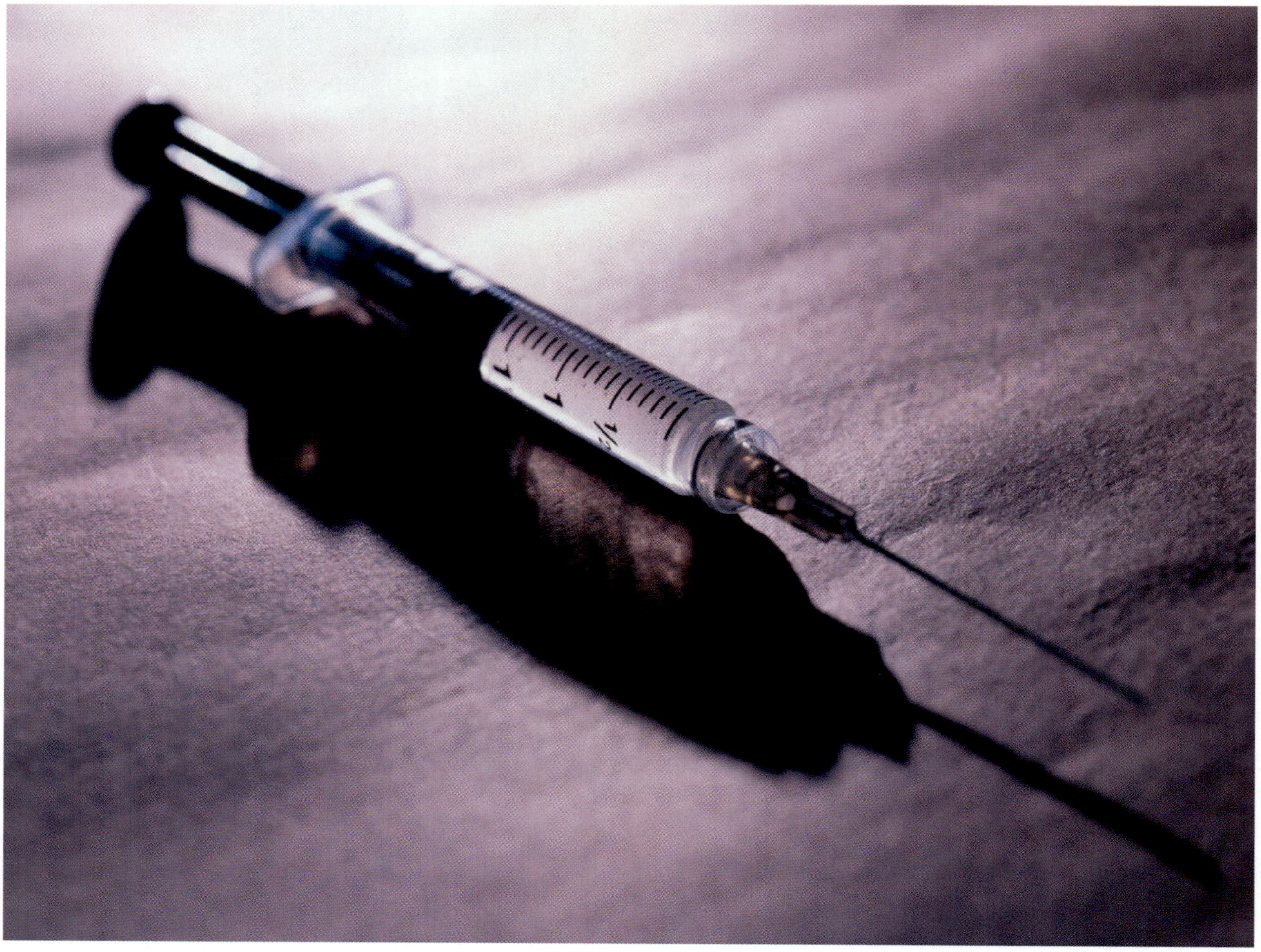

Abb. 5.2: Lokale Betäubungsmittel und entzündungshemmende Medikamente können an Ort und Stelle wirken.

Wirkweise der Neuraltherapie

Die Neuraltherapie greift gezielt in regionale, segmentale und überregionale Regelkreise ein. Die dabei eingesetzten Lokalanästhetika wirken schmerzstillend und entzündungshemmend.
Ein Beispiel für den Eingriff in einen regionalen Regelkreis ist die Unterbrechung des Schmerzzyklus: Schmerz / Verspannung / Minderdurchblutung / Schmerzverstärkung.

pie und als solche alleine oder in Kombination mit anderen, herkömmlichen Therapieformen anwendbar. Ihr Ziel ist es, entgleiste Regelsysteme über das neurovegetative System auf verschiedenen physiologischen Ebenen zu beeinflussen beziehungsweise zu normalisieren. Damit ist sie für die Behandlung funktioneller Störungen geeignet und bei sorgfältiger Ausführung risikoarm.

Eine spontane Symptomauslöschung (zum Beispiel das Sekundenphänomen nach Huneke) beziehungsweise eine anhaltende Besserung von Funktionsstörungen und Schmerzen sind in diesem Zusammenhang als Ergebnis der wiedererreichten oder verbesserten körpereigenen Regulation zu betrachten.

Diese Vorgehensweise beruht auf der Vorstellung, dass eine störungsfreie Vernetzung aller Organe, Muskeln, Nerven, des Bindegewebes und der Haut Voraussetzung für ständig fließende Abstimmungsvorgänge ist. Ist diese Vernetzung gestört und der Körper nicht mehr in der Lage, die verschiedenen Funktionen aufeinander abzustimmen, treten beispielsweise Schmerzen auf, die mitunter weit von der Störquelle entfernt gelegen sein können.

Die segmentbezogene Infiltrationstherapie

Bei Rückenschmerzen entsteht der Schmerz häufig durch nicht-bakterielle Entzündungen der Wirbelgelenke und/oder der Spinalnervenwurzeln.

Durch gezielte Infiltrationen der Wirbelgelenke, des Ursprungsbereiches der Spinalnerven und des Spinalkanals lässt sich das Schmerzgeschehen sehr effektiv beeinflussen.

Man verwendet dazu lokale Betäubungsmittel, die mit entzündungshemmenden Medikamenten aus der Gruppe der Steroide

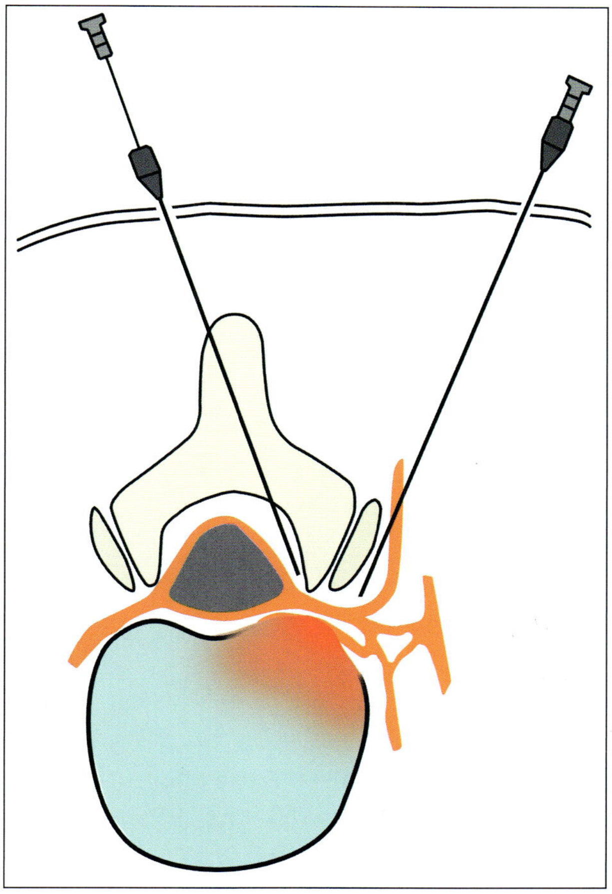

Abb. 5.3: Die epidural/perineurale Injektion und die lumbale Spiralnerv-Analgesie zur Behandlung eines lumbalen Wurzelsyndroms

Mögliche Komplikationen

- *allergische Reaktionen*
- *Infektion*
- *vorübergehende Schmerzverstärkung am Injektionsort*
- *Injektion in ein Blutgefäß oder direkt in den Nerven*
- *vorübergehende Sensibilitätsstörung oder vorübergehende Muskelschwäche*

kombiniert werden können. Der Schmerz bildet sich durch das Ausheilen der zugrunde liegenden Entzündung zurück.

Kochsalzlösung

Es wird davon ausgegangen, dass die Injektion von Kochsalzlösung, beispielsweise an Nervenwurzeln, das Gewebe zum Abschwellen bringt, indem es zur Rückbildung der Übersäuerung (Acidose) kommt. Die Durchblutung des Nerven normalisiert sich, seine Regeneration beginnt, die Reizleitung wird verbessert.

Interventionelle Therapiemethoden

Unter diesem Begriff fasst man Wirbelsäulentherapien zusammen, die computertomographisch gesteuert oder unter Durchleuchtungskontrolle durchgeführt werden. Es handelt sich um hocheffiziente Behandlungsmethoden, die häufig auch noch in den Fällen erfolgreich sind, die sich unter konventionellen Infiltrationstherapien, neuraltherapeutischen Therapieansätzen und physiotherapeutischen Maßnahmen nicht mit dem gewünschten Erfolg haben behandeln lassen. Daher werden sie häufig bei Post-Discotomiesyndromen, Therapieresistenzen oder chronischen radikulären oder pseudoradikulären Schmerzsyndromen angewandt.

Auch im Rahmen der Schmerztherapie stellen die computertomographisch gesteuerten Eingriffe eine wichtige Ergänzung innerhalb des nicht-operativen Therapiespektrums dar. Der Vorteil dieser therapeutischen Vorgehensweise liegt in der Möglichkeit, Medikamente unmittelbar an den Ursprung des Schmerzgeschehens zu injizieren. Die exakte Darstellung der Struktur im Schnittbild macht dies möglich.

Eine Behandlung läuft folgendermaßen ab:

Auf einem Übersichtsbild des betroffenen Wirbelsäulenabschnitts wird die Höhe der Behandlungsebene festgelegt, auf diesem Schnittbild kann das zu behandelnde Wirbelgelenk oder die Nervenwurzel im Detail dargestellt werden.

Am Bildschirm wird der optimale Zugangsweg zum Behandlungsziel berechnet und die Oberflächendaten werden auf den Patienten übertragen.

Anschließend wird eine Spezialkanüle eingeführt und deren Lage kontrolliert. Die exakte Positionierung der Nadelspitze wird gegebenenfalls durch ein Kontrastmittel markiert, als letztes werden entweder die Medikamente gespritzt oder im Falle von Narbenbildungen im Spinalkanal werden diese durch Gabe von Kochsalzlösung aufgedehnt beziehungsweise gelöst.

Die schmerzstillende Wirkung beruht auf einem Abklingen der örtlichen Entzündung, das heißt, der für den Schmerz ursächliche lokale Entzündungsprozess heilt aus.

Die CT-gesteuerte Periradikulärtherapie

Im vorliegenden Beispiel wird die Nervenwurzel L5 behandelt.

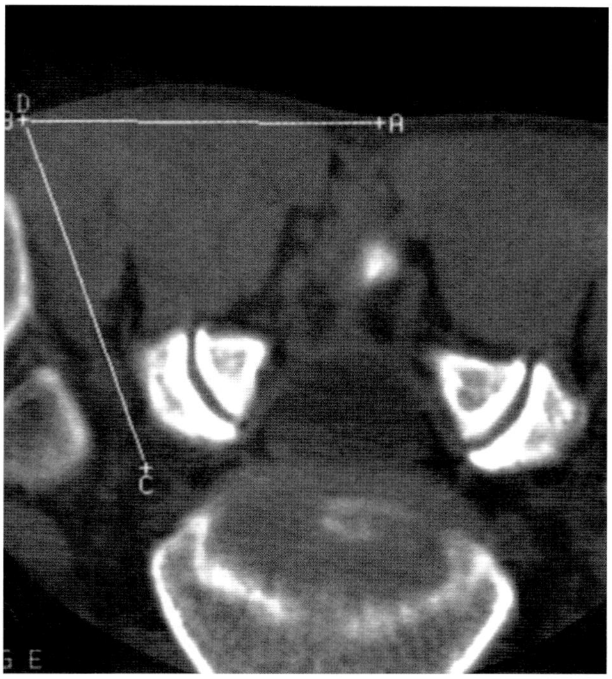

Abb. 5.4: Im CT-Schnittbild werden die Therapieebene eingestellt und die Zugangswege berechnet.

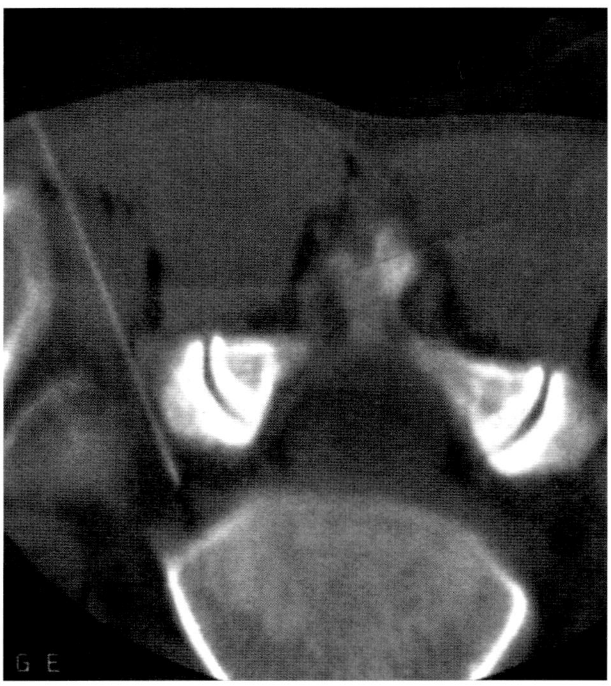

Abb. 5.5: Die Spezialkanüle wird exakt an der Nervenwurzel positioniert.

Vorgehensweise: Der Ursprung der Spinalnervenwurzel L5 wird im CT-Schnittbild aufgesucht. Auf dem Bildschirm werden die Koordinaten für den optimalen Zugangsweg errechnet und anschließend auf den Patienten übertragen.

Nach örtlicher Betäubung wird eine Spezialkanüle bis unmittelbar an diese Nervenwurzel geführt. Die korrekte Lage der Spezialkanüle wird gegebenenfalls durch eine Kontrastmittelgabe überprüft, und anschließend wird das Medikament exakt an den Wirkort appliziert.

Die CT-gesteuerte Facettentherapie

In Bauchlage des Patienten wird das zu behandelnde Wirbelgelenk aufgesucht.

Die Planung des optimalen Zugangsweges erfolgt über das CT-Schnittbild durch Berechnung der Koordinaten. Nach ausrei-

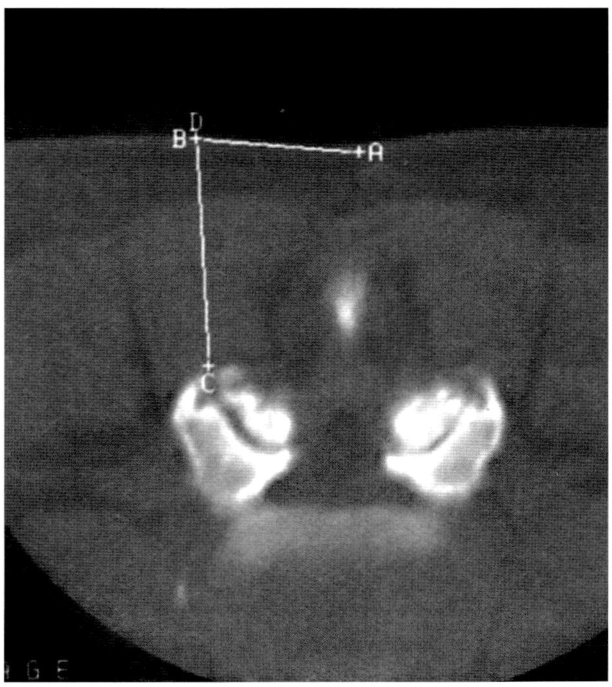

Abb. 5.6: Im CT-Schnittbild werden die Therapieebene lokalisiert und die Zugangswege berechnet.

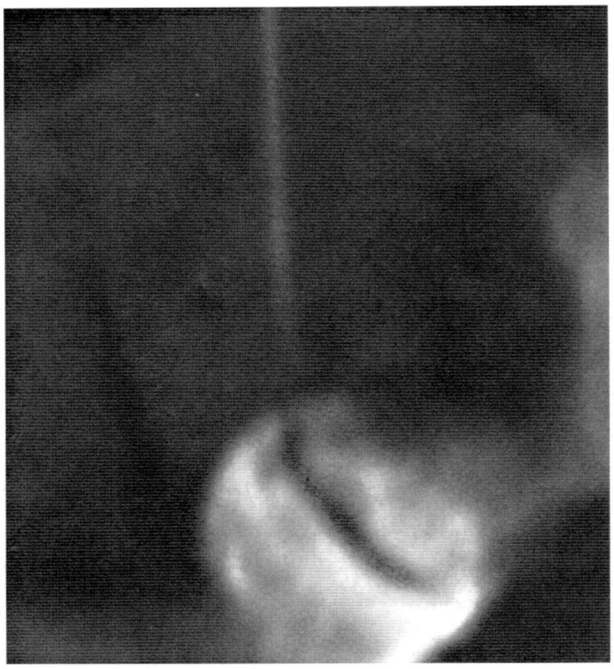

Abb. 5.7: Die Spezialkanüle wird exakt am Wirbelgelenk positioniert.

chender örtlicher Betäubung erfolgt die Punktion des Wirbelgelenkes, die korrekte Lage der Spinalkanüle wird gegebenenfalls durch ein Kontrastmittel überprüft. Anschließend wird das Medikament an den Wirkort gespritzt.

Facettensyndrom-Wärmebehandlung (perkutane Thermokoagulation)/ Radiofrequenztherapie)

Eine bewährte und erfolgreiche Behandlungsmethode zur Therapie der Facettensyndrome ist die perkutane Thermokoagulation/Radiofrequenztherapie.

Vorgehensweise: Vermutet man die Ursache der Beschwerden in den Wirbelgelenken, wird eine gezielte diagnostische Nervenblockade mit einem örtlich wirkenden Betäubungsmittel durchgeführt. Dies muss unter Sichtkontrolle (Bildwandler/CT) mit einer kleinen Menge eines Lokalanästhetikums erfolgen und einwandfrei dokumentiert werden. Kommt es durch die örtliche Betäubung zu einer zumindest kurzfristigen Schmerzlinderung oder Beschwerdefreiheit, kann im nächsten Schritt die perkutane Thermokoagulation/Radiofrequenztherapie durchgeführt werden.

Der Behandlungsablauf: Der Patient liegt auf dem Bauch, die Haut und das Unterhautgewebe über den zu behandelnden Wirbelgelenken werden betäubt. Anschließend wird die Therapiesonde bis zum Wirbelgelenk vorgeschoben. Die Kontrolle der richtigen Lage erfolgt mittels Bildwandler. Durch eine sensible Nervenstimulation erfolgt die Provokation des typischen Schmerzes und die Identifikation des zu behandelnden Nervenastes. Die Thermotherapiegeräte erzeugen an der Sondenspitze eine Temperatur von 75–80 °C beziehungsweise entsprechende Radiofrequenzimpulse. Dadurch kommt es zu einer Funktionsunterbrechung im Bereich der schmerzleitenden Nervenfasern und somit zur Schmerzausschaltung. Da die Nervenäste bei dieser Vorgehensweise nicht „abgetötet“ werden, kommt es zur Schmerzfreiheit zwischen sechs Monaten und zwei Jahren. Die Behandlung kann bei Bedarf wiederholt werden.

In der Hand des geübten Spezialisten handelt es sich um eine erfolgreiche und risikoarme Methode bei ansonsten häufig therapieresistenten Schmerzbildern.

Die CT-gestützte Laser-Behandlung

Unter computertomographischer Kontrolle wird eine Lasersonde über eine Spezialkanüle in die Bandscheibe geführt und exakt platziert. Mittels Laserlicht wird nun ein Teil des zentralen Bandscheibengewebes verdampft beziehungsweise abgetragen.

Diese Therapiemethode kann vor allem dort eingesetzt werden, wo keine Indikation zu einer offenen Bandscheibenoperation besteht.

Die Vorteile der sichtgesteuerten Therapieverfahren

Die Vorteile dieser Methoden liegen einerseits in der exakten Lokalisierung und andererseits in der Möglichkeit der ambulanten Durchführung, da diese Behandlungen lediglich eine lokale Betäubung erfordern. Dies ist insbesondere auch bei älteren Patienten von großem Vorteil.
Die Gefahr der Narbenbildung besteht nicht.

Wirbelsäulenkatheter

Hierbei handelt es sich um ein relativ neues, in den USA durch Professor Racz entwickeltes Verfahren, das auch als Racz-Kathetermethode bezeichnet wird.

Dabei wird unter örtlicher Betäubung ein Spezialkatheter durch die natürliche Öffnung des Wirbelkanals im Steißbeinbereich zielgenau an den Ort der Schmerzentstehung geführt. Das kann entweder ein Bandscheibenvorfall, die geschwollene Nervenwurzel oder das Narbengewebe nach einer Bandscheibenoperation sein. Durch den weichen Katheter werden Enzyme und weitere Medikamente injiziert.

Chemo-Nucleolyse

Unter Sichtkontrolle wird das Enzym Chymopapain in das Innere der erkrankten Bandscheibe gespritzt, der Nucleus pulposus verflüssigt sich. Da das Enzym nicht aus der Bandscheibe austreten darf, kann es nur in solchen Fällen eingesetzt werden, in denen der Faserring noch intakt ist. Dies wird vorab durch eine Kontrastmittelgabe in den Bandscheibenraum überprüft (Discographie). Die Methode wird aufgrund spezieller Risiken (unter anderem schwere Allergien, Verklebungen im Spinalkanal) nur noch in speziellen Situationen eingesetzt und teilweise mit der perkutanen Nucleotomie kombiniert.

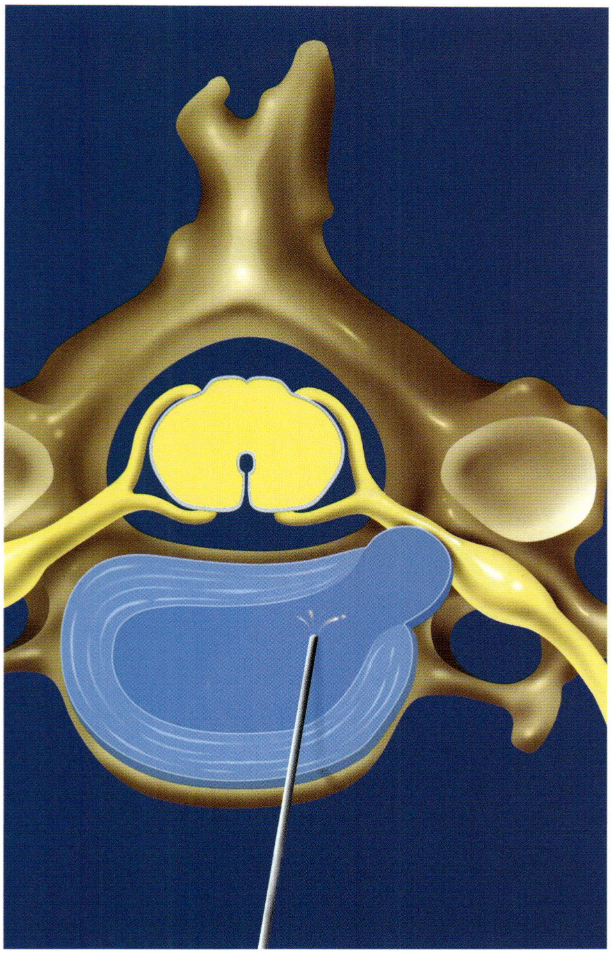

Abb. 5.8: Bei der Chemo-Nucleolyse wird ein Enzym in das Innere der erkrankten Bandscheibe gespritzt, um sie zu verflüssigen.

Perkutane Nucleotomie

Die Indikation zur perkutanen Nucleotomie stellen unkomplizierte Bandscheibenvorfälle oder Protrusionen dar, die nach mehreren

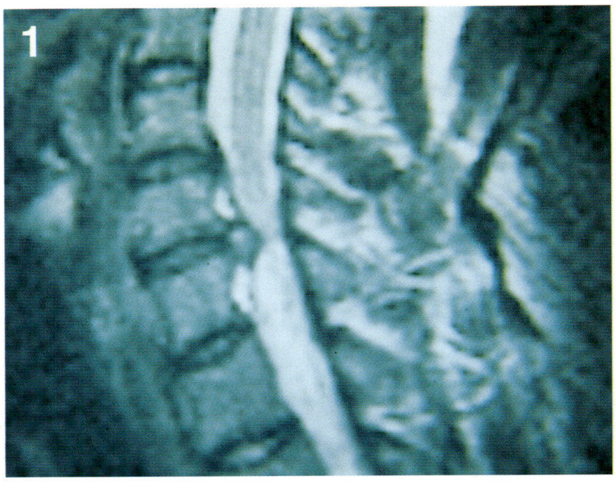

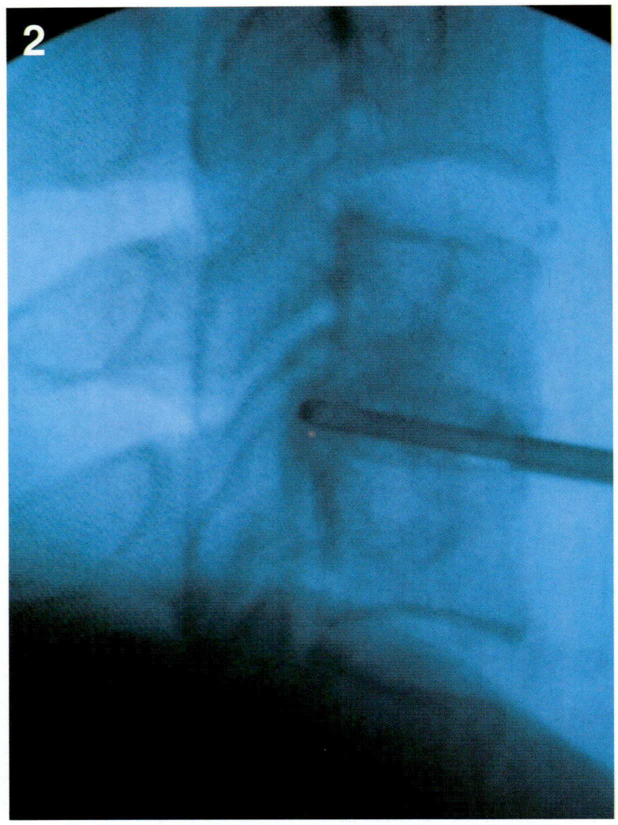

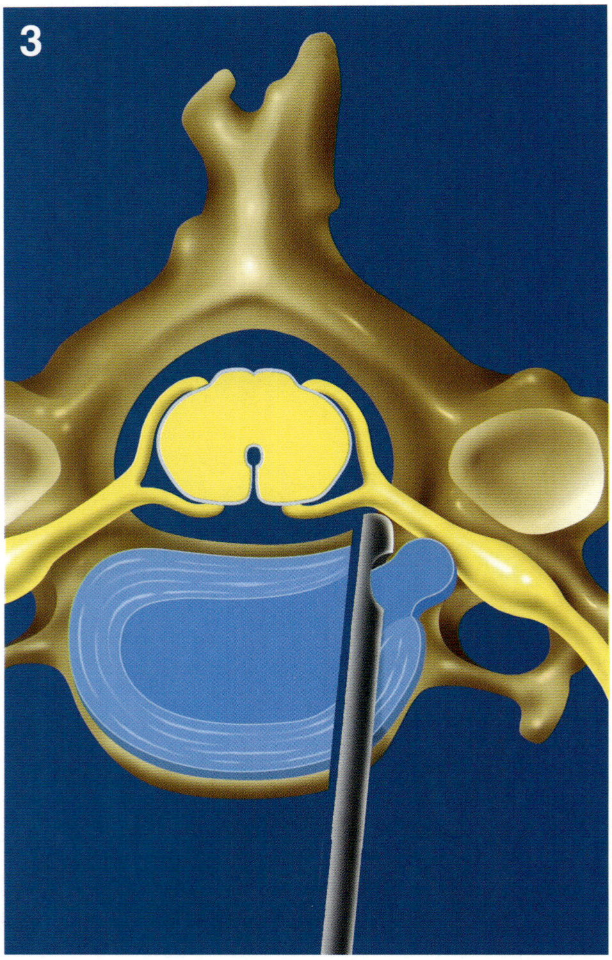

Abb. 5.9 – 5.11: (1) Die Kernspintomographie zeigt einen Bandscheibenvorfall. Unter Kontrolle eines Röntgenbildwandlers (2) wird eine feine Hohlnadel in den Bandscheibenraum vorgeschoben, über die dann ein motorisiertes Saug-Schneide-Instrument eingeführt wird. Mit diesem Gerät werden die krankhaft veränderten Teile des Bandscheibenkerns abgesaugt (3), wodurch sich der Druck der Bandscheibe vermindert.

Wochen erfolgloser konservativer Therapie weiterhin Beschwerden verursachen. Eine gute Prognose haben Patienten mit beinbetonter Schmerzsymptomatik, die sich exakt auf eine betroffene Nervenwurzel zurückführen lässt.

Unter Sichtkontrolle wird eine Spezialkanüle durch den Faserring der Bandscheibe bis in deren Inneres vorgeschoben. Mit einem Sauggerät wird der zentrale Gallertkern teilweise abgesaugt.

Die Massage

Massagen wirken durch gezielte Druck- und Dehnreize auf Haut, Unterhaut, Bindegewebe und Muskulatur. Durch mechanische Lockerung einerseits und reflektorische Wirkung andererseits werden die Muskulatur entspannt und die Durchblutung gefördert.

Effekte der Massage

- *Verminderung der Muskelspannung*
- *reflektorischer Effekt*
- *Freisetzung von Neurotransmittern*
- *Förderung der Durchblutung*
- *Förderung des Abtransportes schmerzverursachender Substanzen*
- *Dehnung des Bindegewebes*

Da es sich zwar um ein sehr wohltuendes, jedoch rein passives Verfahren handelt, sollte die Massage grundsätzlich mit aktiven Maßnahmen kombiniert werden. Denn die vordergründig beschwerdeverursachenden verspannten Muskelgruppen sind nicht die Ursache des Problems, sondern stellen bereits ein Folgestadium einer wie auch immer gearteten Grundproblematik dar.

Die Krankengymnastik

Ungleichgewichte im muskulären System sind Bestandteil nahezu jeden Rückenproblems. Die weit verbreitete Meinung, krankengymnastische Maßnahmen sollten bei einem akuten Rückenproblem erst nach

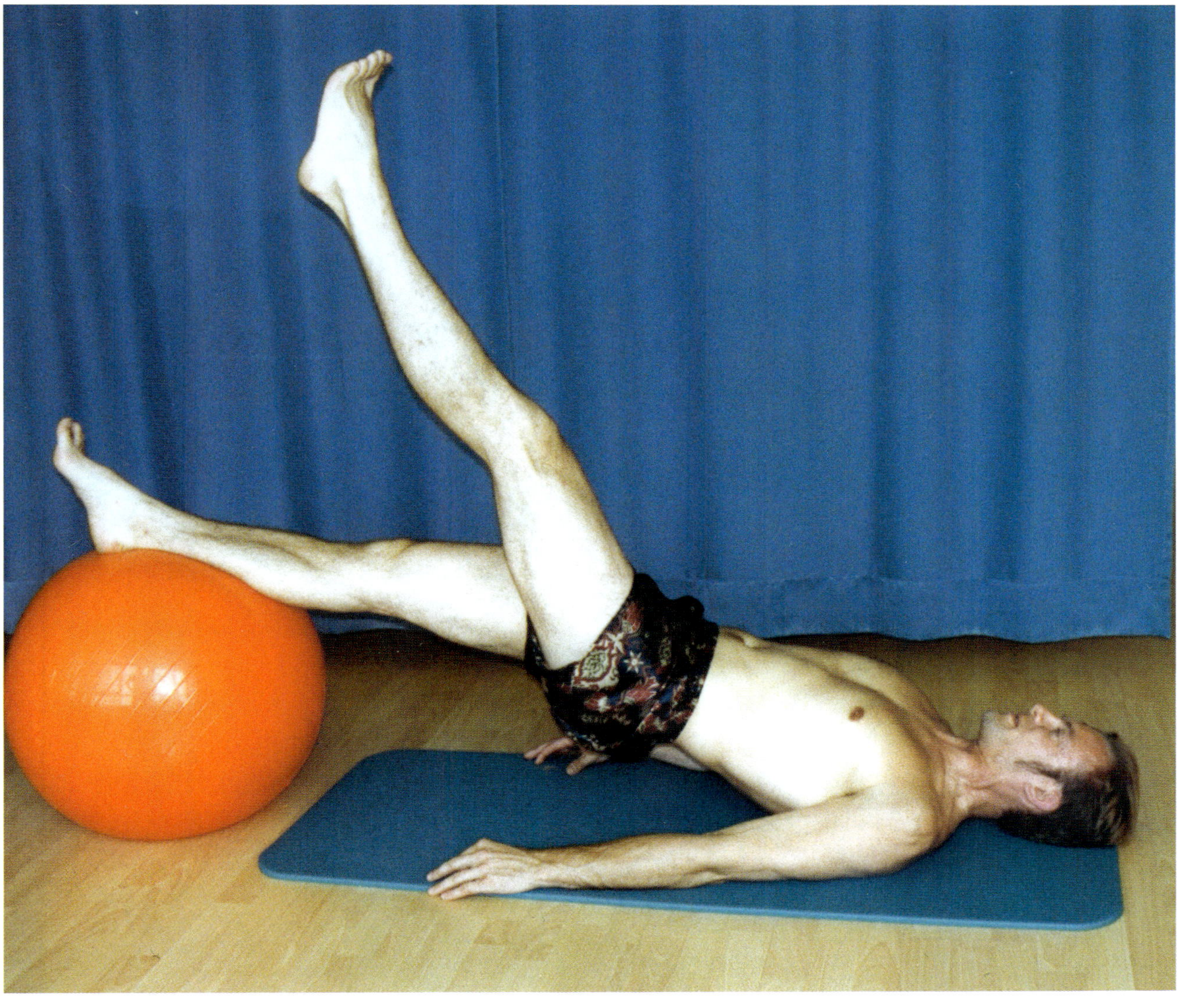

Abb. 5.12: Gezielt eingesetzte Krankengymnastik fördert den Heilungsprozess.

Abklingen der Schmerzen begonnen werden, ist sicherlich so nicht richtig. Gerade der frühzeitige krankengymnastische Ansatz unterstützt im akuten Schmerzstadium den Heilungsprozess auf funktioneller Ebene. Optimal auf den jeweiligen Beschwerdezustand abgestimmte krankengymnastische Übungen verbessern die Koordination, lösen Verspannungen und stabilisieren. In weiteren Schritten wird das Körperbewusstsein geschult, die Körperhaltung verbessert und die verbesserte Körperhaltung funktionell stabilisiert. Neben allen passiven Maßnahmen im akuten Schmerzzustand trägt die Krankengymnastik neben der physischen Gesundung auch zur psychischen Stabilisation bei, indem das Körpergefühl geschult wird und die wieder zunehmende persönliche Leistungsfähigkeit unmittelbar erlebt wird.

Arzt und Physiotherapeut sollten in engem Kontakt stehen, um durch entsprechenden Informationsaustausch einen optimalen Therapieablauf zu gewährleisten.

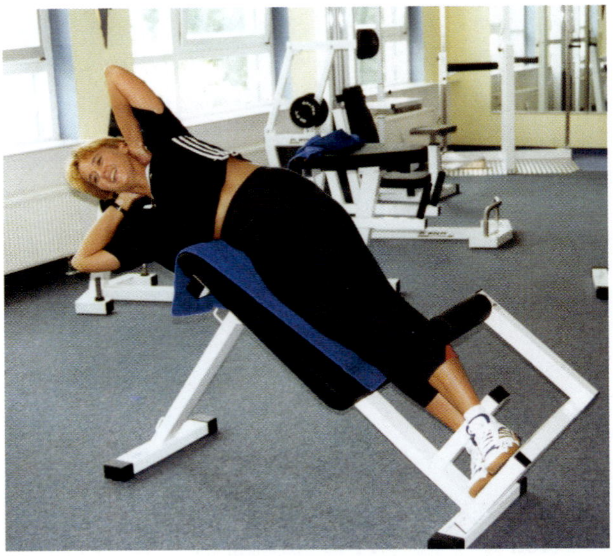

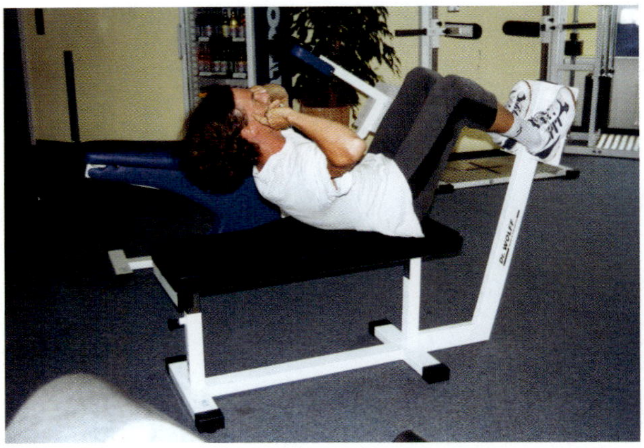

Abb. 5.13 und 5.14: In der Medizinischen Trainingstherapie geht es vor allem um das Erlernen gezielter Rückenfitness-Übungen.

Die Medizinische Trainingstherapie (MTT)

Auch in der Behandlungskonzeption eines akuten Rückenproblems sollte so früh wie möglich mit einem aufbauenden körperlichen Training der wirbelsäulenstabilisierenden Muskulatur begonnen werden. Bei der Medizinischen Trainingstherapie, auch als funktionelles Bewegungstraining bezeichnet, handelt es sich um ein nach anatomisch-physiologischen und biomechanischen Grundlagen aufgebautes und durchdachtes Rehabilitationsprogramm. Für jeden Patienten werden geeignete Übungsformen entwickelt, die rationell adäquat mit optimaler Stimulation ein individuelles Training ermöglichen.

Um eine kontinuierliche Verbesserung der Leistungsfähigkeit zu erreichen, müssen beständig weitere Belastungsreize gesetzt werden. In diesem Zusammenhang muss klar sein, dass ein einmaliges Training pro Woche nicht von nennenswertem Erfolg gekrönt sein wird. Zwei bis drei Trainingseinheiten pro Woche können als ausreichend bewertet werden. Vor allem der Nicht-Sportler muss erkennen, dass nur durch regelmäßiges Training eine Verbesserung seiner Leistungsfähigkeit erzielt werden kann.

Die Praxis zeigt, dass bei den meisten Patienten das funktionelle Niveau der Muskulatur recht niedrig ist. Durch die besondere

Effektivität der medizinischen Trainingstherapie können häufig schon nach recht kurzer Zeit das persönliche Kraftniveau verbessert und eine erhebliche funktionelle Stabilisation mit nachlassenden Schmerzen erreicht werden.

Die manuelle Therapie

Bewegungsstörungen im Wirbelsäulenbereich sowohl im Sinne von Blockierungen als auch von segmentalen Überbeweglichkeiten (Hypermobilitäten) können heftige Beschwerden auslösen und über die muskuläre Folgekette ein dauerhaftes Beschwerdebild einleiten.

Die manuelle Therapie ist ein diagnostisches und therapeutisches Verfahren, das auf der genauen Kenntnis der anatomischen, biomechanischen und neurophysiologischen Zusammenhänge beruht. Der Behandler muss die Grenzen der Methode sowie die absoluten und relativen Gegenanzeigen erkennen und respektieren. Bestandteil der manuellen Therapien sind Mobilisationstechniken mit Impuls, diese

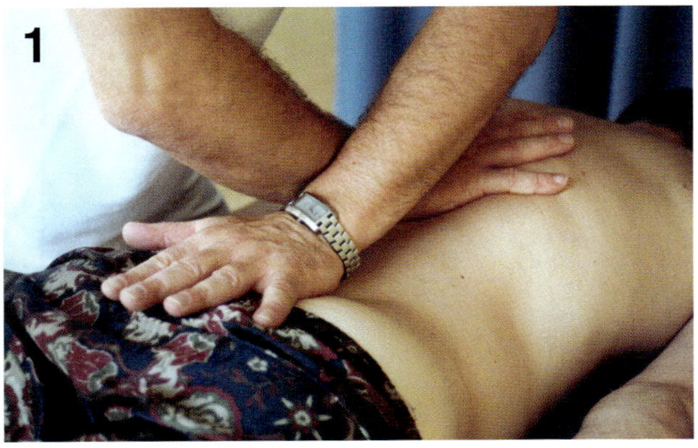

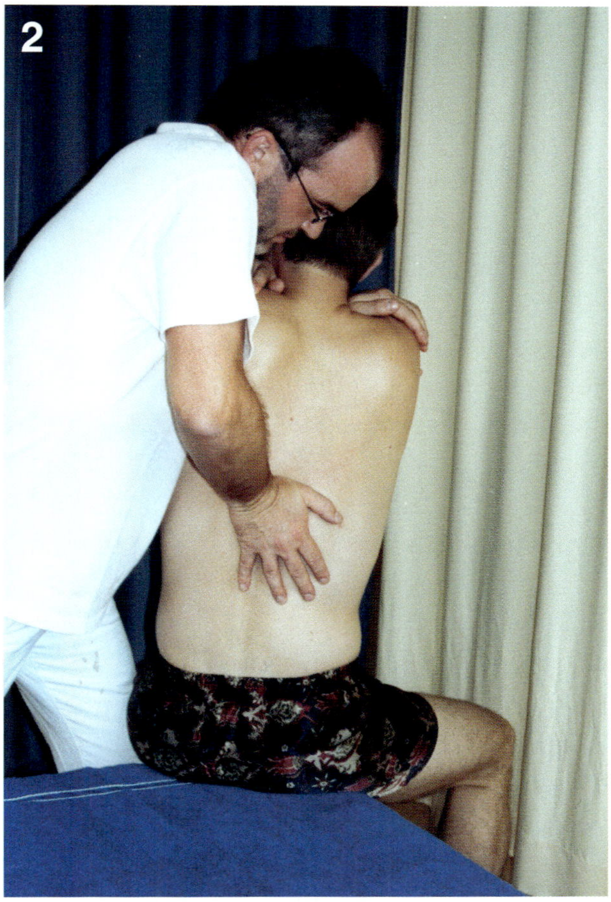

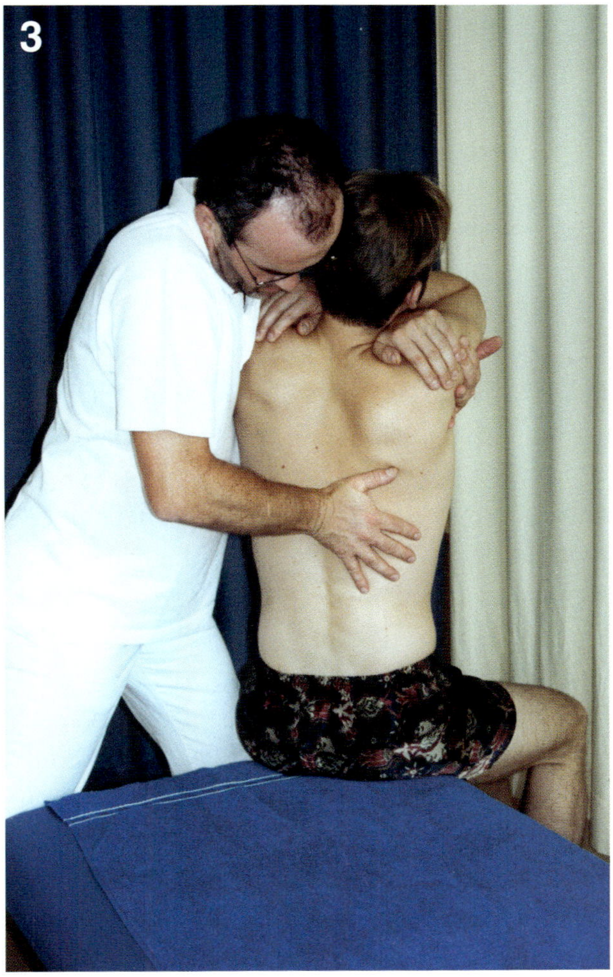

Abb. 5.15–5.17: Manuelle Therapiemaßnahmen: Extension der Brustwirbelsäule (1), Traktion der Lendenwirbelsäule (2), Rotationsmobilisation (3)

Wichtiger Hinweis

Manualtherapeutische Maßnahmen dürfen nur so eingesetzt werden, dass sie keine Schmerzen verursachen.

klassischen Manipulationen sind keine ungefährliche Therapieform und dürfen deshalb nur von entsprechend ausgebildeten Ärzten angewandt werden.

Ziel der manuellen Therapie ist es, den normalen Bewegungsspielraum von Gelenken wiederherzustellen, das heißt, reversible Bewegungsstörungen im Bereich der Wirbelsäule und auch der übrigen Gelenke unseres Körpers werden behandelt. Häufig ist bei diesen Behandlungen ein „Knacken“ zu hören. Darauf basiert der Trugschluss, dass es sich um „mechanische Verrenkungen“ oder „herausgesprungene Wirbel“ handelt.

Die Grundlage jeder Manipulation ist eine exakte Diagnose inklusive Röntgenbild. Manipulationen sollten nicht bei fortgeschrittenen Osteoporosen oder nach einem Unfall angewandt werden.

Die Osteopathie

Die Osteopathie ist der manuellen Therapie historisch und vom Wesen her verwandt. Grundlage der Osteopathie ist das Wissen um die Wechselwirkung zwischen Struktur und Funktion, denn eine intakte Struktur ist lebenswichtig für ein einwandfreies Funktionieren unseres Körpers. Umgekehrt ist ein einwandfreies Funktionieren ebenfalls lebenswichtig für den Erhalt der Struktur. Zwischen sämtlichen Systemen des menschlichen Körpers bestehen Wechselwirkungen. Ziel der Osteopathie ist es,

Grundsätze der Osteopathie

- *Der menschliche Organismus muss als funktionelle Einheit betrachtet werden.*
- *Der Körper besitzt die Fähigkeit zur Selbstregulierung und Selbstheilung.*
- *Die Beweglichkeit aller Körpergewebe ist von entscheidender Bedeutung für ihre Funktion.*

gestörte Bewegungsfunktionen bestimmter Strukturen wiederherzustellen und so wieder intakte Wechselbeziehungen ähnlich einem einwandfrei funktionierenden Uhrwerk herzustellen.

Die Elektrotherapie

Auch wenn ein elektrischer Schlag unangenehm ist, kann Strom dennoch heilsam sein. Verwendet werden Ströme unterschiedlicher Art und Frequenz in erster Linie zur Schmerzlinderung und zur Muskelentspannung. Der Strom wird dabei entweder über auf die Haut aufgebrachte Elektroden oder durch Wasser in einem Vollbad zugeführt. In spezieller Form verbindet das Stangerbad die Wirkung eines Vollbades mit der

Gegenanzeigen

Eine Kontraindikation zur Anwendung der Elektrotherapie besteht bei Patienten mit Herzschrittmachern, ebenfalls nicht eingesetzt werden sollte diese Therapie bei akuten Entzündungsprozessen oder Verletzungen am Schmerzort.

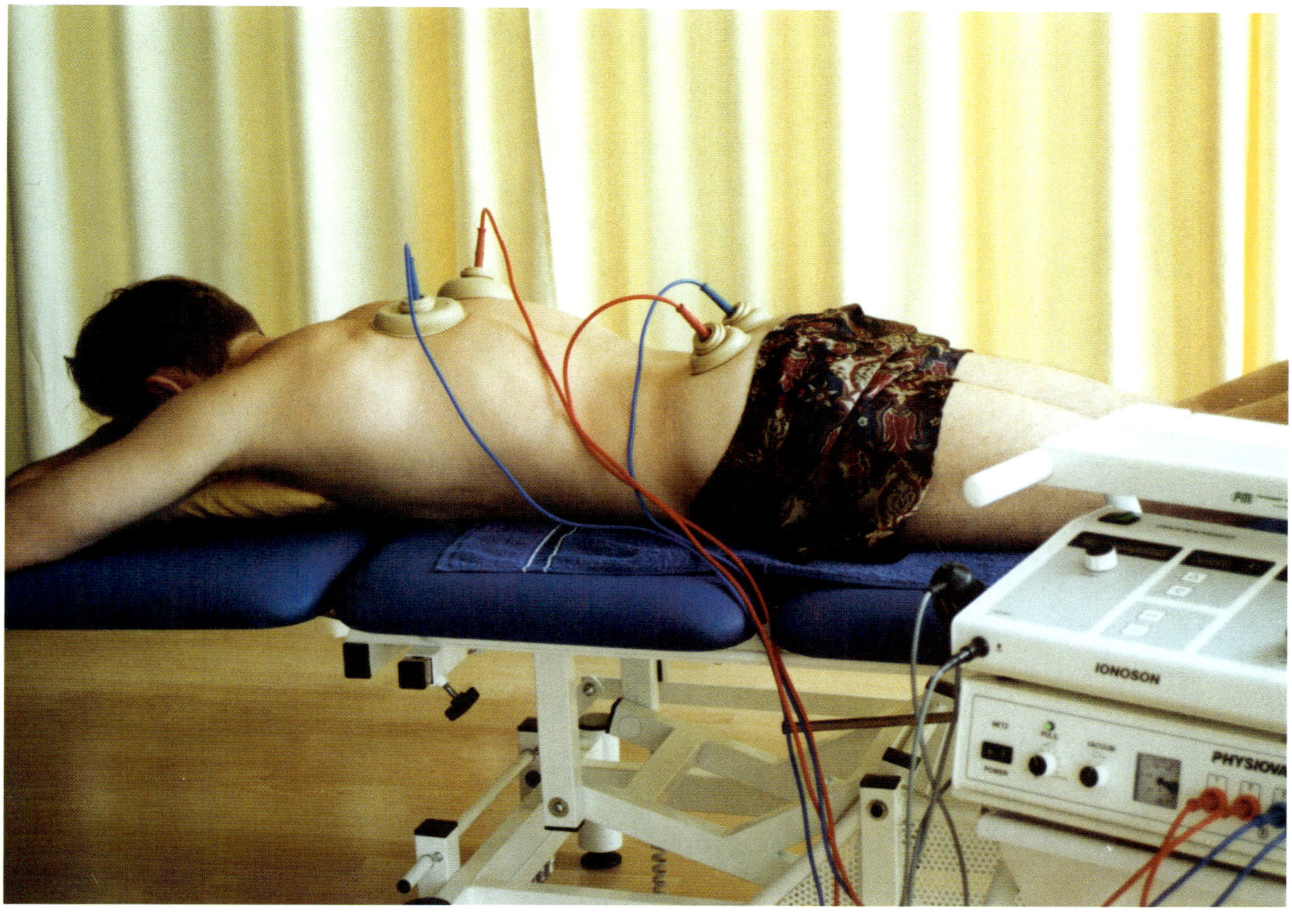

Abb. 5.18: Die Elektrotherapie folgt dem Prinzip der Gegenirritation.

Elektrotherapie. Hochfrequente Ströme wie Kurz- oder Mikrowellen sind über ihren erwärmenden Effekt schmerzstillend.

Vorteil der Elektrotherapie ist, dass sie praktisch frei von Nebenwirkungen und nahezu risikolos ist.

TENS-Behandlung

Eine besondere Form der Stromanwendung ist die TENS-Behandlung (**T**ranscutane **E**lektrische **N**erven**s**timulation). Der Stimulator ist ein kleines batteriegetriebenes Gerät ähnlich einem Kassettenrekorder, das der Patient mit sich herumtragen kann. Auf diese Weise ist die Anwendung der schmerzstillenden Stromform über einen längeren Zeitraum oder mehrfach pro Tag möglich.

Wie funktioniert die Elektrotherapie?

Es handelt sich um das Prinzip der Gegenirritation. Durch die Stromreize wird die Schmerzempfindung überlagert, die Weiterleitung von Schmerzinformation wird gehemmt. So kann beispielsweise auf der Ebene des Hinterhorns die Weiterleitung von Informationen aus den schmerzaufnehmenden Nerven gehemmt oder unterbrochen werden. Neurophysiologisch geschieht dies durch die Erregung spezieller Fasern (schnellleitenden Fasern) der peripheren Nerven. Zusätzlich wird die Bildung von Endorphinen gefördert. Endorphine sind körpereigene Stoffe, die große Ähnlichkeit mit Morphin besitzen und zur Schmerzlinderung beitragen.

Bewährt hat sich die TENS-Behandlung vor allem bei folgenden Erkrankungen und Beschwerden:

- lang andauernden chronischen Rückenschmerzen;
- Muskel- und Skelettschmerzen;
- verletzungsbedingten Schmerzzuständen;
- Neuralgien;
- Durchblutungsstörungen;
- Karzinomschmerzen.

Die Transcutane Elektrische Nervenstimulation (TENS) kann problemlos in Eigenbehandlung durchgeführt werden. Nach entsprechender Einweisung erhält der Patient ein Gerät leihweise, die Stromstärke und Applikationsform können während der Behandlung den individuellen Bedürfnissen angepasst werden.

Die Magnetfeldtherapie

Magnetfeldtherapien sind keine neue Erscheinung in der Medizin. Eine Renaissance haben in den letzten Jahren die so genannten modulierten oder gepulsten Magnetfeldsysteme erlebt. Wissenschaftlich nachgewiesen sind stoffwechselaktivierende Auswirkungen modulierter Magnetfelder auf Knorpelgewebe. Unter dem Einfluss modulierter Magnetfelder wurden signifikant erhöhte Zellteilungsraten menschlicher Knorpelzellen in Knorpelkulturen nachgewiesen. Diese Erkenntnisse stimmen mit den klinisch zu beobachtenden Effekten dieser Magnetfeldtherapien überein.

Derartige modulierte Magnetfeldtherapien stellen einen ursächlichen Therapiebaustein im Gesamtbehandlungskonzept bei schmerzbedingten Gelenk- und Wirbelsäulenerkrankungen dar.

Die Akupunktur

Die Akupunktur ist Bestandteil der traditionellen chinesischen Medizin und existiert seit über 4000 Jahren. Ihre Wirkung ist mittlerweile unbestritten.

Grundlage ist die Vorstellung, dass unser Körper von Energiebahnen, den Meridianen, durchzogen ist, in denen die Lebensenergie fließt. Krankheiten und Schmerzen entstehen demnach, wenn dieser Energiefluss gestört ist. Durch das Einstechen von Nadeln an bestimmten Punkten der Meridiane sollen sich der gestörte Energiefluss harmonisieren und die Krankheiten ausheilen.

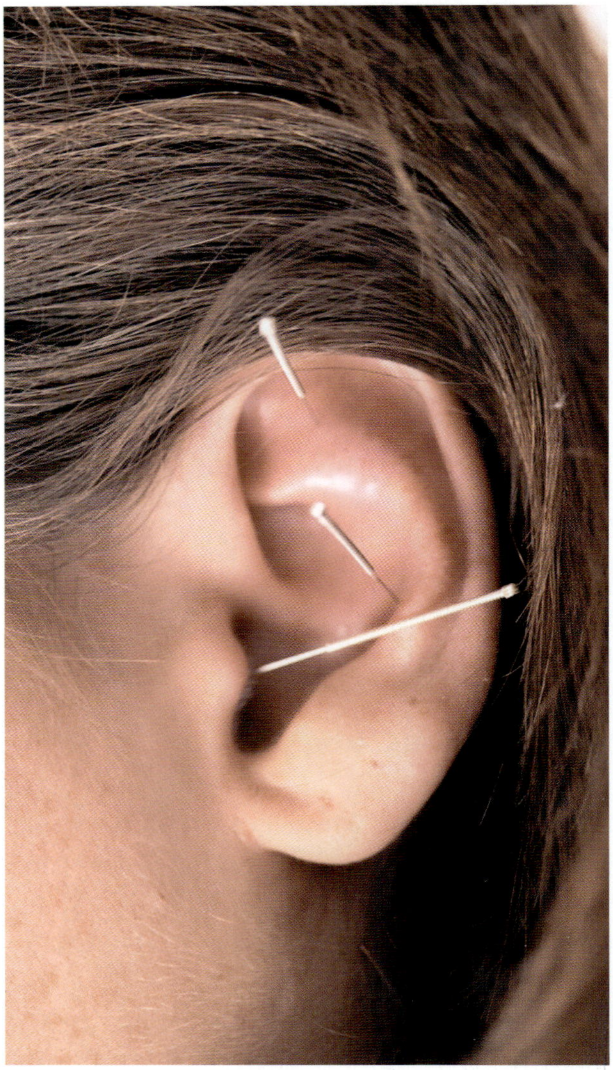

Abb. 5.19: In der Schmerztherapie findet die Akupunktur breite Anwendung.

Mögliche Komplikationen

Eine vorübergehende, kurzfristige Kreislaufschwäche unter der Akupunktur-Behandlung tritt bei bis zu fünf Prozent aller Patienten auf und ist harmlos.
Ein Infektrisiko durch die Nadeln ist bei der Verwendung steriler Einmalnadeln praktisch ausgeschlossen.
Akupunktur-Behandlungen während der Schwangerschaft sollten nur von speziellen, erfahrenen Therapeuten durchgeführt werden. Bei entsprechenden Kenntnissen ist die Schwangerschaft kein Hindernis für eine Akupunktur-Behandlung.

Die Akupunktur hat sich auch in der Schmerztherapie bewährt und wird in den letzten Jahren zunehmend erfolgreich eingesetzt. Bewährte Indikationen sind unter anderem Kopf- und Rückenschmerzen.

Die Fußreflexzonenmassage

Wie der Name sagt, handelt es sich um eine reflektorische Therapie. Zugrunde liegt die Vorstellung, dass alle Körperteile und Organe auf bestimmten Arealen der Fußsohle repräsentiert werden. Das Massieren dieser

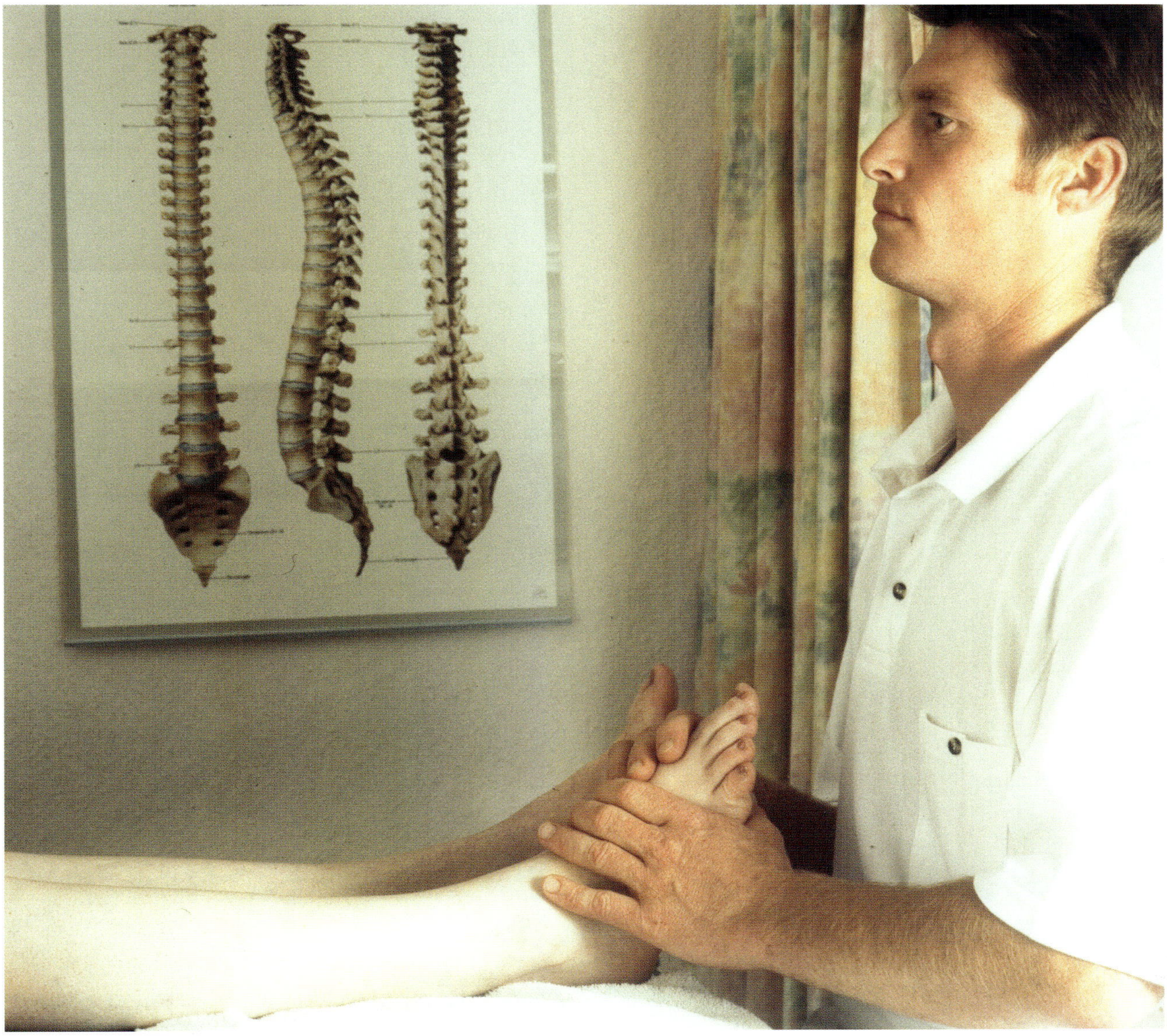

Abb. 5.20: Auch die Fußreflexzonenmassage kann hilfreich sein.

Flächen kann reflektorisch einen positiven Effekt auf die gestörte Organstruktur ausüben.

Auch die Wirbelsäule ist an der Fußsohle entsprechend repräsentiert, und gekonnt durchgeführte Fußreflexzonenmassagen können einen erheblichen schmerzstillenden Effekt haben.

Kälteanwendungen

Kälte ist ein altbekanntes und -bewährtes Hausmittel bei Schmerzen. Denn Kälte wirkt schmerzlindernd, indem sie betäubt. Sie wirkt vor allem sehr schnell, nimmt außerdem Einfluss auf die Muskelspannung und wirkt entzündungshemmend.

Physiotherapeutische Kälteanwendungen werden bei schmerzhaften Reizerscheinungen beziehungsweise akuten entzündlichen Prozessen lokal durchgeführt.

Es gibt zahlreiche verschiedene Möglichkeiten der Kälteanwendung wie Eiseinreibung oder Eispackung, Kältepackung mit Kühlgelbeuteln und maschinelle Kälteanwendungen durch tiefgekühlte Luft oder Stickstoff.

Eine besondere Anwendungsform ist die Kältekammer, die speziell angewandt werden kann bei:

- chronischen Schmerzzuständen;
- Wirbelsäulensyndrom;
- weichteilrheumatischen Erkrankungen;
- postoperativer Rehabilitation nach Gelenk- und Wirbelsäulenoperationen;
- chronischen Kopfschmerzen.

Kälteanwendungen dürfen nicht zum Einsatz kommen bei:

- arteriellen Durchblutungsstörungen;
- Stoffwechselstörungen im Gewebe (trophische Störungen);
- Kälteallergien;
- Empfindungsstörungen an der betroffenen Stelle.

Kälte oder Wärme?

Die Entscheidung, ob zur Schmerzlinderung Kälte oder Wärme angewandt werden sollte, wird letztlich durch die Reaktion unseres Körpers beantwortet: Wie reagiert er auf Wärme, wie auf Kälte?

Prinzipiell gilt, dass bei akut entzündeten Situationen, beispielsweise einer schmerzhaft entzündeten Nervenwurzel im akuten Stadium, Tiefenwärme die Situation eher verschlechtert. Es empfiehlt sich, einen Kältebeutel etwa alle zwei Stunden auf die schmerzende Stelle der Lendenwirbelsäule zu legen und auf die Reaktion des Körpers zu achten, das heißt konkret, ob die Kälte als wohltuend oder unangenehm empfunden wird.

Vorsicht: Kälteanwendungen auf der nackten Haut können zu unangenehmen Erfrierungen führen. Es empfiehlt sich grundsätzlich, ein dünnes Tuch zwischenzulegen, um die Haut zu schonen.

Lassen Sie sich beim Ischiasschmerz im Bein nicht irritieren, der Beinschmerz ist ein Fernschmerz, und auch in diesem Zustand gehört der Kältebeutel auf den Ort der Entstehung, nämlich die Lendenwirbelsäule.

Klingt das akute Entzündungsstadium ab, bemerkt man, dass die Kälte unangenehm wird. Jetzt kommt das Stadium, in dem Wärme vorsichtig und einschleichend angewendet werden soll.

Wärmeanwendungen

Wärmeanwendungen sind in der Schmerztherapie bewährt. Örtlich kann das durch Rotlichtbestrahlungen, Fango und Paraffinpackungen oder Wärmepackungen mit Heublumen, Leinsamen, Kirschkernen oder Kartoffelsäcken erfolgen. Wärmeanwendungen für den ganzen Körper erreicht man durch Sauna oder Vollbäder.

Durch den Wärmereiz werden Durchblutung und Stoffwechsel gefördert und schmerzverursachende Substanzen verstärkt abtransportiert. Die Schmerzschwelle ändert sich, dadurch können insbesondere Verspannungsschmerzen gelindert werden.

Vorsicht: Bei lymphatischen Stauungen, akuten Entzündungsprozessen und bösartigen Erkrankungen sollten Wärmebehandlungen nicht durchgeführt werden.

Die Hypnose

Die Wirksamkeit hypnotischer Verfahren ist in der Schmerztherapie für verschiedene Erkrankungen nachgewiesen worden. Die Hypnose zur Kontrolle von Schmerzen ist schon recht alt. Dabei wird nicht nur das Symptom Schmerz behandelt, sondern man zielt auf die Faktoren, die den Schmerz aufrechterhalten. Verschiedene Strategien werden verfolgt:

- Die kognitive Strategie versucht, Erinnerungen, Bilder und Einstellungen, die schmerzunverträglich sind, an die Oberfläche zu holen und bewusst zu machen. So wird über den Bewusstwerdungsprozess eine Veränderung der Schmerzempfindung angestrebt.
- Die sensorische Strategie versucht, das Schmerzerleben des Betroffenen zu ver-

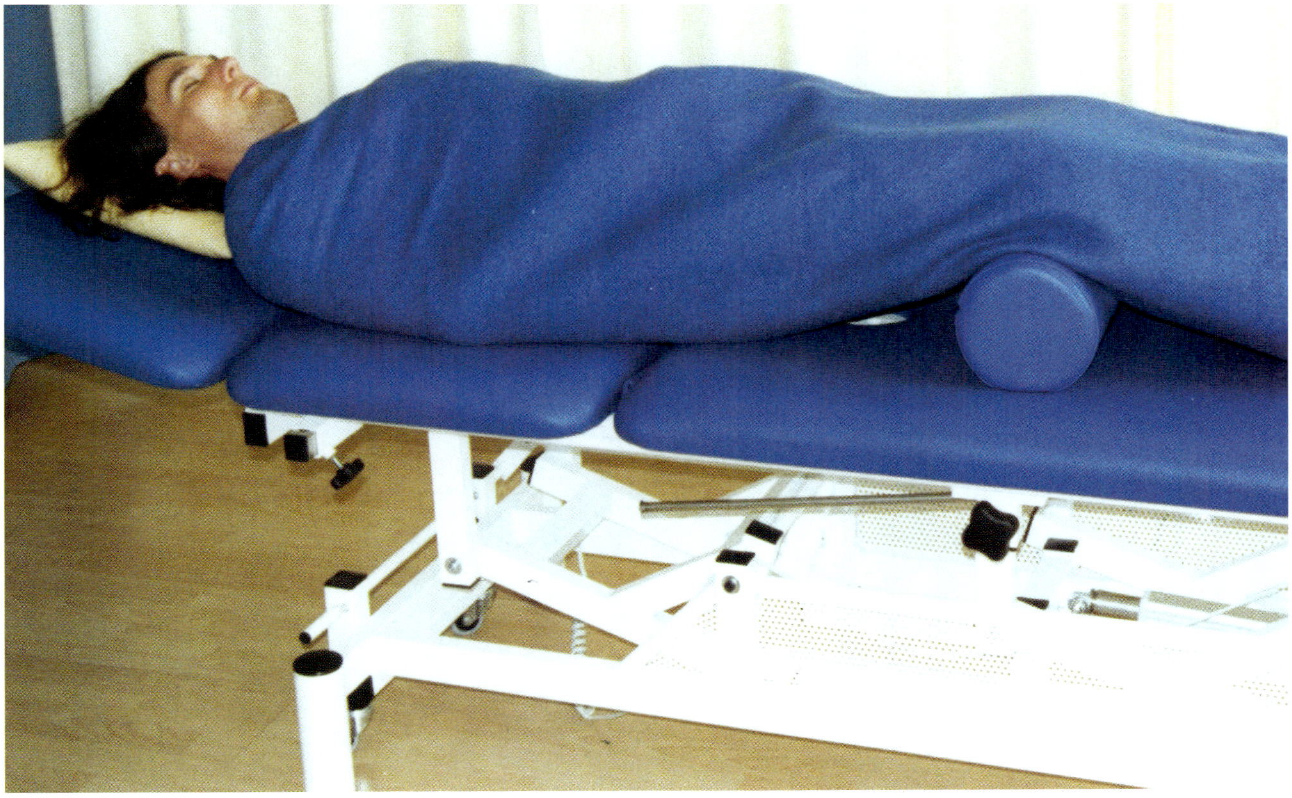

Abb. 5.21: In den meisten Fällen werden alle Formen von Wärme, wie beispielsweise eine Fangopackung, als angenehm empfunden.

ändern. Taubheitsgefühle oder ein Wandern des Schmerzes werden suggeriert. Dabei wird ein Gefühl der Taubheit zunächst für ein schmerzfreies Körperteil, beispielsweise die Hand, angenommen und dann auf schmerzende Körperteile ausgedehnt.

Medikamentöse Therapien

Eigenmedikation

Der Griff zu Tabletten ist eine häufig praktizierte Vorgehensweise bei Rückenschmerzen. Dagegen ist prinzipiell nichts einzuwenden, sofern die Selbstmedikation verantwortungsbewusst durchgeführt wird:

- Verwenden Sie zur Selbstmedikation nur leichte Schmerzmittel, die verschreibungsfrei in der Apotheke erhältlich sind. Bewährt haben sich Wirkstoffe wie Paracetamol, Acetylsalicylsäure oder Ibuprofen.

- Überschreiten Sie die auf dem Beipackzettel angegebene Tageshöchstdosis nicht.

- Selbstverordnete Schmerzmittel sollten nicht länger als eine Woche ohne Rücksprache mit Ihrem Arzt eingenommen werden.

Häufige Nebenwirkungen der genannten Schmerzmittel sind Magenbeschwerden; die Medikamente müssen dann abgesetzt werden. Seltener, aber schwerwiegender sind Blutungen im Magen-Darm-Trakt, die sich beispielsweise durch dunklen bis schwarzen

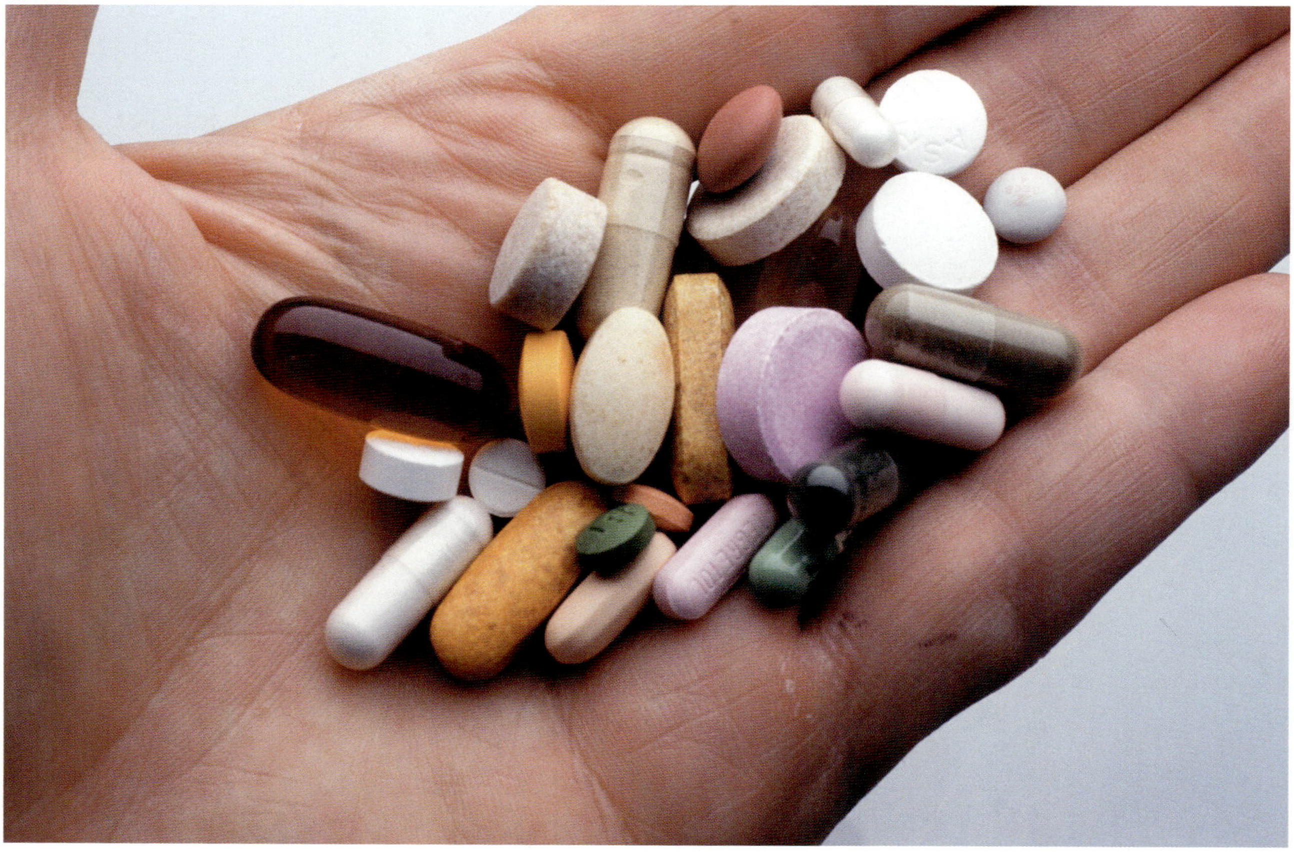

Abb. 5.22: Zeigen Sie Verantwortungsbewusstsein, wenn Sie sich selbst Medikamente verordnen.

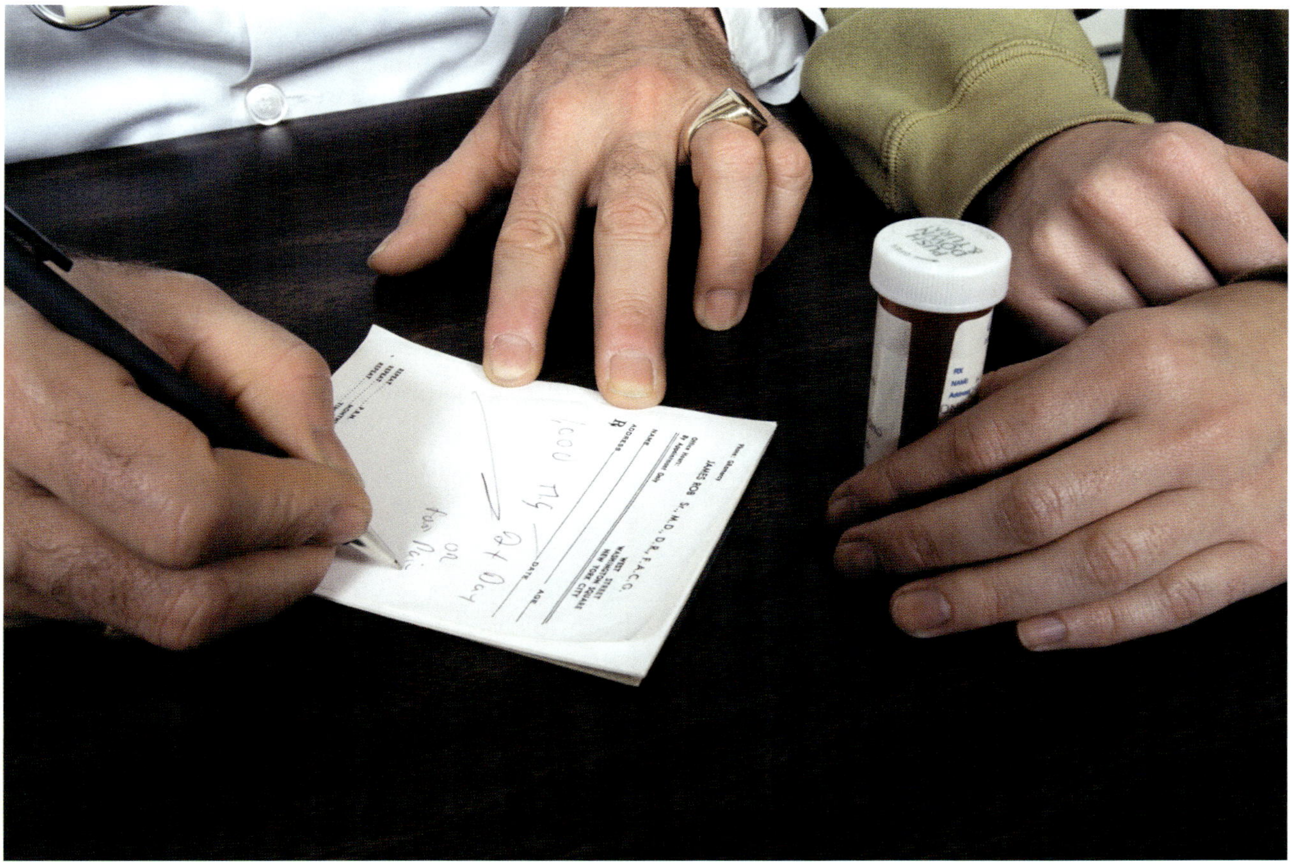

Abb. 5.23: Ihr Arzt wird Ihnen genau auf Ihr Problem zugeschnittene Wirkstoffe verschreiben.

Stuhl äußern, Wassereinlagerungen mit den Zeichen der geschwollenen Knöchel und Gewichtszunahme bis hin zu Unverträglichkeitsreaktionen in Form von rotfleckigen Hautveränderungen und/oder Juckreiz.

Schmerzmittel können die Reaktionsfähigkeit beeinträchtigen, deshalb gilt: Vorsicht beim Führen von Kraftfahrzeugen! Unter Alkoholeinfluss kann diese Begleiterscheinung verstärkt sein.

Vom Arzt verordnet

Der Eigenmedikation vorzuziehen ist ein medikamentöses Behandlungsschema, das vom behandelnden Arzt verordnet wird und in der Regel in Ergänzung zu anderen therapeutischen Maßnahmen besteht.

Nicht-steroidale Antirheumatika (NSAR)

Die Bezeichnung dieser Substanzgruppe beruht auf der Tatsache, dass es sich zwar um wirksame entzündungshemmende Präparate handelt, die jedoch nicht aus dem Kreis der Corticosteroide stammen.

Häufig verwendete Medikamentengruppen

- *Nicht-steroidale Antirheumatika (NSAR)*
- *Muskelrelaxanzien*
- *Corticosteroide*
- *Opioide*
- *Antidepressiva*

Als Mittel der ersten Wahl sind sie bewährt, da sie entzündungs- und schmerzhemmend wirken.

Häufigste Begleiterscheinungen sind Beschwerden im Magen-Darm-Trakt, die in seltenen Fällen auch zu Magen-Darm-Blutungen führen können. Seltener kommt es zu allergischen Reaktionen, die Symptome reichen vom Juckreiz über rotfleckige Hautveränderungen bis hin zu Asthmaanfällen. Da diese Medikamente über die Leber beziehungsweise die Nieren ausgeschieden werden, sollten Patienten mit Leber- und Nierenerkrankungen diese Präparate nicht einnehmen, auch wer in der Vorgeschichte bereits ein Magengeschwür hatte, sollte auf diese Substanzgruppe verzichten.

Muskelrelaxanzien

Da Rückenschmerzen häufig auch mit schmerzhaften muskulären Verspannungen einhergehen, können diese Wirkstoffe schmerzlindernd sein. Bewährt ist auch die Kombination mit nicht-steroidalen Antirheumatika, da es zu einer deutlichen Wirkungsverstärkung kommt.

Nach einer Einnahmedauer von wenigen Wochen ist mit einem Gewöhnungseffekt zu rechnen, das heißt, die bisher wirksame Medikamentendosis hat nicht mehr den erwünschten Effekt. Zu diesem Zeitpunkt stellt sich die Frage einer eventuellen Dosiserhöhung beziehungsweise eines Wechsels in der therapeutischen Konzeption.

Corticosteroide

Diese Medikamentengruppe ist von den Glucocorticoiden abgeleitet, einem Hormon, das in der menschlichen Nebennierenrinde produziert wird. In Tablettenform oder als Infusion werden diese Präparate eher selten eingesetzt, vorzuziehen ist ihre Anwendung in Kombination mit Lokalanästhetika bei der gezielten Spritzentherapie. Die hierbei verwendeten Mengen sind gering, darüber hinaus erfolgt keine ständige Zufuhr dieser Präparate, so dass die typischen Nebenwirkungen in der Regel nicht zu befürchten sind.

Die gefürchteten Nebenwirkungen der Cortison-Therapie wie Gewichtszunahme, Störungen des Blutzucker-Stoffwechsels, Bluthochdruck, Osteoporose oder eine Beeinflussung des Immunsystems sind Nebenwirkungen, die bei höherdosierten Langzeitbehandlungen auftreten.

Opioide

Kommt es unter Anwendung der vorgenannten Präparate nicht zu befriedigenden Ergebnissen, können Medikamente aus der Gruppe der Opioide angewandt werden. Diese Medikamente haben einen prinzipiell anderen Wirkmechanismus, sie beeinflussen das Schmerzzentrum im Gehirn.

Da die Anwendung dieser Präparate zu einer Medikamentenabhängigkeit führen kann, sollten sie nur bei schwersten, nicht anders beherrschbaren Schmerzzuständen für kurze Zeiträume eingenommen werden.

Antidepressiva

Chronische Rückenschmerzen gehen häufig mit zusätzlichen depressiven Störungen einher. In Abhängigkeit von der Ausgestaltung der depressiven Störung haben sich Medikamente aus der Gruppe der Antidepressiva als sinnvoll erwiesen.

Vorsicht bei Schmerzmitteln

Die meisten Schmerzmittel können die Magenschleimhaut angreifen, so dass es im Extremfall zu gefährlichen Magenblutungen kommen kann. Wer Schmerzmittel einnimmt, sollte dies auf jeden Fall mit seinem Arzt besprechen.

Infiltrationstherapien

Lokalanästhetika in Form von Spritzen unterbrechen die Schmerzaufnahme in Nerven und Nervenwurzeln vorübergehend. Durch die gezielte Unterbrechung der Reizleitung lässt einerseits der Schmerz nach, zusätzlich kommt es zur Unterbrechung von Reflexbögen mit der Folge der verbesserten Durchblutung und der nachlassenden Muskelspannung. Die Infiltrationstherapie stellt in der Hand des geübten Arztes eine hocheffiziente, sehr sichere Behandlungsmethode dar, bei der die üblichen Nebenwirkungen medikamentöser Therapien vermieden werden. Selbst in chronischen Fällen ist über moderne Kathetertechniken beziehungsweise implantierbare Port- oder Pumpensysteme eine kontinuierliche Zufuhr von Lokalanästhetika möglich.

Die frühzeitige Unterbrechung der Schmerzleitung ist nach heutigem Kenntnisstand eine effiziente Maßnahme, die Ausbildung von Schmerzgedächtniszellen zu verhindern.

Operative Therapien

Wird ein operativer Eingriff an der Wirbelsäule erwogen, dürfen keine diagnostischen Zweifel bestehen. Das heißt, das Schmerzbild, der Untersuchungsbefund und die Ergebnisse der neurologischen und bildgebenden Untersuchungen müssen eindeutig zueinander passen.

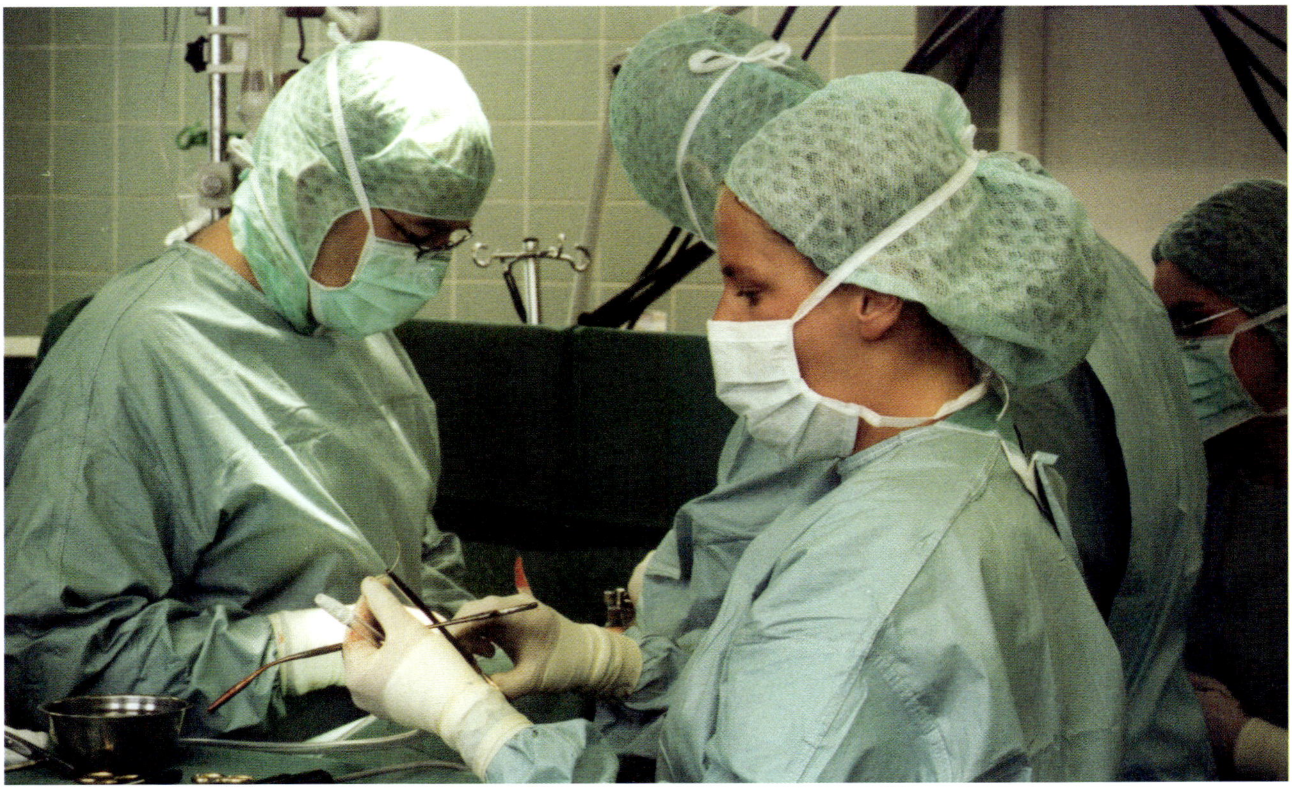

Abb. 5.24: Von einer vorschnellen Operation ist eindeutig abzuraten.

Wann Bandscheibenoperation?

Eine Bandscheibenoperation sollte diskutiert werden,

- *wenn sich das Schmerzbild trotz intensiver konservativer Therapiemaßnahmen nicht bessern lässt,*
- *wenn deutliche oder fortschreitende Lähmungen vorliegen.*

Eine dringliche Operationsindikation liegt vor, wenn ein Caudasyndrom vorliegt (Blasen- und Mastdarmstörungen).

Grundsätzlich ist bei Rückenbeschwerden zunächst ein nicht-operatives, so genanntes konservatives Vorgehen angezeigt. Operative Verfahren werden diskutiert, wenn konsequent durchgeführte konservative Therapiekonzepte ohne Erfolg bleiben oder fortschreitende Lähmungserscheinungen auftreten. Ein rascher operativer Eingriff ist erforderlich, wenn Blasen- und Mastdarmstörungen vorliegen.

Warum sind Bandscheibenoperationen problematisch?

Prinzipiell muss man sich vor Augen halten, dass man mit der Bandscheibenoperation das zugrunde liegende Problem nicht endgültig löst. Die Bandscheibenoperation nimmt dem Eisberg die Spitze, aber auch dies kann in gewissen Situationen sinnvoll beziehungsweise erforderlich sein. Der Bandscheibenvorfall, also der herausquellende Gallertkern des Bandscheibenzentrums, stellt ein Endstadium einer Bandscheibenerkrankung dar. Das heißt, das zu-

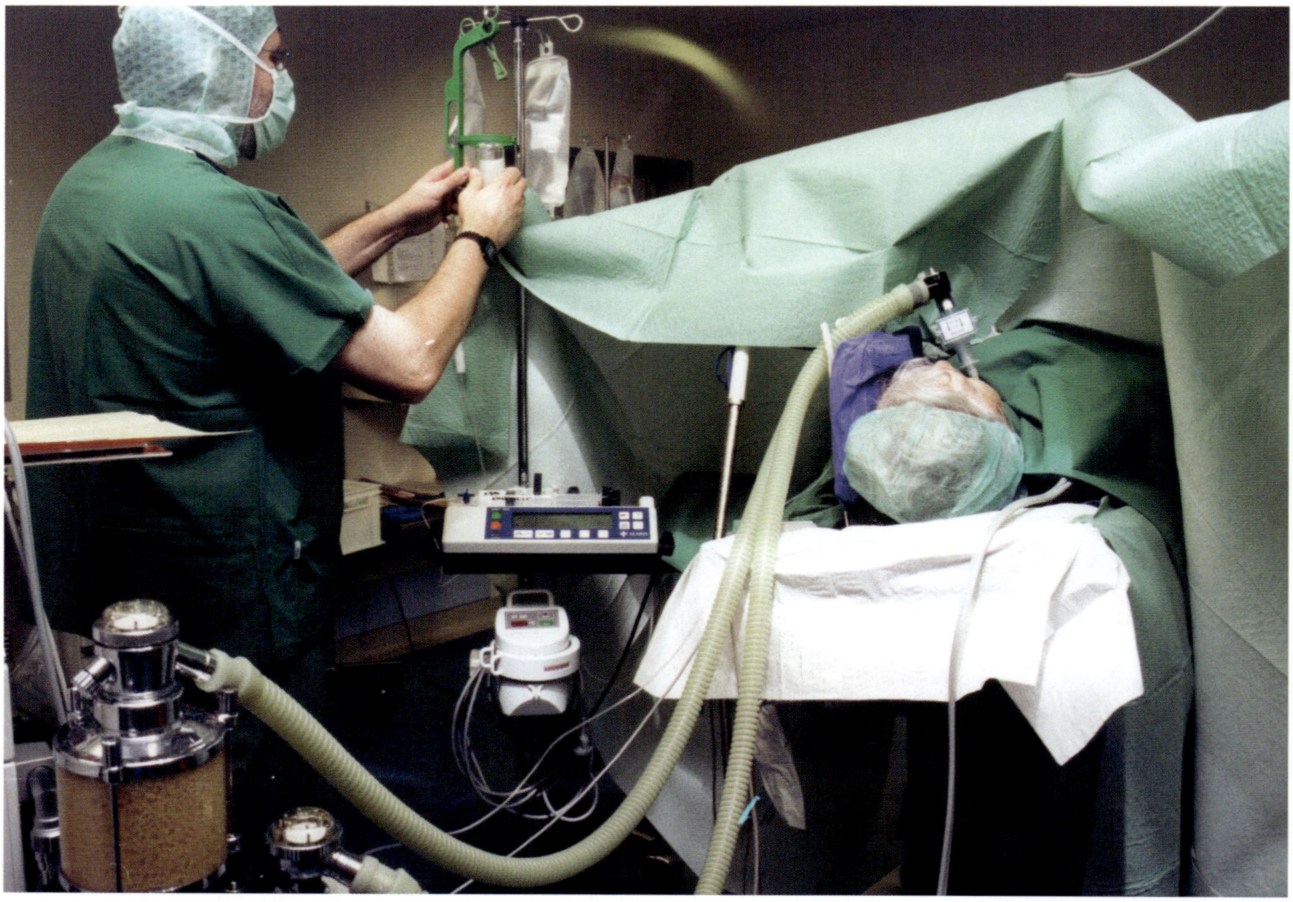

Abb. 5.25: Nicht jede Bandscheibenoperation führt zum gewünschten Erfolg.

Ursachen für postoperative Beschwerden

- *Instabilitäts-Verwachsungs-Syndrom*
- *unzureichende Entfernung des Bandscheibenvorfalls*
- *erneuter Vorfall im gleichen oder einem anderen Segment*
- *bakterielle Bandscheibenentzündung*

grunde liegende Problem ist die Erkrankung der Bandscheibe beziehungsweise des Bewegungssegments. Der Bandscheibenvorfall selbst ist häufig nur der Tropfen, der das Fass zum Überlaufen bringt und dann die akute Symptomatik auslöst. Bereits dies macht deutlich, dass sich ein Behandlungskonzept, wenn möglich, nicht auf den Bandscheibenvorfall, sondern auf das zugrunde liegende Gesamtproblem konzentrieren muss.

Ein weiterer Grund, von operativen Vorgehensweisen zunächst abzusehen, ist die Erfahrung, dass zwischen zehn und zwanzig Prozent aller bandscheibenoperierten Patienten mit dem Behandlungsergebnis nicht zufrieden sind, das heißt, sie haben die gleichen oder zum Teil sogar mehr Beschwerden als vor der Operation. Dies liegt nicht, wie viele Patienten glauben, an einer misslungenen oder falsch durchgeführten Bandscheibenoperation, sondern an der Tatsache, dass das Grundleiden – der Verschleiß der Bandscheibe – mit der Operation nicht zu beseitigen ist.

Beschwerden nach Bandscheibenoperationen werden im Englischen als failed-back-surgery-syndrome bezeichnet.

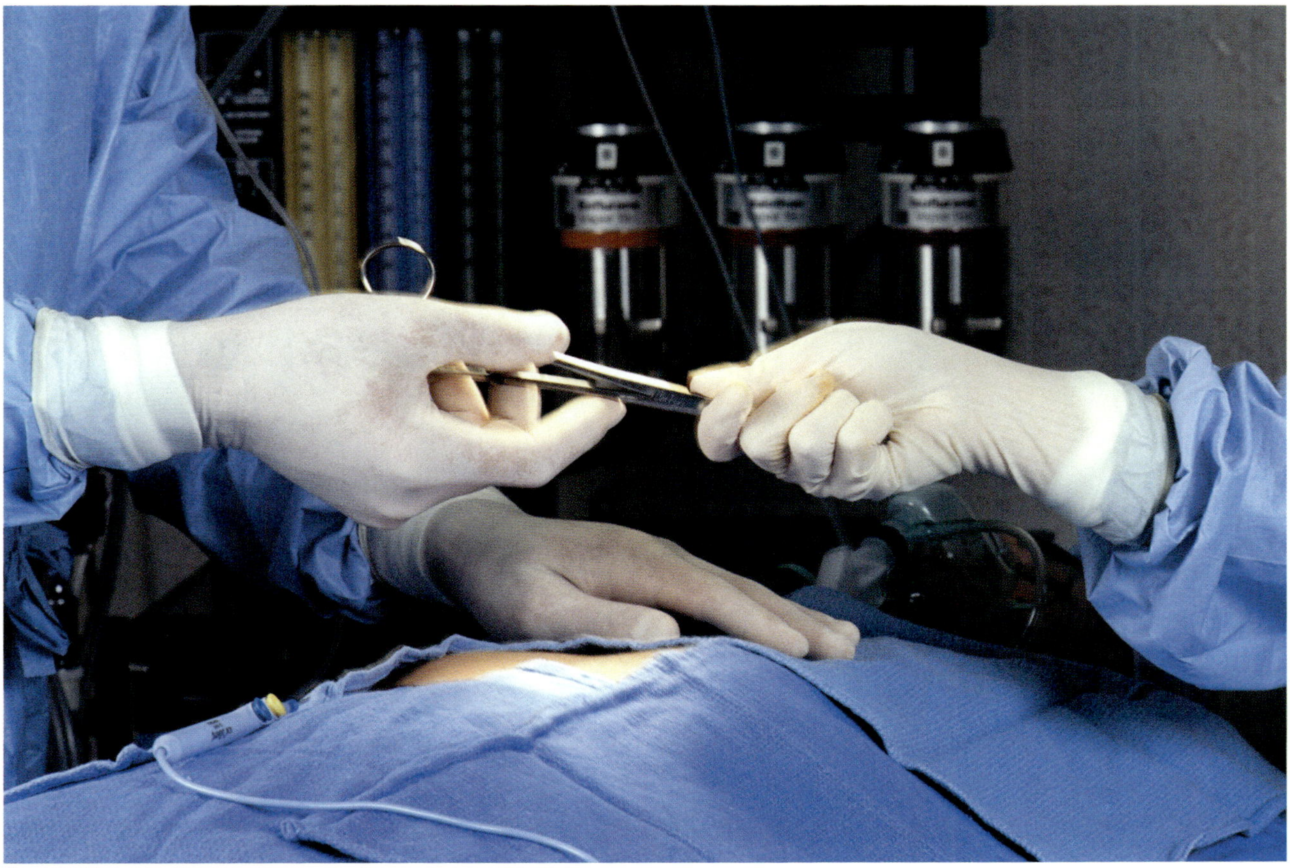

Abb. 5.26: Bei der offenen Bandscheibenoperation erfolgt ein Schnitt, der bis zu zehn Zentimeter lang sein kann.

Postdiscotomie-Syndrom

- *Schmerzen infolge narbiger Verwachsungen zwischen Nervenwurzel und Wirbelkanalwand*
- *Instabilität im Bewegungssegment*

In Deutschland stellen zehn bis zwanzig Prozent aller bandscheibenoperierten Patienten Rentenanträge. Nach Zweit- oder Mehrfacheingriffen ist der Anteil sogar doppelt so hoch.

Offene Bandscheibenoperation

Bei der offenen Bandscheibenoperation wird das betroffene Segment über einen sieben bis zehn Zentimeter langen Schnitt freigelegt. Teile des Wirbelbogens werden entfernt, um mit den Instrumenten in den Wirbelkanal zu gelangen und den vorgefallenen Anteil des Bandscheibenkerns zu entfernen. Der Einsatz von Operationsmikroskopen hat dazu geführt, dass der erforderliche Schnitt nur noch zwei bis drei Zentimeter lang ist und auch die Verletzungen von Muskeln, Bändern und Wirbelbogen wesentlich geringer sind. Beide Verfahren sind prinzipiell so genannte offene Operationstechniken.

Minimal-invasive Bandscheibenoperation

In den letzten Jahren wurde eine Reihe minimal-invasiver Operationstechniken entwickelt. Zu diesen Techniken gehören:

- Chemo-Nucleolyse
- perkutane Discektomie
- perkutane Laser-Discus-Dekompression

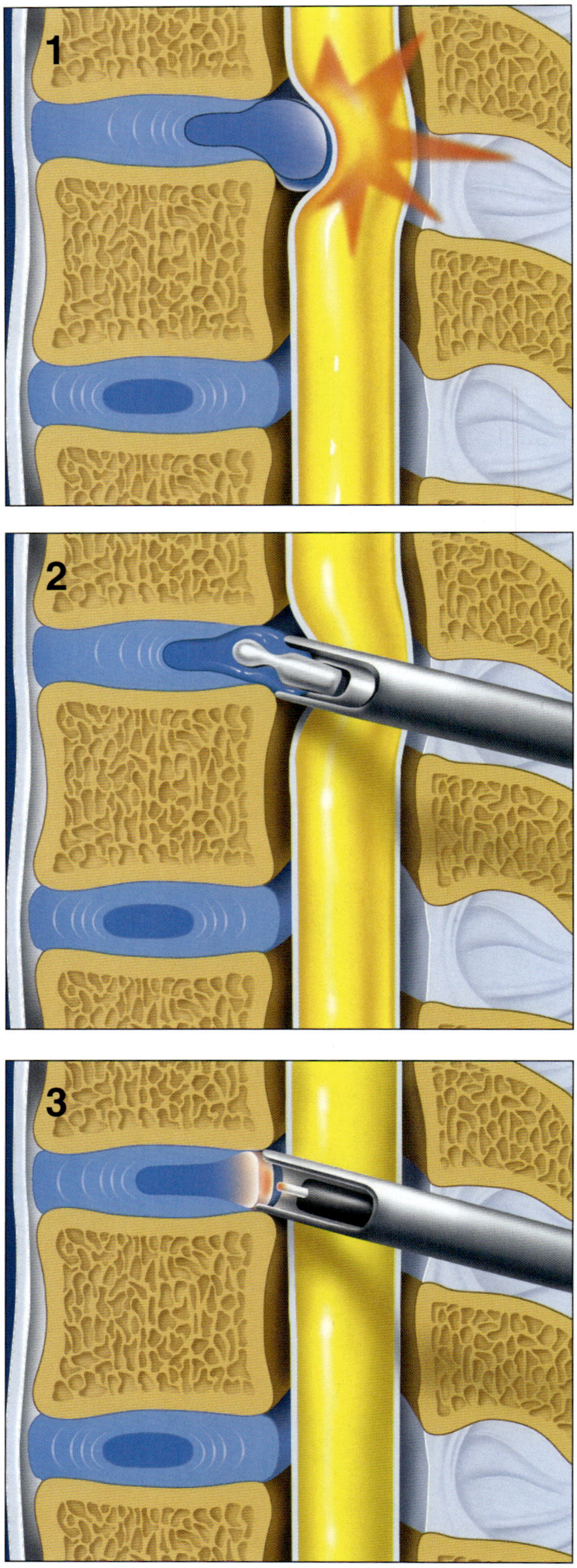

Abb. 5.27–5.29: Der Bandscheibenvorfall (1) wird endoskopisch entfernt. Dazu wird eine Kanüle mit einer mikroskopischen Zunge eingeführt (2). Mit einem Laser wird der Bandscheibenvorfall geschrumpft (3).

Bei endoskopischer Operationstechnik werden die Größe des Hautschnitts sowie der gesamte operative Zugangsweg minimiert. Neben den medizinischen Vorteilen besteht der ästhetische Vorteil der nahezu fehlenden Narbe. Die endoskopische Operationstechnik ermöglicht eine frühe Mobilisation des Patienten und eine raschere Wiederaufnahme seiner Alltagstätigkeiten. Bei unvorhersehbaren Schwierigkeiten kann jederzeit zu einer offenen, nicht-endoskopischen Operationstechnik gewechselt werden. Bei vorbestehenden Darm- und Blasenstörungen sowie bei sehr ausgedehnten Vorfällen wird von diesen Techniken jedoch abgeraten. Die Komplikationsrate ist äußerst gering, da zum Beispiel zur Vermeidung von Infektionen auch die Möglichkeit besteht, ein Antibiotikum zur endoskopischen Spüllösung zuzusetzen.

Wie verläuft eine endoskopische Bandscheibenoperation?

Unter Röntgenkontrolle werden die Höhe des betroffenen Bewegungssegments und der Eintrittspunkt des Endoskops markiert. Dann erfolgt ein Hautschnitt von etwa zehn bis fünfzehn Millimetern Länge, über den dann der endoskopische Arbeitseinsatz eingeführt wird. Dieser enthält Spezialgeräte, zum Beispiel den Nervretraktor. Ab jetzt erfolgt die weitere Operation unter Bildschirmkontrolle mit einer digitalen 3-Chip-Kamera, technisch führend sind die Systeme der Firma Karl Storz aus Süddeutschland (Tuttlingen) (Endovision TRICAM SL).

Im nächsten Schritt werden bedeckende Gewebsstrukturen entfernt und die Bandscheibe beziehungsweise der Bandscheiben-

Abb. 5.30–5.32: Ein Teil des Wirbelbogens wird entfernt, um einen Zugang für die Instrumente zu ermöglichen (1). Das Bild (2) zeigt eine Vergrößerung. Nun kann das vorgefallene Bandscheibengewebe mikrochirurgisch entfernt werden (3).

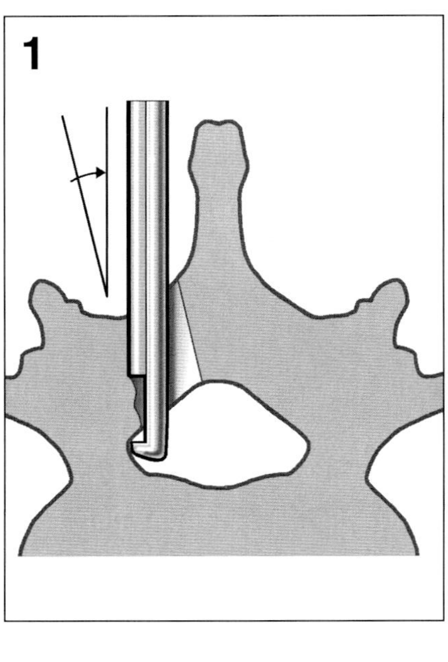

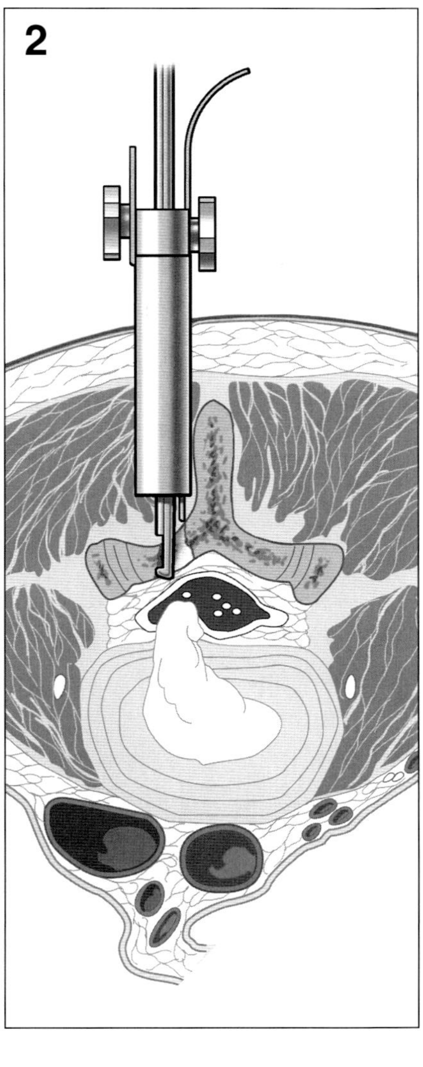

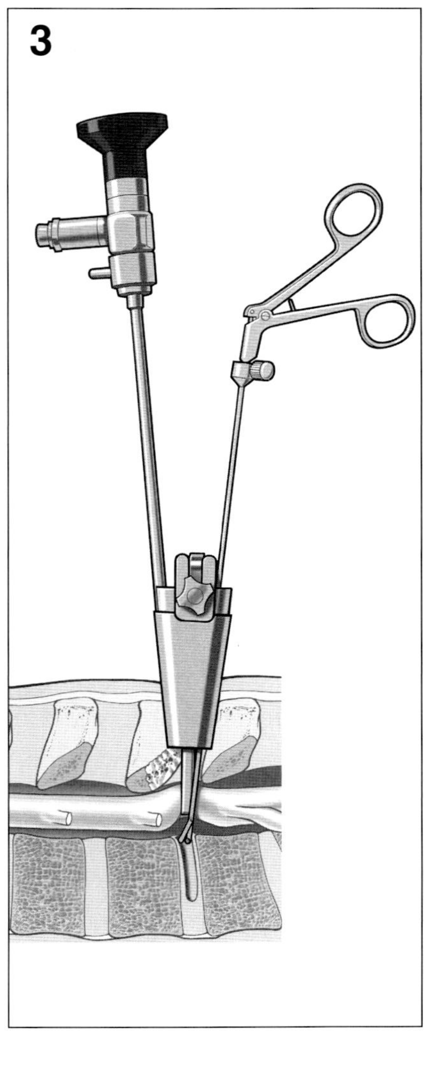

Vorteile endoskopischer Operationstechniken

- *minimaler Hautschnitt*
- *gute und sichere Übersicht über das Operationsgebiet*
- *erhöhte Wundheilungsgeschwindigkeit*
- *verminderte Komplikationsrate*
- *schnellere Rehabilitation des Patienten und frühe Wiederaufnahme des Alltagslebens*
- *geringe Wahrscheinlichkeit, erneut Bandscheibenprobleme zu bekommen (etwa 20 Prozent)*
- *problemlose Wiederholung des Eingriffs bei neuem Bandscheibenvorfall möglich*

vorfall freigelegt und entfernt. Diese Arbeitsschritte geschehen durch das Endoskop. Mit dem Einsatz von speziellen Gerätesystemen kann das Risiko für den Patienten minimiert werden.

Spondylodesen

Unter einer Spondylodese oder Fusion versteht man die operative Versteifung eines Bewegungssegments. Durchgeführt wird dies bei Instabilitäten. An der Halswirbelsäule herrscht eine besondere Situation, hier wird die Fusion bereits im Rahmen der Bandscheibenoperation durchgeführt.

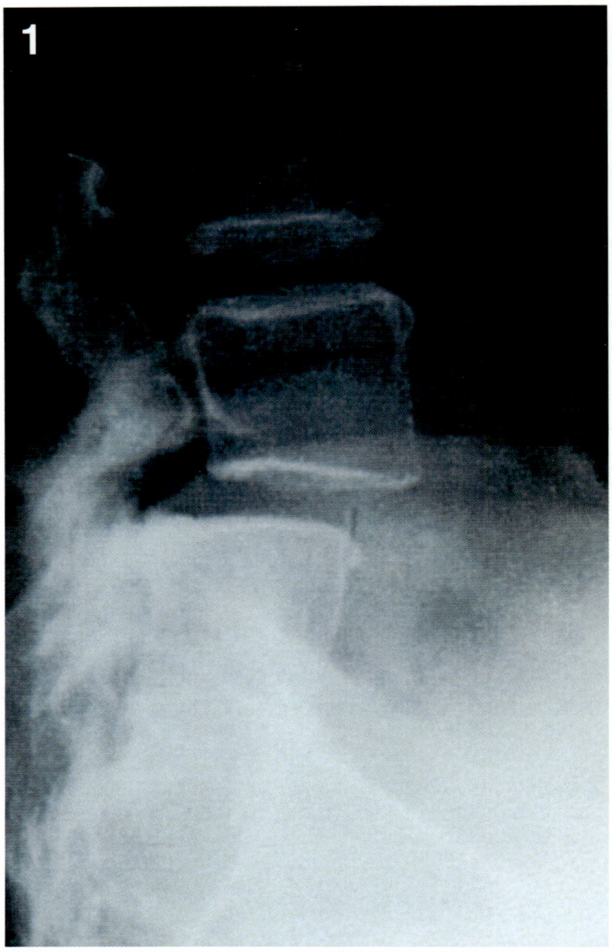

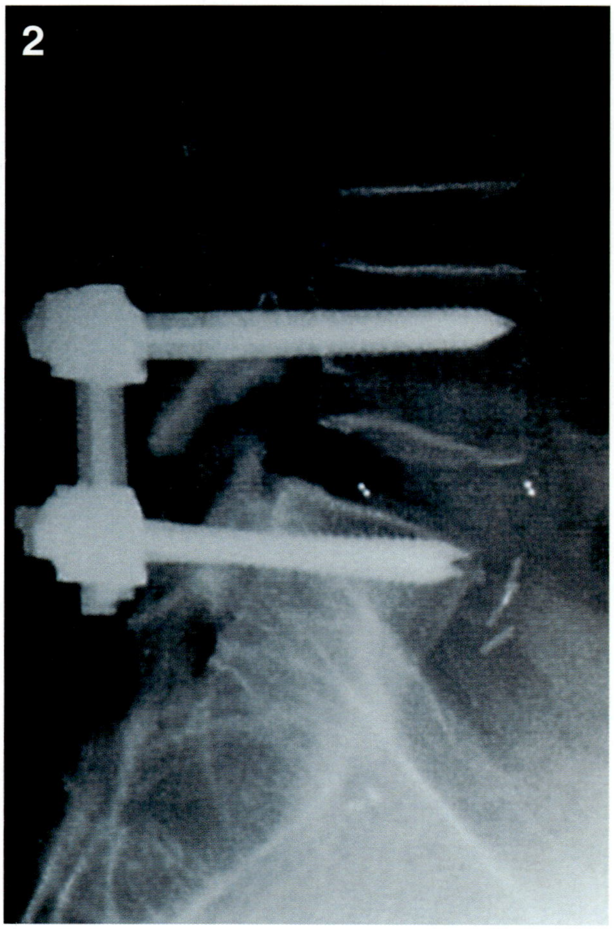

Abb. 5.33 und 5.34: (1) Auf dem Röntgenbild ist das Wirbelgleiten erkennbar (Spondylolisthese). (2) Dieses Bewegungssegment wurde operativ versteift (Spondylodese).

Die besten Behandlungsergebnisse zeigen sich nach kombinierten Fusionseingriffen im Bereich der Wirbelgelenke und der Wirbelkörper.

Therapie der Osteoporose

Die Therapiebausteine

Ausreichende Bewegung und regelmäßiges Körpertraining stellen den biologischen Reiz für einen ausreichend stabilen Knochen dar.

Wichtig ist eine kalziumreiche Ernährung. Anzustreben ist eine tägliche Kalziummenge von 1000 bis 1500 Milligramm, die häufig auch mit einer ausgewogenen Ernährung nicht erreicht wird. In diesen Fällen sollten Kalziumpräparate zusätzlich eingenommen werden.

Um die Kalziumaufnahme aus dem Darm und den Transport in die Blutbahn zu ermöglichen, benötigt der Körper eine ausreichende Menge an Vitamin D. Daneben braucht er UV-Licht, um die Vorstufen dieses Vitamins in die aktive Form umzuwandeln. Ein täglicher Spaziergang im Freien von etwa 30 Minuten Dauer ist diesbezüglich ausreichend.

Hormone

Hormone bremsen einen beschleunigten Knochenumsatz. Ob und in welcher Höhe Östrogene und Gestagene empfehlenswert sind, wird mit dem Arzt im Einzelfall abgeklärt.

Senken Sie das Osteoporose-Risiko

- *Ernähren Sie sich kalziumreich (Milch, Käse, Quark).*
- *Vermeiden Sie das Rauchen. Der jährliche Knochenverlust ist bei Rauchern etwa doppelt so hoch wie bei Nichtrauchern.*
- *Schränken Sie Ihren Alkoholkonsum ein.*
- *Bewegen Sie sich regelmäßig. Bewegung schafft nicht nur Muskelmasse, sondern fördert auch den Knochenaufbau.*

Calcitonin

Calcitonin wird in der menschlichen Nebenschilddrüse produziert. Dieses Hormon lindert den bei der Osteoporose typischen Knochenschmerz und hemmt die Zellsysteme, die für den Knochenabbau verantwortlich sind.

Fluoride

Fluoridhaltige Medikamente stimulieren die knochenaufbauenden Zellen (Osteoblasten).

Bisphosphonate

Bisphosphonate hemmen die Zellen, die für den Knochenabbau verantwortlich sind (Osteoklasten).

In Abhängigkeit vom Stadium und der Art der Osteoporose erfolgt eine Kombination der verschiedenen Bausteine.

Die Selbsthilfe

Unser „normales" tägliches Leben birgt zahlreiche Gefahren für unsere Wirbelsäule. Rückenschmerzen bedeuten: Das Fass ist übergelaufen. Häufig kennen wir den Tropfen, der das Fass letztlich zum Überlaufen gebracht hat, suchen müssen wir jedoch nach den zahlreichen Zuflüssen, die dafür gesorgt haben, dass das Fass randvoll wurde. Der „Verschleiß" oder „das Alter" bedeuten nicht, zum Rückenschmerz verurteilt zu sein, sondern erst im Zusammenhang mit vielen anderen Faktoren kommt es zu Beschwerden. Ziel einer ganzheitlichen Therapie ist es, möglichst viele dieser Faktoren zu erkennen und zu beeinflussen.

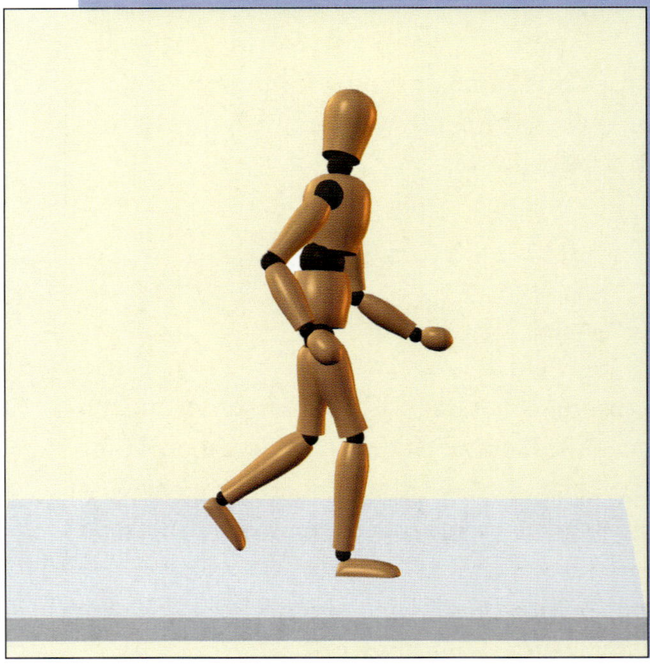

Wir zeigen Ihnen in den folgenden Kapiteln, wie viele dieser entscheidenden Faktoren durch jeden selbst nachhaltig beeinflusst werden können. Der Leser soll für die eigene Wirbelsäule, den eigenen Körper sensibilisiert werden und die vielen Möglichkeiten erkennen, die sich ihm bieten. Ein rückenbewusstes Leben, das in den verschiedenen Alltagssituationen greift, kann Rückenprobleme verhindern, bereits aufgetretene Rückenschmerzen lindern und Rückfälle vermeiden helfen. Helfen Sie sich beispielsweise mit drei Grundfragen zu einem entsprechenden Bewusstsein:

- Wie stehe ich?
- Wie sitze ich?
- Wie bewege ich mich?

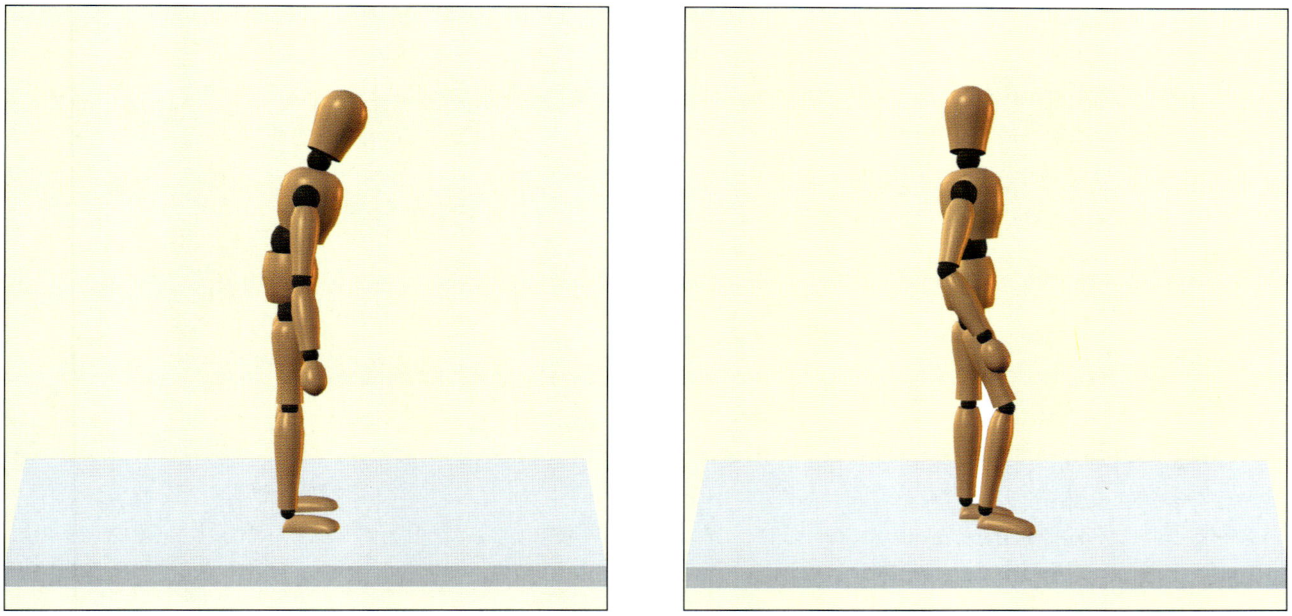

Abb. 6.1 und 6.2: Beim Stehen nicht hängen lassen (links), sondern mit aufgerichteter Wirbelsäule stehen, die Knie sollten nie durchgedrückt sein (rechts).

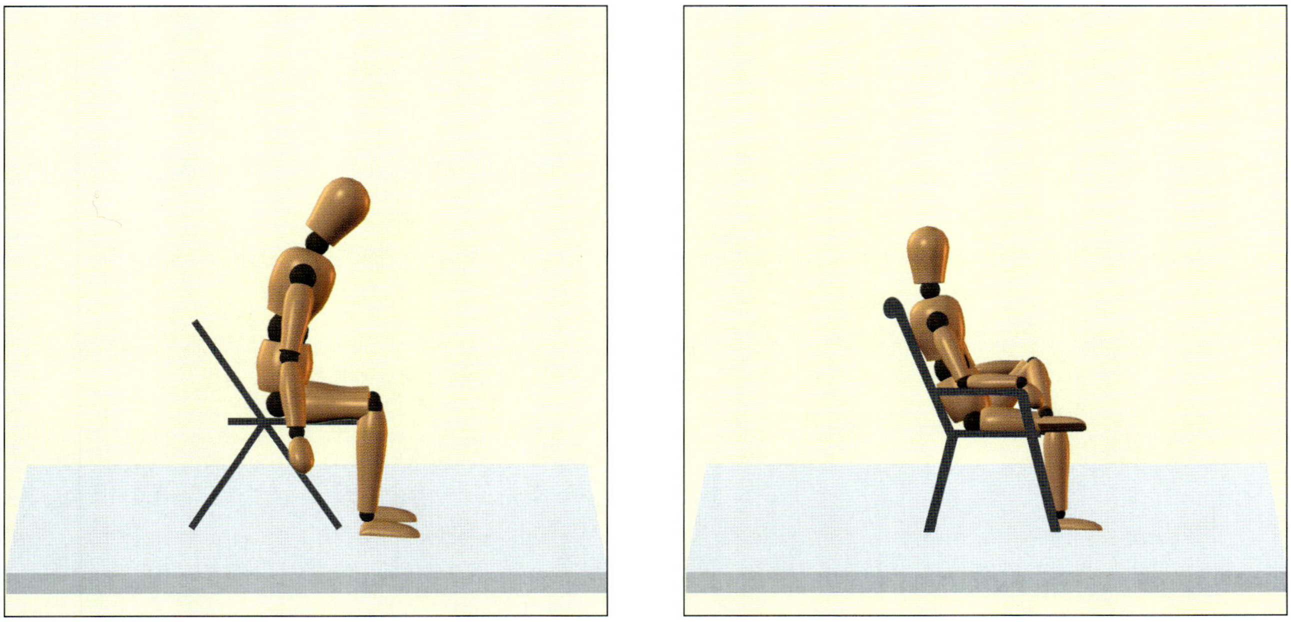

Abb. 6.3 und 6.4: Auch beim Sitzen gilt: nicht krumm (links), sondern mit aufgerichteter Wirbelsäule sitzen (rechts).

Rufen Sie sich diese Fragen immer wieder ins Gedächtnis und ändern Sie Ihre Verhaltensweisen entsprechend.

Ein modernes Verhaltenskonzept für den Umgang mit der Wirbelsäule beziehungsweise mit Rückenschmerzen kennt nur wenige absolute Verbote. Das heißt, Sie müssen im Grunde genommen kaum auf etwas verzichten, was Spaß macht. Gelingt es, die Sprache der Wirbelsäule zu verstehen und die schmerzauslösenden Mechanismen zu erkennen, weiß man: Diese Art der Belastung oder das Ausmaß der Belastung war jetzt zuviel. Die Konsequenz ist, viele Dinge müssen nicht unterlassen, sondern anders gemacht werden.

Was der Betroffene kann und darf, hängt von zahlreichen Faktoren ab, vor allem auch von seinem persönlichen Trainingszustand. So wird man beispielsweise einem in Rücken und Rumpf schlecht trainierten Schreibtischhocker mit Bandscheibenschaden und häufig wiederkehrenden Rückenschmerzen eher vom Skilaufen abraten. Der Patient mit den gleichen Erkrankungen, aber in gutem muskulärem Trainingszustand sollte dagegen „schwarze Pisten“ meiden, aber ansonsten das Skilaufen und die damit verbundenen positiven Aspekte im schmerzfreien Bereich genießen.

Es versteht sich von selbst, dass nicht alle Rückenprobleme durch Selbsthilfemaßnahmen behandelt beziehungsweise gelindert werden können. In den meisten Fällen ist ein Arztbesuch unumgänglich, da die Bewertung des Symptoms Rückenschmerz erst nach entsprechender diagnostischer Abklärung erfolgen kann.

Bei folgenden Symptomen sollten Sie den Arzt in jedem Fall aufsuchen:

- Die Schmerzen werden zunehmend stärker.
- Die Wirbelsäule ist in ihrer Beweglichkeit eingeschränkt.
- Schmerzen strahlen in Gesäß oder Bein beziehungsweise Schulter und Arm aus.
- In Fingern, Füßen oder Beinen kommt es zu Empfindungsstörungen oder zu einem Schwächegefühl.
- Urin oder Stuhlgang können nicht kontrolliert werden. Das heißt Schwierigkeiten beim Wasserlassen trotz voller Blase oder der Stuhlgang kann nicht über den Schließmuskel einwandfrei kontrolliert werden (Notfallsituation).

Selbsthilfe bei akuten Schmerzen

Beim akuten Hexenschuss oder einer Ischiasattacke möchte man möglichst rasch wieder schmerzfrei beweglich und belastbar werden. Umso schneller und umso konsequenter man das Symptom Schmerz ernst nimmt und die entsprechenden Konsequenzen zieht, desto rascher wird die Phase des akuten Schmerzes beendet sein. Wenn Sie das Symptom Schmerz dagegen missachten, wird der Rückenschmerz unter Umständen hartnäckiger und therapeutisch schwieriger zu beeinflussen.

Stufenbettlagerung

Die zweifellos bandscheiben- und rückenschonendste Liege- und Schlafposition ist die Stufenbettlagerung. Sie hilft auch bei den meisten akuten Schmerzzuständen ausgesprochen gut. Legen Sie sich auf den Rücken und winkeln die Beine in Hüft- und Kniegelenken um etwa 90° an. Legen Sie die

Was bewirkt das Stufenbett?

- *Es verringert den Druck auf die Bandscheiben.*
- *Es kommt zur Erweiterung der Zwischenwirbellöcher, durch die die Nervenwurzeln austreten.*
- *Es entlastet die Wirbelgelenke.*
- *Es kommt zur Erweiterung des Wirbelkanals.*

Unterschenkel dazu auf einen Koffer, einen Stuhl oder Decken. Horchen Sie in Ihren Rücken hinein; Sie werden erkennen, welche Position die angenehmste ist. In dieser Haltung sind sowohl die Muskeln und Sehnen der Streckmuskulatur des Oberschenkels und die Beugemuskulatur gleichermaßen entspannt. Durch die Kippung des Beckens flacht sich die Hohlschwingung der Lendenwirbelsäule ab und der Druck im Bandscheibenraum und den Wirbelgelenken lässt nach. Der Rücken kann sich entspannen und entkrampfen, das bewirkt eine rasche Schmerzlinderung.

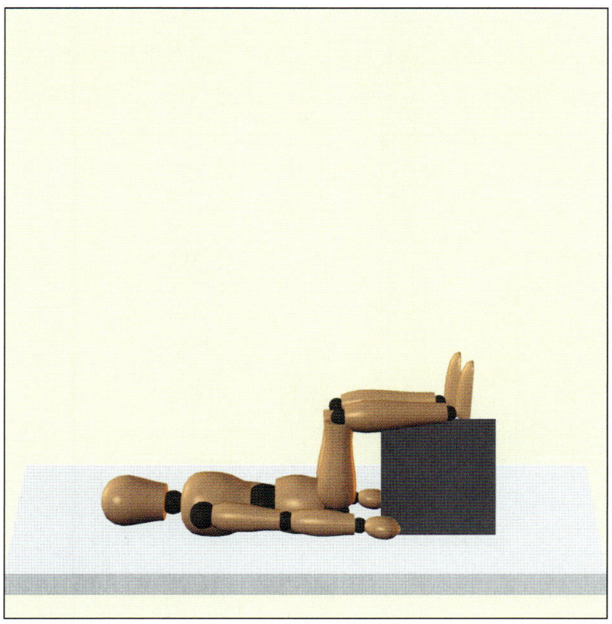

Abb. 6.5: Die Stufenbettlagerung hilft, den Rücken effizient zu entlasten.

Wärme

Wärme in Kombination mit der Stufenbettlagerung oder alleine wirkt sich in nahezu allen Phasen akuter Rückenschmerzen als wohltuend und schmerzlindernd aus. Kommt es unter Wärmeanwendung zu zunehmenden Schmerzen, spricht dies für einen hochentzündlichen Prozess, testen Sie in dieser Situation die Reaktion des Körpers auf örtliche Eisanwendungen aus.

Wärmeanwendungen können mit den verschiedensten einfachen Mitteln durchgeführt werden, zum Beispiel:

- Heizkissen
- Wärmflasche
- Kirschkernsäckchen
- Warmes Bad
- Fangopackungen (im Backofen zu erwärmen, wiederverwendbar)
- Rotlicht

Schmerzmittel

Schmerzmittel können in der akuten Phase hilfreich sein, da sie einerseits den Schmerz lindern und andererseits den typischen Teufelskreis von Schmerz-Verspannung-Schmerz durchbrechen helfen.

Man verwendet in aller Regel leichte bis mittelstarke Schmerzmittel, die in der Apotheke rezeptfrei gekauft werden können. Die Medikamente wirken, indem sie die Freisetzung der schmerzvermittelnden Botenstoffe an Ort und Stelle reduzieren; deshalb bezeichnet man sie als entzündungshemmende (antiphlogistische) Medikamente.

Schmerzmittel und Stillzeit

Alle genannten Schmerzmittel gehen bei der stillenden Mutter in die Muttermilch über. Bei kurzfristiger Einnahme geringer Mengen hat dies meist keine Auswirkung auf den Säugling, so dass ein Abstillen in aller Regel nicht erforderlich ist. Stillende Mütter sollten sich aber in jedem Fall von ihrem Arzt beraten lassen.

Bewährt haben sich Substanzen wie:

- Paracetamol
- Acetylsalicylsäure
- Ibuprofen

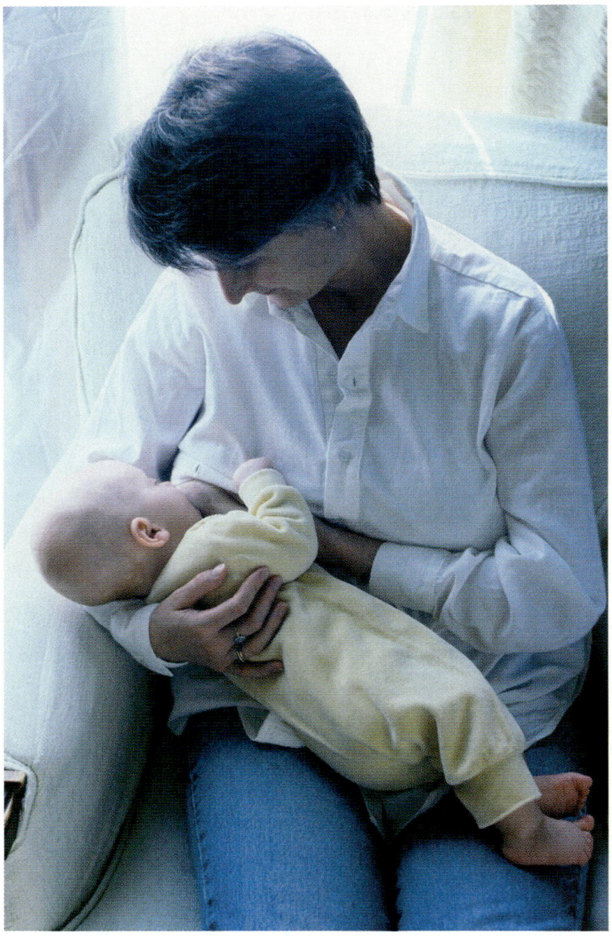

Abb. 6.6: In Schwangerschaft und Stillzeit sollten Medikamente nur nach Rücksprache mit dem Arzt eingenommen werden.

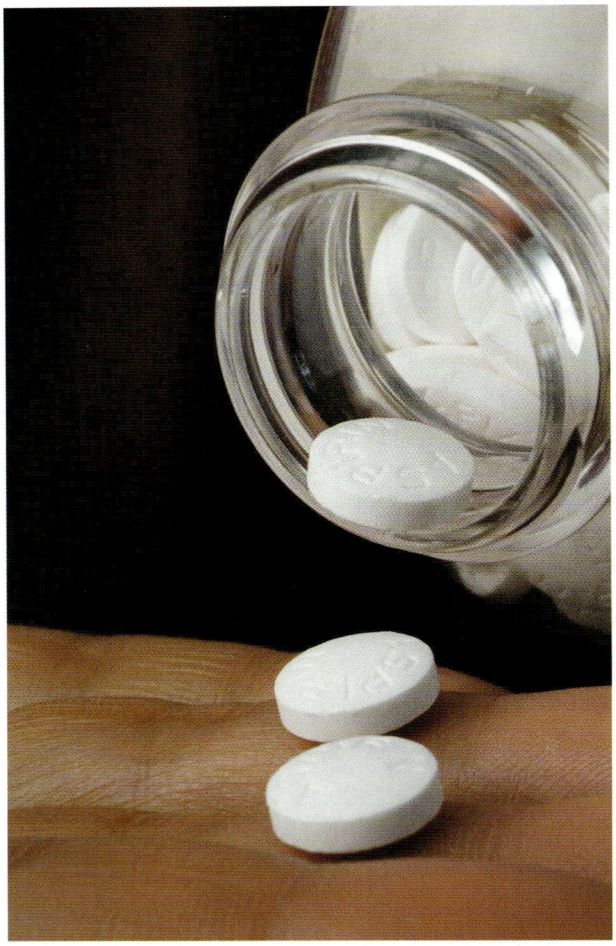

Abb. 6.7: Entscheidend ist nicht die Darreichungsform, sondern der Wirkstoff.

Bei leichten Schmerzzuständen können auch rein pflanzliche Präparate genommen werden, wie beispielsweise Extrakte aus der Wurzel der Teufelskralle und Enzympräparate aus Ananas.

Schmerzmittel und Schwangerschaft

Während der Schwangerschaft sollte die Einnahme von Schmerzmitteln wenn überhaupt nur nach Rücksprache mit dem Arzt erfolgen. Neben absoluten Verboten kann die Einnahme geringer Dosen in bestimmten Phasen der Schwangerschaft erlaubt sein.

... nach der akuten Schmerzphase

Ist der Schmerz verflogen, so ist die Sorge um den Rücken bei den meisten Menschen wieder aus dem Sinn – bis zum nächsten Mal.
Mit Hilfe gezielter, regelmäßig durchgeführter Übungen und einem rückenbewussten Verhalten könnten Sie jedoch viel tun, um die Wirbelsäule zu stabilisieren und erneute Schmerzattacken zu vermeiden.

Die genannten Schmerzmittel sind in fast allen Darreichungsformen erhältlich, also als Tabletten, Saft oder Zäpfchen. Letztlich sollte der Patient selbst entscheiden, welche Einnahmeform für ihn die günstigste ist. Die Wirksamkeit ist fast immer die gleiche. Zäpfchen schonen den Magen nicht in nennenswerter Weise, da es in der Regel nicht die Tablette ist, die den Magenschmerz verursacht, sondern der Wirkstoff im Körper.

Entspannungsmethoden und Stressbewältigung

Verschiedene Entspannungsmethoden helfen, den bereits mehrfach genannten Teufelskreis aus Schmerz und Verspannung und Zunahme der Schmerzen zu durchbrechen.

Neben Yoga ist eine weitere, einfach zu erlernende Methode die progressive Muskelentspannung nach Jacobsen, bei der es um das bewusste Erleben von Anspannung und Entspannung geht. Vom Prinzip her werden einzelne Muskelgruppen erst angespannt und dann wieder gelockert. Mit diesen recht einfachen Mechanismen könnten Schmerzgeplagte zur Entspannung ihrer Muskeln beitragen.

Yoga

Durch die meditativen Anteile entspannen sich Körper und Geist, so dass harmonische Bewegungen und Übungen möglich werden, die ansonsten häufig nur schwerlich auszuführen wären. Gleichzeitig wird der Körper durch die kräftigenden Übungen trainiert. Yoga bildet eine gute Ergänzung zu einem krankengymnastischen Übungsprogramm.

Die genannten und weitere Techniken lassen sich leicht erlernen und werden auch in Volkshochschulen angeboten. Bedenken Sie: Jeder Alltagsärger kann zusätzliche Verspannungen im Rücken auslösen. Wenn Sie Ihre ganz persönlichen Stressauslöser

Autogenes Training

Autogenes Training ist eine Methode der Selbstbeeinflussung, der Autosuggestion. Ein Übender versucht, sich ausschließlich auf seinen eigenen Körper zu konzentrieren. Wichtige Körperfunktionen können so beeinflusst werden.
Auf diese Weise kann durch Selbstbeeinflussung eine Muskelentspannung am ganzen Körper herbeigeführt werden, die meistens als wohltuende Wärme und Schwere erlebt wird. Auch der Herzschlag, die Atmung und andere Organfunktionen können beim Geübten so beeinflusst werden. Selbst die Erforschung tief liegender seelischer Vorgänge ist mit Hilfe des autogenen Trainings möglich.
Autogenes Training lässt sich jederzeit allein und an jedem Ort durchführen. Nach etwas Übung können Sie sich häufig sehr schnell in den gewünschten wohltuenden Entspannungszustand versetzen.

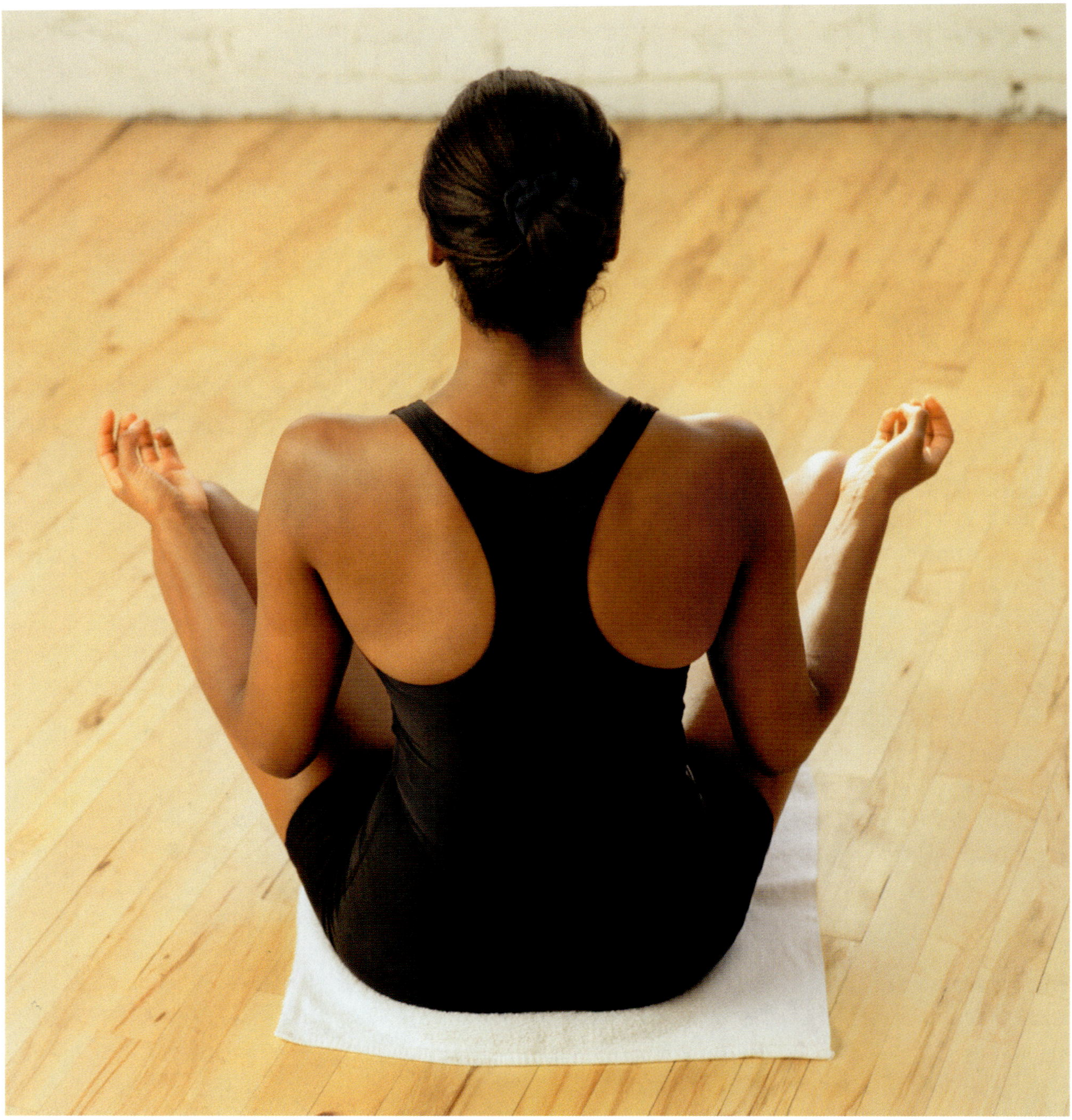

Abb. 6.8: Yoga entspannt nicht nur, sondern kräftigt auch Ihren Körper.

kennen lernen wollen, empfiehlt sich der Kauf eines Buches über Stress. Sehr rasch lernen Sie dort die Bedeutung einzelner Stresssituationen und Verhaltensweisen einzuschätzen. Darüber hinaus bekommen Sie eine Anleitung zur Selbsthilfe.

Wenn Sie es schaffen, ihre Stressfaktoren um 20 Prozent zu verringern, werden Sie sehen, wie Ihr Rückenschmerz nachlässt.

Wenig Bettruhe

Die früher häufig empfohlene strenge Schonung bei akuten Rückenschmerzen – „bei Rückenschmerzen sofort ins Bett legen und möglichst wenig bewegen“ – gilt nur noch sehr eingeschränkt. Allenfalls in der Phase des akuten Schmerzes, in der jede Bewegung schmerzhaft ist und durch die Bewegungen die Schmerzstärke zunimmt, ist

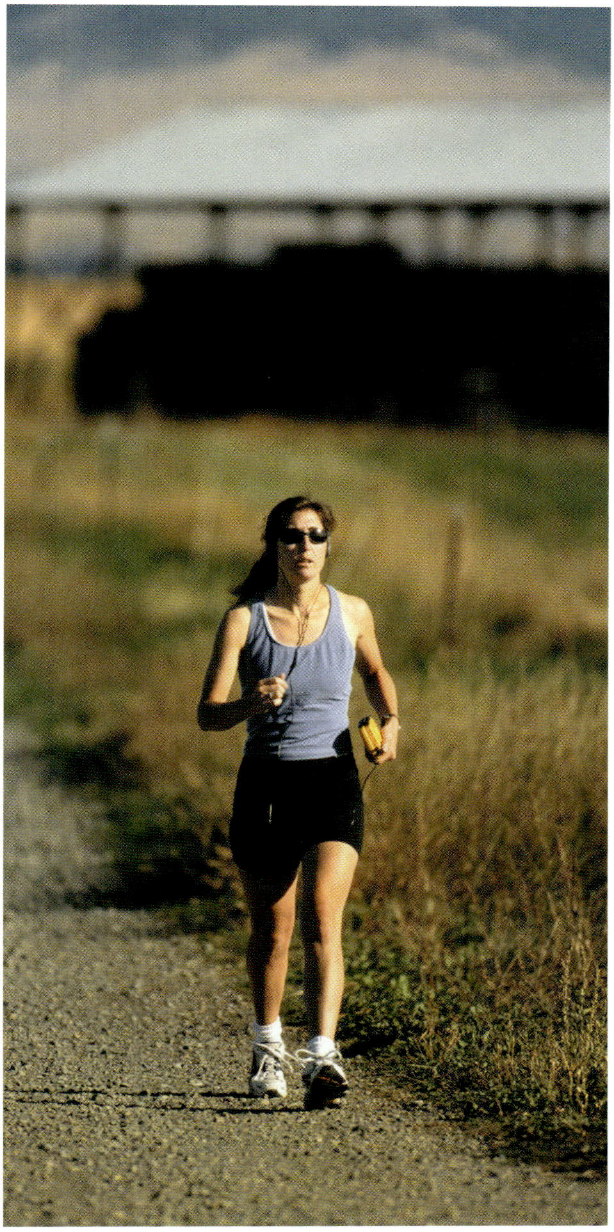

Abb. 6.9: Stehen Sie so schnell wie möglich auf und bekämpfen Sie Ihren Rückenschmerz aktiv.

überwiegende Bettruhe angezeigt. In allen anderen Fällen heißt es, frühzeitig aktiv werden. Denn Bettruhe, die ein bis zwei Tage überschreitet, birgt viele Nachteile: Innerhalb kürzester Zeit erschlaffen die Muskeln, funktionelle Ungleichgewichte werden verstärkt, man entwickelt ein Steifigkeitsgefühl, die körperliche Fitness schwindet, die Stimmung sinkt auf einen Tiefpunkt.

Allgemeine Maßnahmen zur Schonung der Wirbelsäule

Wer seine Rücken- und Rumpfmuskulatur in gutem Trainingszustand hält und damit die Wirbelsäule stabilisiert, kann der Zivilisationskrankheit Rückenschmerz erfolgreich entgegensteuern. Eine positive Lebenseinstellung, allgemeine Bewegung und Sport, gesunde Ernährung und ausreichende Entspannung können mehr bewirken als jedes Schmerzmittel.

Die Wirbelsäule beziehungsweise die Bandscheiben können sich nur bei Bewegung, das heißt, einem Wechsel von Be- und Entlastung, normal ernähren. Daher sollten Sie Ihr Leben grundsätzlich so einrichten, dass Sie in Haushalt, Beruf und Freizeit wo immer möglich auf diesen Belastungswechsel achten.

Akzeptieren Sie die Lebensumstände, die unsere Wirbelsäule fordert, um ein Leben lang schmerzfrei zu funktionieren.

Leben Sie Ihr Leben rückenfreundlich.

Beachten Sie die folgenden Hinweise, um einem späteren Rückenproblem vorzubeugen oder ein bereits bestehendes Rückenproblem zu stabilisieren und weitere Schmerzen zu vermeiden.

- Vermeiden Sie Übergewicht.
- Achten Sie auf eine aufrechte Haltung. Das ist übrigens gar nicht so einfach, wie es sich zunächst anhört und wird von den meisten Menschen auch nicht umgesetzt. Stellen Sie für den aufrechten Stand die ganze Fußsohle am Boden ab und verteilen Sie Ihr Körpergewicht gleichmäßig auf beide Fußsohlen. Drücken Sie Ihre Knie nicht durch, sondern halten Sie sie ganz leicht gebeugt. Das Becken wird

leicht nach vorn gekippt und der Brustkorb leicht angehoben. Strecken Sie die Halswirbelsäule und lassen Sie Ihre Schultern nicht hängen, halten Sie sie in mittlerer entspannter Position.

- Gehen Sie aufrecht! Rückengerechtes Gehen basiert auf einem aufrechten Stand. Die Vorstellung, einen Gegenstand auf dem Kopf zu balancieren – zum Beispiel einen Bierdeckel – unterstützt die korrekte Haltung. Gedämpfte Sohlen und gemäßigte Absätze entlasten die Wirbelsäule. Übrigens: Ein aufrechter Gang signalisiert Selbstvertrauen ...

- Sorgen Sie für optimale Sitzverhältnisse, aber glauben Sie nicht, mit einem optimalen Stuhl würde das Sitzen zu einer Wohltat für die Wirbelsäule. Sitzen Sie „dynamisch", wechseln Sie häufig Ihre Sitzposition. Das „passive Hängenlassen" führt zu einer erheblichen Mehrbelastung der Bandscheiben. Wer aktiv stabilisiert sitzt, verteilt die Belastung auf Muskulatur und Bandscheibe und entlastet letztere.

- Betten Sie sich richtig: Da wir einen Großteil unseres Lebens schlafend verbringen, muss die Wirbelsäule auch im Schlaf optimal versorgt sein. Im Liegen darf sie nicht abknicken, sie muss sich auch im Schlaf gerade ausrichten können. Matratze und Bettrost dürfen daher auf keinen Fall zu weich sein. Wer bevorzugt auf der Seite schläft, kann beispielsweise mit einem kleinen Kissen in der Taille verhindern, dass die Lendenwirbelsäule zu stark abknickt und fehlbelastet wird. Ein Kissen zwischen den Knien verhindert unnötige Scherkräfte in der unteren Lendenwirbelsäule. Ungünstig ist übrigens auch die Bauchlage, in der Lendenwirbelsäule und Halswirbelsäule unnötig belastet werden. Diese kleinen Regeln werden Ihnen helfen, morgens um einiges leichter aus den Federn zu kommen – sofern Sie ausgeschlafen sind.

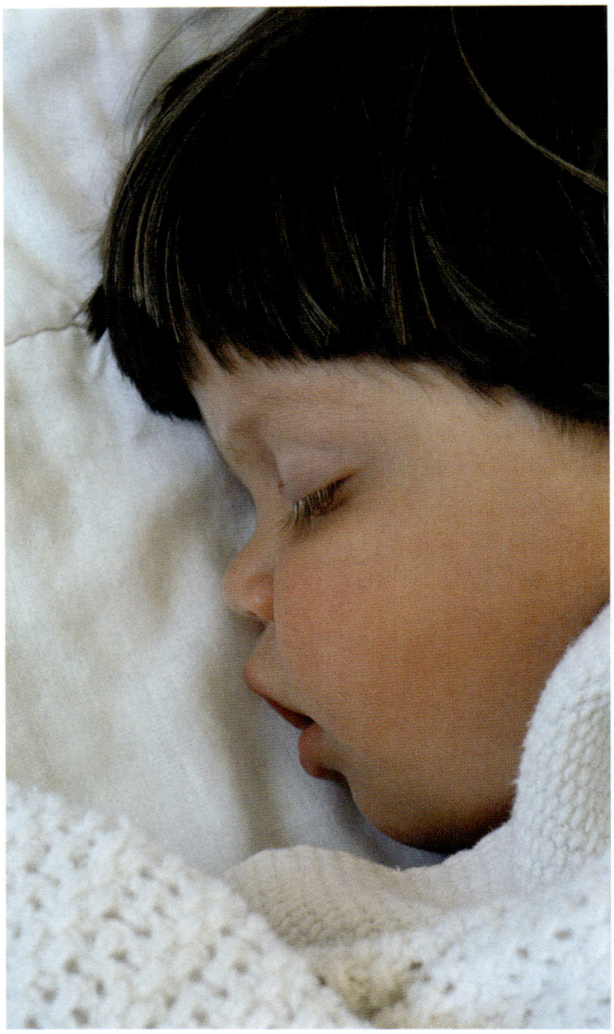

Abb. 6.10: Schon bei Kindern sollten Sie auf rückenfreundliche Matratzen achten.

- Achten Sie auf schonende Bewegungsabläufe beim Bücken, Heben und Tragen. Tragen Sie schwere Gegenstände nicht alleine. Heben und tragen Sie immer möglichst körpernah und achten Sie darauf, dass Sie die Lasten auf beide Schultern verteilen. Wichtig ist, dass Sie beim Lastentragen nicht noch zusätzlich den Rumpf drehen.

- Versuchen Sie Rückengymnastik und sportliche Betätigung zu einem festen Bestandteil Ihres Lebens zu machen. Sie putzen sich auch täglich die Zähne.

Rückengerechte Ernährung

Auch geeignete Ernährung kann helfen. Nahrungsmittel wie Milchprodukte, Obst und Gemüse, die reich an Kalzium und Vitamin D sind, halten Ihre Knochen und damit auch Ihre Wirbelsäule in Schuss. Genauso wichtig ist das Körpergewicht, je mehr Sie wiegen, desto mehr muss Ihre Wirbelsäule tragen.

Meiden Sie die Auslöser akuter Wirbelsäulenschmerzen

Grundsätzlich gilt, dass man starre Haltungen und einseitige Belastungen vermeiden soll. Beim Sitzen, Handarbeiten, Fernsehen und Autofahren sollten Sie häufiger eine Pause einlegen. Die folgenden Hinweise beziehen sich auf die häufigsten Schmerzauslöser.

- Vermeiden Sie abrupte Drehungen des Kopfes oder des Rumpfes, drehen Sie den ganzen Körper.
- Vermeiden Sie Zugluft.
- Sorgen Sie rasch für ein neues Hemd, wenn Sie verschwitzt sind.
- Verwenden Sie im Bett ein kleines Kopfkissen, vermeiden Sie die reine Bauchlage.
- Stellen Sie Ihren Lenker beim Radfahren möglichst hoch.

Verhaltensweise bei Rückenschmerzen

günstig:

- regelmäßige körperliche Bewegung, beim Sport Aufwärmzeiten beachten
- Rückenschwimmen (wenn richtig gemacht), Skilanglauf, Wandern
- Rückenschule: Rücken gerade halten, beim Bücken in die Hocke gehen, keine schweren Gegenstände heben, Lasten verteilen, Lasten dicht am Körper tragen
- richtige Tischhöhe, keilförmiges Sitzkissen
- Erlernen von Entspannungstechniken, z. B. Entspannungsübungen, autogenes Training
- insbesondere bei chronifizierten Rückenschmerzen: Erlernen von Schmerzbewältigung durch Verhaltenstherapie, Ablenkungsstrategien, Analyse persönlicher Problembereiche mit sekundärem Krankheitsgewinn

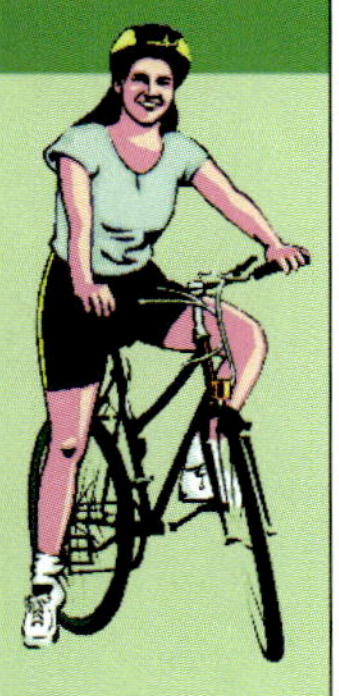

ungünstig:

- zu langes Stehen und Sitzen
- Tennis, Squash, Kegeln
- Wirbelsäulenbelastung durch extreme Drehbewegungen (Tennis, Squash)
- Übergewicht
- Nikotinabusus (Bandscheibenprolaps bei Rauchern 3 x häufiger)
- geringe körperliche Kondition
- monotone, unangenehm erlebte Arbeit
- Vibrationsexposition (z. B. Baumaschinen)

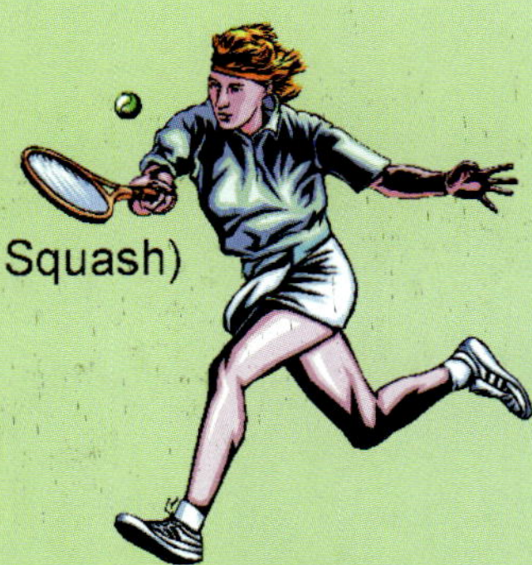

infografikdienst.de / hammer

- Arbeiten Sie nicht über Kopf, benutzen Sie besser eine Leiter.
- Sitzen Sie im Theater oder im Kino nicht in der ersten Reihe, sondern suchen Sie sich einen Platz weiter hinten.
- Waschen Sie sich Ihre Haare unter der Dusche und nicht im Waschbecken.

Rückengerechte Produkte

Rückengerechte Lebensweise und wirbelsäulenfreundliches Leben erfordern auch die entsprechenden Produkte und Gegenstände in sämtlichen Lebensbereichen.

Rückengerechte Produkte dienen einerseits der Vorbeugung von Rücken- und Haltungsschäden; bei Patienten mit bereits bestehenden Haltungsschäden sind sie therapiebegleitende Maßnahme.

Entspannung in der Sauna

Gehen Sie in die Sauna. Bei einem ausgiebigen Saunagang entspannen Sie innerlich und den Rücken.

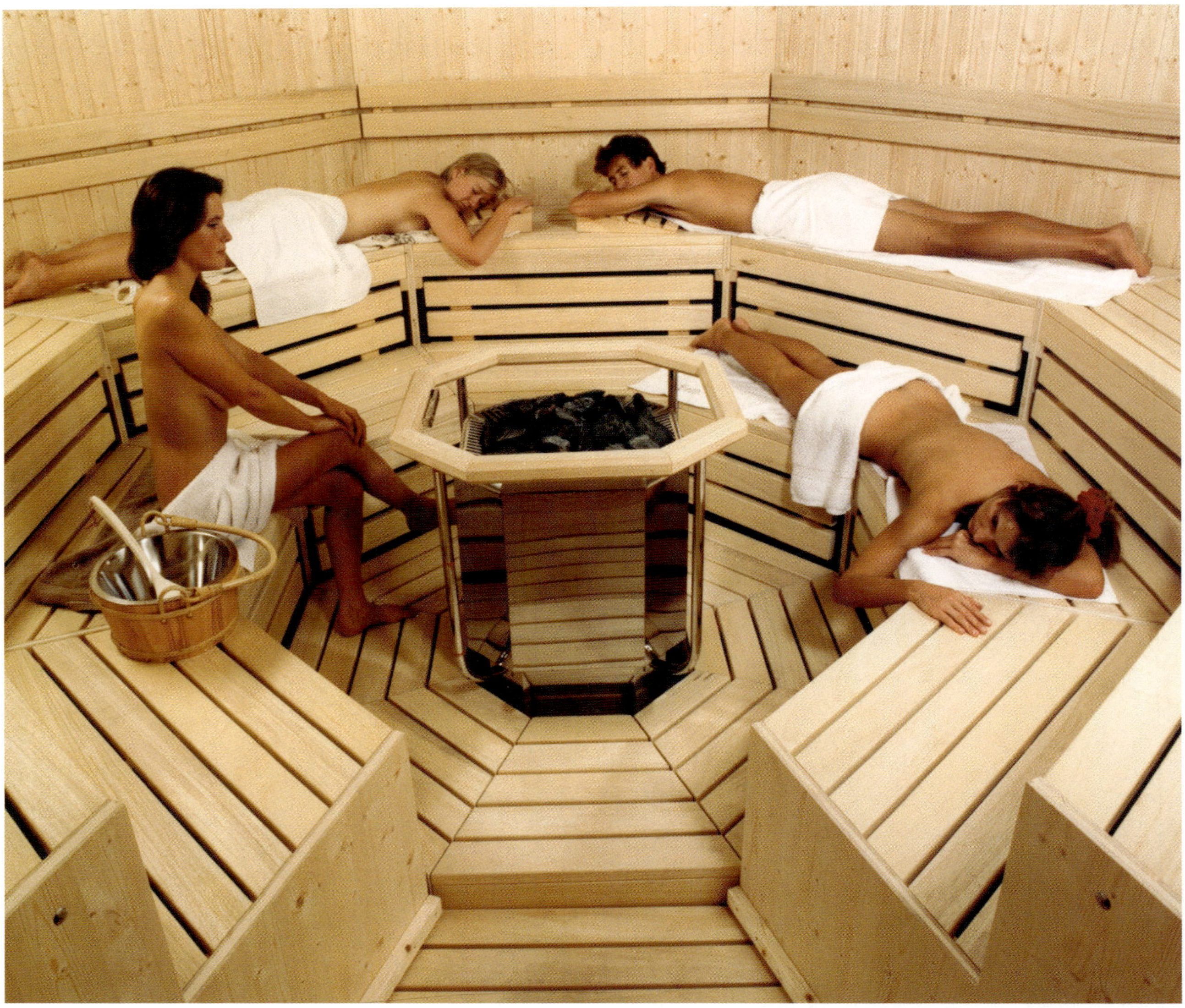

Abb. 6.11: Regelmäßige Saunagänge sind sowohl für die Psyche als auch für den Rücken ein Gewinn.

Rücken und Sport

Der Nutzen sportlicher Betätigung ist für unseren Körper und Geist zweifellos von großer Bedeutung. Unsere Bandscheiben aber „leben" regelrecht von der Bewegung, denn nur durch den ständigen Wechsel von Be- und Entlastung werden sie mit neuen frischen Nährstoffen versorgt, die sie dauerhaft elastisch und widerstandsfähig erhalten. Zudem wird durch Sport das Muskelkorsett gestärkt, auch dies entlastet die Wirbelsäule und wirkt frühzeitigen Schäden entgegen. Wissenschaft und Praxis haben gezeigt, dass gezielte Sport- beziehungsweise Bewegungsprogramme gekoppelt mit einer Veränderung von Verhaltensweisen im täglichen Berufs- und Alltagsleben Rückenschmerzen sowohl in der Vorbeugung als auch in der Rehabilitation vermindern oder vermeiden können.

Rückenschulen, Wirbelsäulengymnastik und anderes Rückentraining sind dazu be-

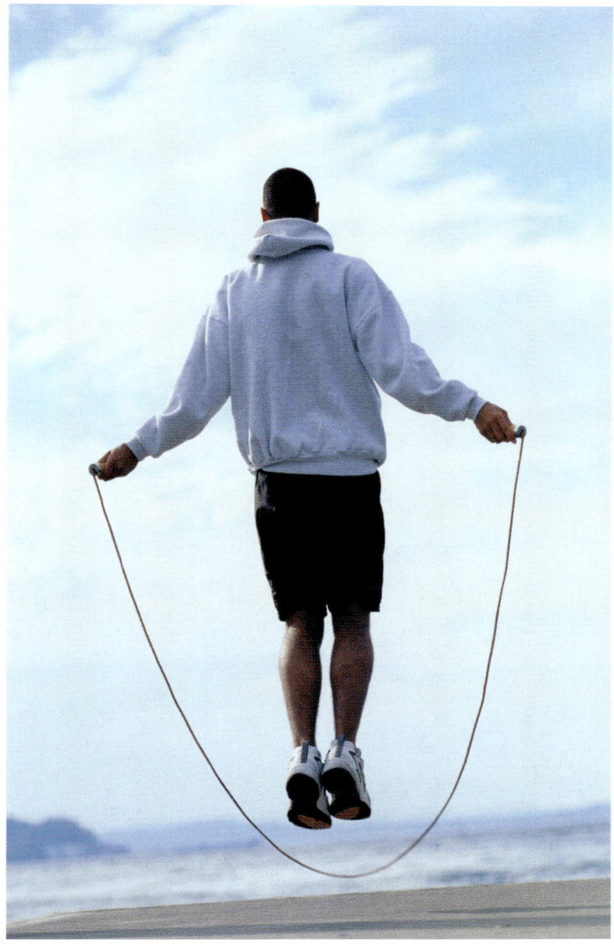

Abb. 6.12: Bleiben Sie aktiv, damit Ihr Rücken leistungsfähig bleiben kann.

sonders geeignet. Auf diese Themen werden wir in den folgenden Kapiteln eingehen. Erfahrungsgemäß bleiben die Wenigsten von uns einer Sportart oder einem Therapieprogramm treu, nur weil es für den Rücken so gesund ist. Entscheiden Sie sich deshalb nicht nur für eine rückenfreundliche Sportart, sondern wählen Sie einen Sport oder eine Betätigung, die Ihnen Spaß macht. Denn nur das motiviert und Sie bleiben auch langfristig „am Ball".

Sportliches Training

Sportliches Training hat die Aufgabe, die Gesundheit zu stabilisieren und die sportliche Leistungsfähigkeit zu erhöhen. Die folgenden Grundregeln müssen jedoch berücksichtigt werden:

- *Harmonische Kräftigung des gesamten Muskelsystems.*
- *Adäquate Beanspruchung des Bewegungsapparates durch einen regelmäßigen Wechsel von Belastung und Erholung.*
- *Ergonomische Belastung von Wirbelsäule und Gelenken; bei vorbestehenden Wirbelsäulenbeschwerden ist eine darauf abgestimmte Auswahl der Übungen und Trainingseinheiten erforderlich.*

Rückenfreundliche Sportarten

Unterschiedliche Sportarten unterscheiden sich hinsichtlich ihrer Rückentauglichkeit enorm. Allerdings ist eine scharfe Trennung in „rückenfreundlich" und „rückenschädlich" so ohne weiteres nicht möglich, denn die Bewertung der einzelnen Sportarten hat immer auch unter Berücksichtigung einiger Vorbedingungen zu erfolgen:

- Vorerfahrung in dieser Sportart;
- individuelles Beschwerdebild;
- Praktikabilität;
- persönliche Neigung;
- Alter.

Demnach hat eine Beurteilung immer individuell zu erfolgen. Dennoch können wir einige grundlegende Tipps zur Orientierung geben.

Wirbelsäulengymnastik

Unbestritten eine sehr günstige Sportart für die Wirbelsäule, da gezielte Einwirkungen auf den Haltungsapparat möglich sind. Nachteilig sind jedoch das geringe Erlebnisgefühl, da hier der Gesundheitsaspekt uneingeschränkt im Vordergrund steht.

Schwimmen

Durch die Entlastung, die das Wasser bewirkt, ist der Schwimmsport besonders günstig für Wirbelsäule und Gelenke. Allerdings ist das besonders geeignete Rückenschwimmen technisch anspruchsvoll und in der Praxis nicht immer problemlos durchzuführen. Brustschwimmen ist zwar leichter zu erlernen, jedoch ungünstig für den Bereich der Halswirbelsäule und die Lendenwirbelsäule. Schwimmen Sie in einem ruhigen Tempo mindestens 30 Minuten, wechseln Sie zwischen Brust- und Rückenlage. Positiv sind in jedem Fall die zusätzliche Herz-Kreislauf-Belastung und das Freizeiterlebnis.

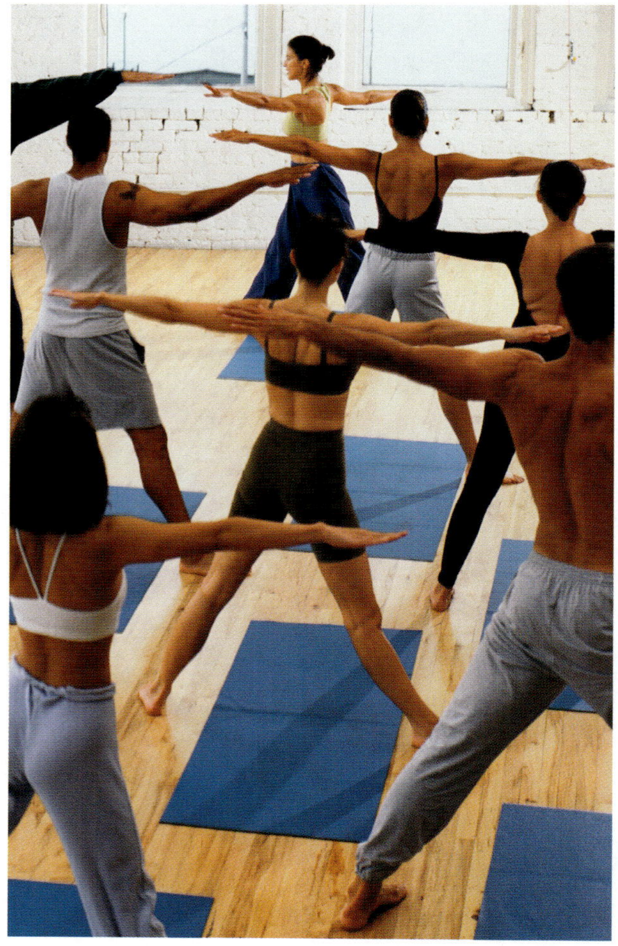

Abb. 6.13: In fast allen Sportstudios werden spezielle Wirbelsäulenkurse angeboten.

Laufen

Durch den rhythmischen Wechsel von Be- und Entlastung ist Laufsport als positiv zu werten. Wichtig sind jedoch die folgenden Faktoren: Schuhe, Untergrund, Technik, Belastungsgestaltung. Achten Sie auf ausreichende Dehnung verkürzter Muskelgruppen. Die zusätzliche Herz-Kreislauf-Belastung fördert den Gesundheitsaspekt, kaum ein Sport aktiviert gleichzeitig soviel Muskulatur.

Radfahren

Günstig sind die Gewichtsentlastung und die Belastung von Herz und Kreislauf. Allerdings ist ein sportlicher, tiefer Lenker bei längeren Fahrten schlecht für die Halswirbelsäule. Radfahren hat im Hinblick auf die Wirbelsäule keinen fördernden Aspekt, sondern ist bestenfalls von neutraler Bedeutung für den Rücken.

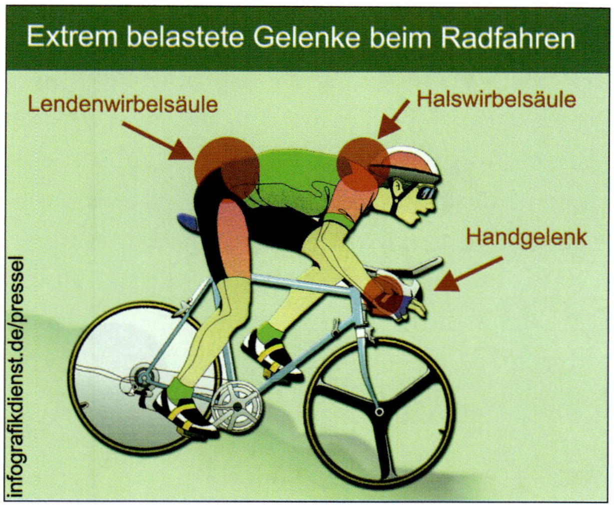

Wandern

Der rhythmische Belastungswechsel und die milden Stoßbelastungen beim Gehen sind günstig. Positiv ist auch, dass Wandern ohne Vorerfahrung durchführbar ist und ein entspannendes Naturerlebnis bietet. Vorsicht beim Bergabwandern: Entlasten Sie den Rücken durch Teleskopstöcke.

Skifahren

Dieser Sport ist bei guter Technik und ausgeglichener, angepasster Fahrweise durchaus geeignet. Positiv wirkt sich das Naturerlebnis aus.

Skilanglauf

Der Skilanglauf ist rückenfreundlicher als die alpine Variante. Skilanglauf ist außerdem leicht erlernbar und wirkt sich durch die Ausdauerbelastung positiv auf das Herz-Kreislauf-System aus. Das Naturerlebnis ist häufig noch ausgeprägter als beim Abfahrtslauf.

Kampfsportarten

Zumindest die Grundtechniken als auch das Aufwärm- und Dehnprogramm sind gut geeignet, sofern sie korrekt angeleitet werden.

Unter guter Anleitung, bei der vor allem der wirbelsäulenstabilisierende Übungsteil betont wird, ist auch das zugehörige Krafttraining zu befürworten. Häufiger Fehler beim Krafttraining ist eine zu kurze Aufwärmphase und ein Vernachlässigen der erforderlichen Dehnübungen.

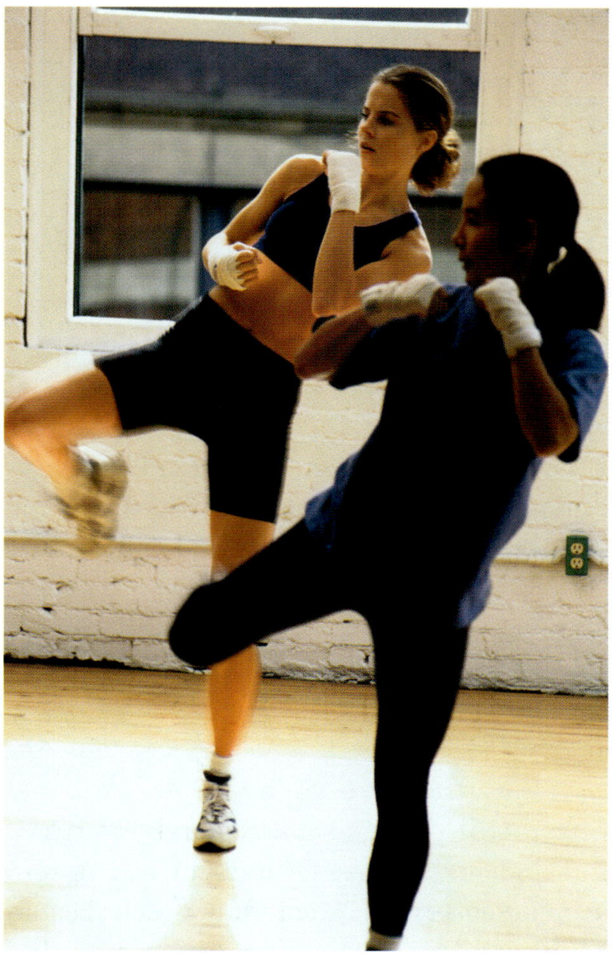

Abb. 6.14: Beim Kampfsport ist eine professionelle Anleitung besonders wichtig.

Sportarten im Überblick

- ***Empfehlenswerte Sportarten:*** *Rückenschwimmen, Tanzen, Skilanglauf, Aerobic, Callanetics, Walking, Jogging (gute Schuhe, Füße vom Orthopäden überprüfen lassen, Asphalt meiden), Wandern, gesundheitsorientiertes Muskeltraining*
- ***Bedingt empfehlenswerte Sportarten:*** *Fußball, Handball, Volleyball, Basketball, Tischtennis, Turnen, Rudern, Radfahren, Inline-Skaten*
- ***Bandscheibenbelastende Sportarten:*** *Golf, Tennis, Badminton, Squash, Segeln, Surfen, Feld- und Eishockey, Kegeln, Gewichtheben, Kanufahren*

Beachte: von wirbelsäulenbelastenden Sportarten ist nicht generell abzuraten. Entscheidend sind die individuelle Ausgangssituation, die persönliche Erfahrung mit der Sportart und der individuelle Trainingszustand.

Aerobic

Es gibt zunehmend rückenfreundlich abgestimmte Aerobic-Programme, die durch die Musik ein hohes Erlebnisgefühl vermitteln.

Richtig sitzen

Sitzen will gelernt sein! Sitzende Tätigkeiten sind ein häufiges Grundübel bei Rückenschmerzen. Denn auch durch den besten Stuhl oder Autositz wird Sitzen nie gesund beziehungsweise rückenfreundlich werden – es bleibt immer eine Form der statischen Fehlbelastung für unsere Wirbelsäule. Allerdings kann durch Beachtung bestimmter Faktoren das Ausmaß dieser Fehlbelastung deutlich verringert werden. Auch wer einen Sitzberuf hat, kann Rückenprobleme vermeiden.

Grundsätzlich gilt: Sitzen Sie dynamisch, das heißt wechseln Sie so häufig wie möglich die Sitzposition. Trainieren Sie eine aktive Sitzposition durch Sitzbälle. Betrachten Sie einen Sitzball nicht als Alternative zum Stuhl, sondern als Ergänzung. Wechseln Sie zwischen Stuhl und Sitzball. Dadurch bleibt die Wirbelsäule beweglich und der Rücken aufrecht. Das Gleiche gilt prinzipiell für Balancestühle.

Auch ein Keilkissen leistet gute Dienste: Automatisch kippt das Becken in eine veränderte Position, und die Wirbelsäule folgt und richtet sich auf.

Lümmeln auf dem Sofa

Einfach aber wirkungsvoll ist ein kleines Kissen im Kreuz. Dadurch behält die Wirbelsäule eine gewisse Grundstabilität (besser jedoch sind feste Sitzmöbel).

Schreibtischarbeit

Wenn Sie, wie viele Menschen, in einem Büro arbeiten, werden Sie wahrscheinlich lange Stunden am Schreibtisch sitzend verbringen, und das oft in einem ergonomisch unzureichenden Stuhl. Wenn Sie darüber hinaus am Computer arbeiten, sitzen Sie wahrscheinlich auch mit krummem Rücken, nach vorne gebeugten Schultern, eingezogenem Kopf und angespannten Nackenmuskeln. Im Laufe der Zeit ist Ihnen diese Haltung vermutlich zur Gewohnheit geworden

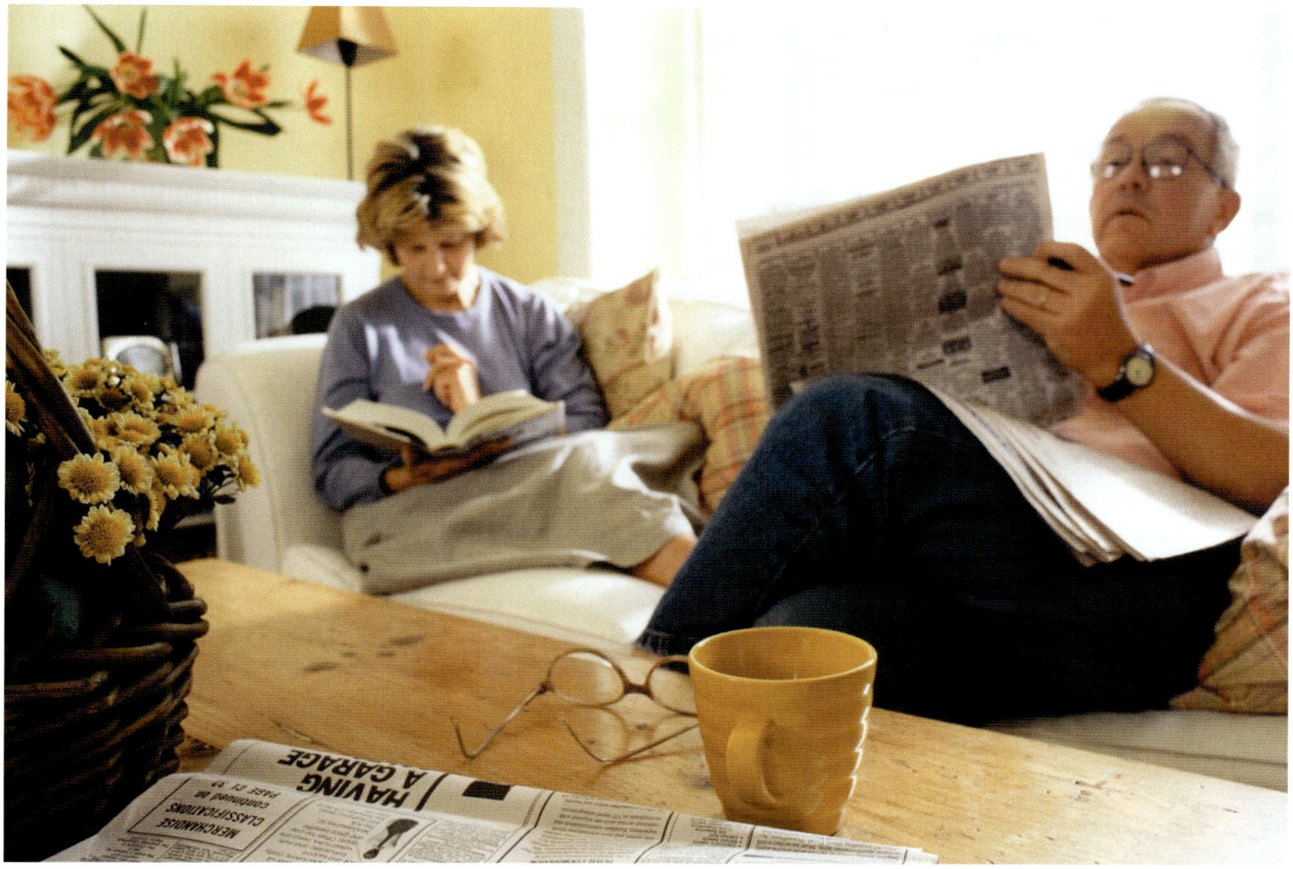

Abb. 6.15: Auf dem Sofa finden wir oft Entspannung – unser Rücken jedoch nicht.

und Sie nehmen die ständigen Verspannungen im Hals- und Schultergürtelbereich und die regelmäßigen Kopfschmerzen als schicksalhafte Begleiterscheinung Ihrer beruflichen Belastung.

Ein falscher Stuhl ist nicht nur ein Risikofaktor für Wirbelsäulenerkrankungen. Eine

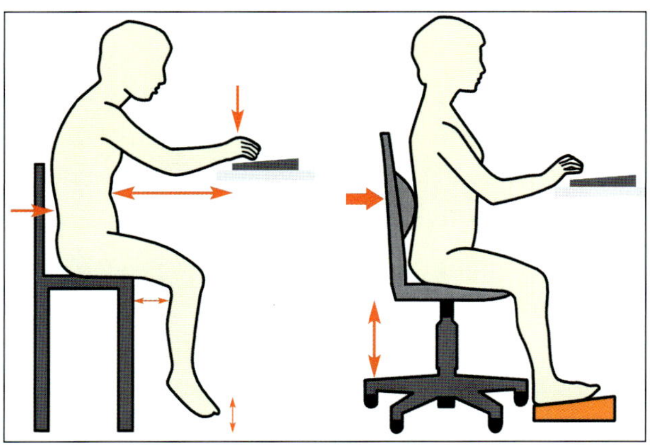

Abb. 6.16: Links: falsch; rechts: richtig

Veränderung der Sitzhaltung entlastet die Bandscheiben. Das nach vorne geneigte Sitzen wird zwar als besonders angenehm empfunden, belastet die Wirbelsäule aber am meisten. Das aufrechte Sitzen entlastet, beansprucht allerdings die Rückenmuskulatur weit mehr. Am entlastendsten ist die zurückgelehnte Sitzhaltung, bei der die Wirbelsäule großflächig abgestützt wird. Doch auch sie sollte nicht zu lange eingenommen werden. Bedenken Sie: Wenn schon sitzen, dann möglichst dynamisch sitzen.

Der Bürostuhl

Betrachten Sie Ihren Bürostuhl als ein Arbeitsgerät, von dessen Gestaltung und Nutzung Ihre Gesundheit und Leistungsfähigkeit in hohem Maße abhängen.

Ein dynamisches Sitzen ermöglicht der Stuhl, der Bewegung mitmacht. Man kann sich nach hinten lehnen, nach vorne beugen, aufrecht sitzen und sich nach rechts und links drehend bewegen. Die Wirbelsäule bleibt dabei abgestützt.

Der richtige Stuhl hat eine permanent neigbare Rückenlehne, die mindestens in die Höhe der Schulterblätter reicht. Optimal sind Rückenlehnen, deren Bewegungswiderstand sich individuell auf das jeweilige Körpergewicht einstellen lässt. Die Rückenlehne sollte im unteren Anteil den Lendenwirbelsäulenbereich abstützen. Eine anatomisch geformte neigbare Sitzfläche soll dem Positionswechsel folgen und dabei nach vorne oder hinten kippen. Eine Sitzfederung puffert die Stöße beim Hinsetzen ab. Armstützen müssen funktions- und formgerecht gestaltet sein, das heißt, höhen-, breiten- und tiefenverstellbare Armstützen sind optimal. Die Höhe des Arbeitsstuhls ist richtig eingestellt, wenn die Unterarme flach auf dem Arbeitstisch aufliegen und einen rechten Winkel zum Oberarm bilden, ohne dass die Schultern hochgezogen werden. Die Füße sollen dabei vollständig auf dem Boden stehen und Ober- und Unterschenkel ebenfalls einen rechten Winkel bilden.

Hat Ihr Arbeitsstuhl keine neigbare Sitzfläche, so kann man sich mit einem Keilkissen behelfen. Auch eine nicht optimale Rückenlehne lässt sich durch ein orthopädisches Rückenstützkissen erheblich verbessern.

Die wichtigsten Kriterien

- *Hat der Stuhl eine anatomisch geformte, ausreichend hohe Rückenlehne?*
- *Hat der Stuhl eine Synchronverstellung?*
- *Hat der Stuhl eine Sitztiefenfederung?*
- *Hat der Stuhl Armlehnen?*
- *Ist der Bürostuhl schnell und leicht einstellbar?*
- *Ist der Stuhl drehbar und mit fünf gebremsten Rollen ausgestattet?*
- *Kann der „Besitzer“ den Stuhl bedienen? Denn der beste Stuhl nutzt nichts, wenn er nicht den individuellen Körpermaßen entsprechend eingestellt ist.*

Der Sitzball

Sitzbälle sind in unterschiedlichen Größen im Handel erhältlich, ihr Durchmesser liegt meist zwischen 55 und 75 Zentimetern. Der Durchmesser des Sitzballes richtet sich nach Ihrer Körpergröße. Den Sitzball können Sie „pur“ verwenden oder in einem Gestell mit Rollen und zusätzlicher Lehne.

Diese weichen Bälle ermöglichen beziehungsweise erzwingen eine dynamische Sitzposition, das heißt, um nicht vom Ball zu fallen, ist man gezwungen, ständig über die Beine und den Rücken aktiv gegenzusteuern. Deutlich wird so, dass es sich hier erstens um einen Trainingseffekt für unsere wirbelsäulenstabilisierende Muskulatur handelt und darüber hinaus um einen dynamischen Sitzvorgang mit der erwünschten Wechselbelastung der Bandscheiben.

In Folge der fehlenden Rückenlehne nehmen wir die wünschenswerte Sitzposition (die aktiv stabilisierte) natürlich nur so lange ein, wie es unserer Konzentration beziehungsweise unserem Trainingszustand entspricht. Daraus ergibt sich, dass es sich bei dem Sitzball nicht um eine generelle Alternative zum herkömmlichen Schreibtischstuhl handelt, sondern um ein Sitzsystem zur aktiven Entspannung und zum Training, das zusätzlich verwendet werden soll.

Balancestuhl/Sitzschaukel

Durch die nach vorne geneigte Sitzposition kommt es zu einer Beckenaufrichtung mit entsprechender Abschwächung des Hohlkreuzes.

Durch die gleichmäßigen Bewegungen kommt es zu günstigen Wechselbelastungen im Bereich der Bandscheiben.

Problematisch können die Druckbelastungen im Kniegelenksbereich sein, die die Verwendung solcher Sitzsysteme wegen entstehender Knieschmerzen häufig unmöglich machen.

Wirbelsäule und Schule

Aufgrund der biologischen Entwicklung ist das Bewegungsverhalten der Kinder zum Zeitpunkt der Einschulung besonders stark ausgeprägt. In diese Lebensphase fällt auch der Gestaltwandel der Kinder, der Körper streckt sich. Der natürliche Bewegungsdrang trainiert Rumpf- und Rückenmuskulatur, steht aber im Widerspruch zu den Möglichkeiten im Schulbereich.
Die Hintergründe und die Bedeutung dieses Bewegungsdranges müssen im Aufbau des Unterrichtprogramms berücksichtigt werden.
Überwiegend stilles, ruhiges Sitzen entspricht nicht den normalen Bedürfnissen unserer Kinder. Hinsichtlich des Mobiliars gelten prinzipiell die gleichen Kriterien wie für den ergonomischen Arbeitsplatz des Erwachsenen.

Der Arbeitstisch

Nur die richtige Tischhöhe sowie ausreichende Beinfreiheit ermöglichen eine ergonomisch günstige, entspannte Arbeitshaltung.

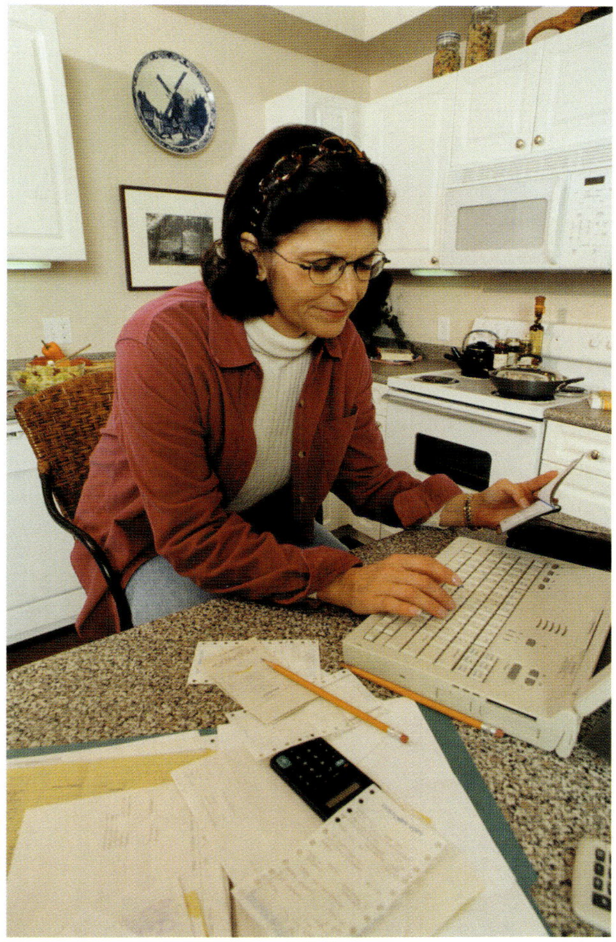

Abb. 6.17: Provisorisch eingerichtete Arbeitsplätze widersprechen meist allen ergonomischen Maßstäben.

Die Arbeitsfläche sollte mindestens 160 x 80 Zentimeter groß und reflektionsarm sein. Der Reflektionsgrad, also die vom Auge empfundene Helligkeit, sollte möglichst unter 50 Prozent liegen. Ideal sind beige, graue oder gebrochen weiße Oberflächen.

Die Höhe der Arbeitsfläche: Die Körpergröße des Menschen lässt keinen sicheren Bezug zur Tischhöhe zu, da Rumpf- und Beinlängen unterschiedlich sind. Deshalb ist es für eine günstige Arbeitshaltung wichtig, dass sich die Tischhöhe anpassen lässt. Wünschenswert sind Tische, die zwischen 68 und 76 Zentimetern höhenverstellbar sind.

Wie bereits erwähnt, ist die Tischhöhe dann richtig eingestellt, wenn die Unterarme flach auf dem Schreibtisch aufliegen können, ohne dass die Schultern hochgezogen werden. Ist die Tischhöhe nicht höhenverstellbar, sollte sie 72 Zentimeter betragen.

Der Steharbeitsplatz: Noch besser als reine Schreibtische sind kombinierte Arbeitsplätze, an denen das Arbeiten im Sitzen und Stehen möglich ist. Die Höhenverstellung an einem Arbeitstisch zum Stehen sollte mindestens 110 Zentimeter betragen. Breite und Tiefe der Arbeitsplatte richten sich nach den Aufgaben und den dafür notwendigen Arbeitsmitteln.

Eine Neigung der Tischfläche bis etwa 8 ° entspannt die Kopf- und Rumpfhaltung.

Anordnung der Arbeitsmittel auf dem Schreibtisch: Die häufig genutzten Arbeitsmittel liegen im so genannten „kleinen Greifraum“ – der Bereich, der mit hängenden Oberarmen ohne große Körperbewegung erreichbar ist.

Weniger häufig genutzte Arbeitsmittel liegen im „erweiterten Greifraum“, das ist der Raum, der mit ausgestrecktem Oberarm, aber ohne zusätzliche Körperdrehung erreichbar ist.

Weitere Arbeitsunterlagen und Büromaterial sowie Arbeitsgeräte wie zum Beispiel Drucker sollte man an einem weiter entfernten Ort unterbringen. Eine derartige Organisation erfordert regelmäßiges Aufstehen und zwingt zu Bewegung.

Der Bildschirm

Wenn die Darstellung auf dem Bildschirm die Gegebenheiten des menschlichen Auges und Sehens berücksichtigt, werden vorzeitige Ermüdung und langfristig gesundheitliche Beeinträchtigungen verhindert.

Bei der Bildschirmarbeit sind vor allem die Augen gefordert. Unterschiedliche Helligkeiten zwischen Bildschirm, Vorlage, Tastatur und Umgebung sowie die unterschiedlichen Sehentfernungen nötigen unseren Augen ständige Anpassungsleistungen ab. Flimmernde Bilder, Blendungen und Spiegelungen steigern die Belastungen der Augen zusätzlich. Überlastungen der Augen führen zu Verspannungen im Nacken- und Schultergürtelbereich mit den entsprechenden Beschwerden.

Welchen Anforderungen sollte ein Bildschirm-Monitor genügen?

Er sollte eine flimmerfreie, verzerrungsfreie und ausreichend große Bildschirmdarstellung mit angemessen großem Zeilen- und Zeichenabstand sowie leicht anpassbarer Helligkeit und Kontrasten bieten. Störende Reflektion und Blendungen sollten vermieden werden. Der Schirm soll frei beweglich sowie leicht drehbar, neigbar und strahlungsarm sein.

Ein flimmerfreies Bild wird von den meisten Bildschirmen bei einer Bildwiederholungsfrequenz von mehr als 80 Hz wahrgenommen.

Die Monitorgröße muss der Arbeitsaufgabe angepasst werden. Entscheidend bei der Bildschirmgröße ist die effektiv nutzbare Fläche. Da meist der gesamte sichtbare Bereich inklusive der schwarzen Randbereiche gemessen wird, sind die offiziellen Größenbezeichnungen oft irreführend. Empfehlenswert sind für vorwiegende Textverarbeitung mindestens 15 Zoll effektive Bilddiagonale, bei LCD-Bildschirmen 13 Zoll. Wer vorwiegend unter Windows oder anderen grafischen Benutzeroberflächen arbeitet, sollte einen 17-Zoll-Monitor verwenden. Für CAD-, Layout- und Grafik-Profis sind größere, das heißt mindestens 21-Zoll-Bildschirme ratsam.

Da sich das Bild aus vielen einzelnen Punkten zusammensetzt, muss mit der Größe des Bildschirms die Bildschirmauflösung steigen. So ist eine Auflösung von 800 x 600 Pixel bei einem 15-Zoll-Bildschirm ausreichend, jedoch nicht mehr bei einem 19-Zoll-Bildschirm. Hier sind vielmehr Auflösungen im Bereich von 1024 x 768 Pixel oder höher anzuwenden. Erkennt das Auge das Zeichen in Punkten, fordert dies eine erhöhte Sehleistung.

Spiegelungen und Blendungen lassen sich durch die richtige Aufstellung und Beleuchtung vermeiden, gegebenenfalls muss unvermeidbarer Lichteinfall durch entsprechende Folien oder Vorhänge am Fenster verringert werden.

Auch Kontraste und Farben beeinflussen den Arbeitsaufwand, den unsere Augen zu leisten haben. Der Bildschirm sollte eine Positiv-Darstellung haben, also dunkle Zeichen auf hellem Grund, und der Kontrast zwischen Hintergrund und Zeichen soll mindestens 1:3 betragen und an die Umgebungsbedingungen angepasst werden.

Der Mindestabstand zwischen Auge und Monitoroberfläche muss bei einem 17-Zoll-Bildschirm mindestens 50 Zentimeter betragen, mit zunehmender Bildschirmgröße steigt der erforderliche Abstand.

Ein häufig benötigter Bildschirm sollte möglichst gerade vor dem Benutzer stehen, der Blick zur Bildschirmmitte muss leicht geneigt sein. Stellen Sie den Bildschirm-Monitor so ein, dass der horizontale Blick auf die Oberkante des Monitors fällt, dann sinkt die auf Bildschirmmitte gerichtete Blickachse leicht ab.

Wer mehrere Stunden pro Tag am Bildschirm arbeitet, sollte die genannten ergonomischen Grundbedingungen genau umsetzen, da sich kleine Fehler summieren.

Zu viel für die Augen

Überlastete Augen machen sich häufig durch unangenehmes Brennen bemerkbar. Achten Sie auf regelmäßige Pausen, die Sie mit Entspannungsübungen sinnvoll nutzen können.
Entspannung der Augen: *Stellen Sie sich ans Fenster, massieren Sie Ihre Augäpfel ganz leicht für etwa fünf bis zehn Sekunden mit den Handballen. Lassen Sie danach den Blick eine Minute weit in die Ferne schweifen.*
Entspannung der Augen und der Nackenmuskulatur: *Legen Sie Ihren Kopf mit der Stirn in den Händen ab, schließen Sie die Augen. Die Unterarme liegen dabei flach und angewinkelt auf dem Schreibtisch. Konzentrieren Sie sich auf Ihre Ohren und versuchen Sie so viel wie möglich zu hören. (Tipp: Öffnen Sie vorher ein Fenster und „hören“ nach draußen). Entspannen Sie auf diese Weise drei bis fünf Minuten.*
Entspannung der Schultergürtelmuskulatur: *Stellen Sie sich aufrecht an ein geöffnetes Fenster, lassen Sie Ihre Schultern langsam und gleichzeitig vorwärts kreisen. Lassen Sie die Kreise immer kleiner werden, bis sie nicht mehr spürbar sind. (Tipp: Konzentrieren Sie sich auf das Muskelempfinden, wenn Ihre Schultern nach unten sinken). Auch diese Übung sollten Sie etwa drei bis fünf Minuten lang durchführen.*

Die Maus

Eine ergonomisch gestaltete Maus passt sich der Anatomie der Hand an. Eine falsche Maus ermüdet, führt zu Verspannungen und den daraus resultierenden Beschwerden in der Kette Hand-Arm-Schulter-Wirbelsäule

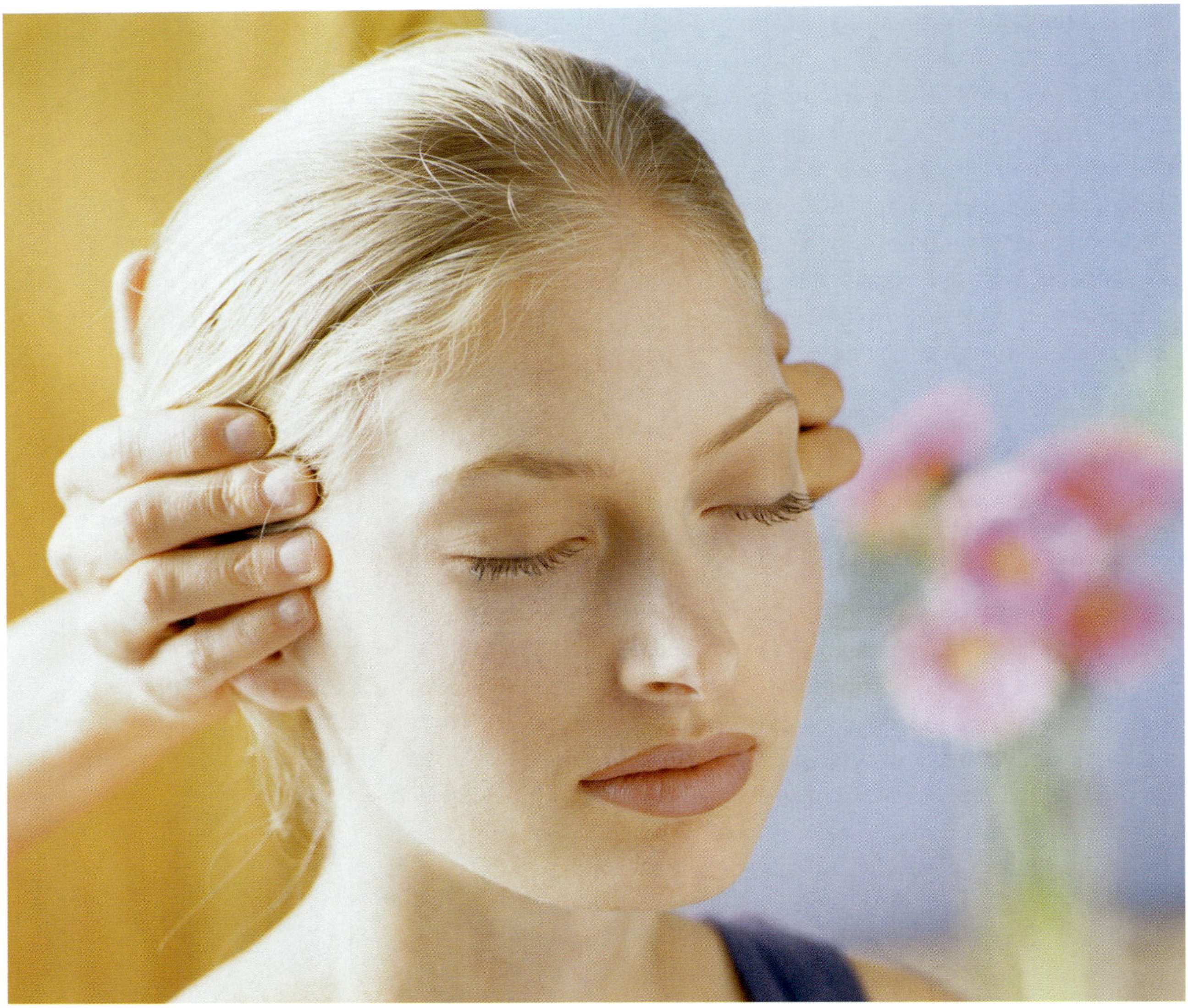

Abb. 6.18: Gönnen Sie Ihren Augen und sich selbst häufig eine Pause zur Entspannung.

und kann zum Beispiel zum so genannten RSI-Syndrom (repetitive-strain-injury-Syndrom) führen.

Die Maus sollte neben der Tastatur möglichst körpernah liegen, um die Spannung und Belastung im Arm- und Schultergürtelbereich so gering wie möglich zu halten. Der Unterarm liegt flach auf dem Arbeitstisch auf. Das Kabel, das die Maus mit dem Computer verbindet, soll so lang sein, dass die Bewegungen der rechten beziehungsweise linken Hand nicht eingeschränkt werden. Völlige Bewegungsfreiheit garantiert in dieser Hinsicht eine kabellose Maus.

Eine ergonomisch gestaltete Maus ist in der Mitte gewölbt und die vordere Maushälfte ist niedriger als die hintere, vorne wird sie breiter, so dass sich die Finger in entspannter, gespreizter Position befinden. In ihrem Umfang entspricht sie der Größe der Hand; es werden Mäuse für große und kleine Hände sowie für Rechts- und Linkshänder angeboten. Die Maustasten müssen leicht erreichbar und ohne Kraftaufwand zu bedienen sein.

Das Mauspad muss rutschfest und nicht zu spröde sein, damit die Maus ohne Kraftaufwand rollen kann.

Sitzen im Auto

Dauerhafte Vibrationen beim Autofahren führen neben der Sitzbelastung zu zusätzlichen stauchenden Belastungen der Wirbelsäule. Zwei bis drei Zentimeter Körpergröße können nach stundenlanger Fahrt durch die anhaltende Druckbelastung auf die Bandscheiben verloren gehen. Zusätzliche Beschwerden wie Verspannungen im Nacken- und Schulterbereich sowie kalte Füße durch schlechte Durchblutung können das Autofahren zur Qual machen. Mit der richtigen Einstellung des Autositzes können diese Beschwerden erheblich verringert werden.

Stellen Sie Ihren Autositz folgendermaßen ein:

- Die Rückenlehne bildet einen Winkel von etwa 110° zum Sitz, ist also etwa 20° aus der Senkrechten nach hinten geneigt.
- Setzen Sie sich und rutschen Sie ganz nach hinten an die Lehne. Stellen Sie die Sitzneigung so ein, dass die Oberschenkel locker aufliegen. Die Sitzfläche sollte zwei bis drei Fingerbreit vor der Kniekehle enden, damit die Blutzirkulation in den Beinen nicht behindert wird.
- Lehnen Sie sich an und strecken Sie die Arme aus, das Lenkrad muss nun mit leicht angewinkelten Armen erreicht werden. Die Schultern müssen Kontakt zur Lehne haben.
- Lendenwirbelsäule und oberer Beckenrand sollen durch die Lordosestütze aktiv stabilisiert werden.
- Treten Sie das Kupplungspedal voll durch, ohne dabei nach vorne zu rutschen. Ihr linkes Bein sollte jetzt immer noch leicht angewinkelt sein.

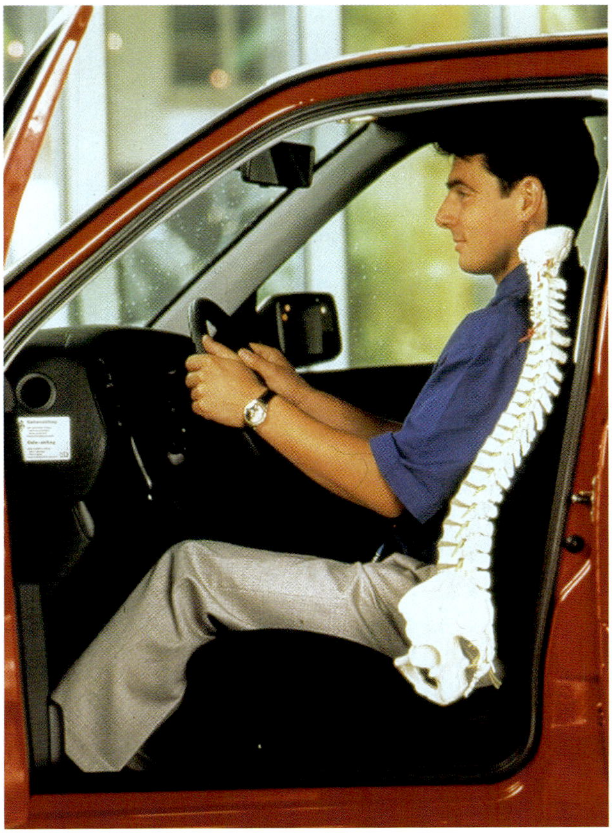

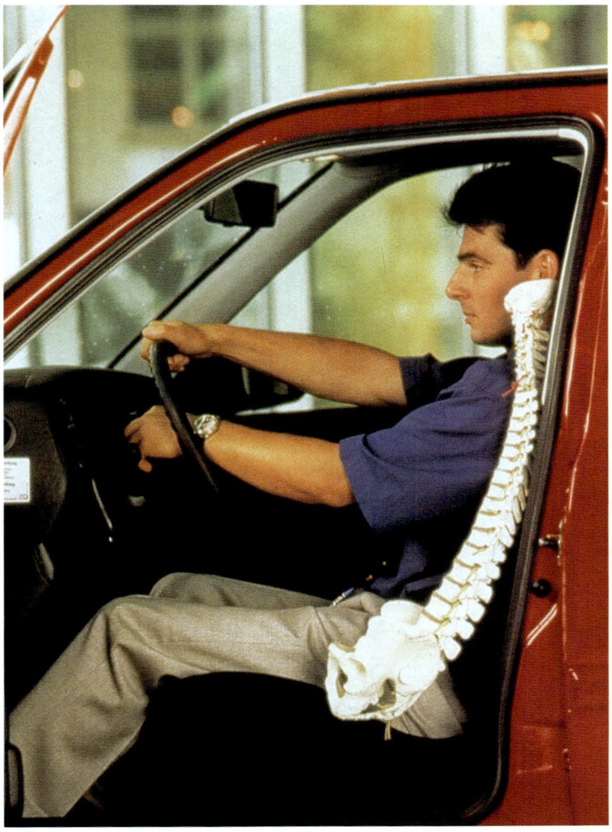

Abb. 6.19 und 6.20: Wichtig ist ein Autositz, der sich dem natürlichen Verlauf der Wirbelsäule anpasst und sie stützt (links). Gerade bei langen Autofahrten ist es wichtig, dass die Wirbelsäule nicht durchhängt (rechts).

- Die Mitte der Kopfstütze sollte sich ungefähr auf Augenhöhe befinden und der Abstand zum Hinterkopf nur wenige Zentimeter betragen.

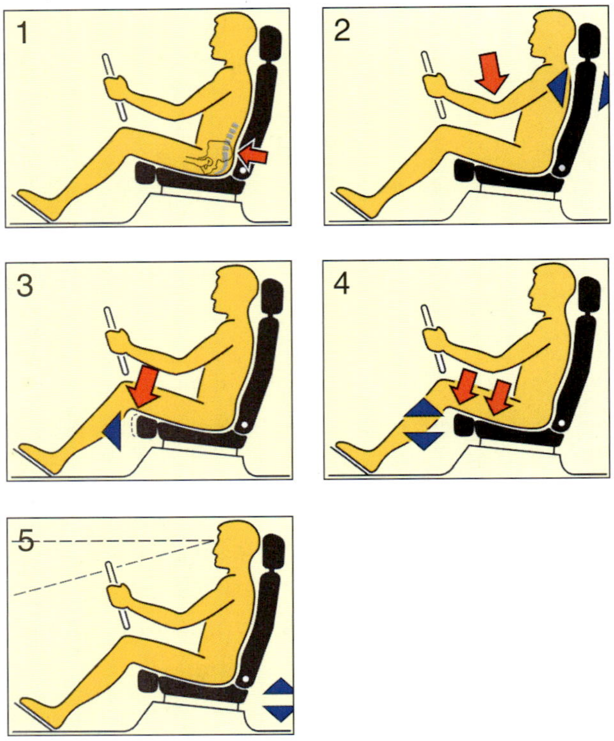

Abb. 6.21–6.25:
(1) Wenn die Lendenwirbelsäule in ihrer natürlichen Form unterstützt wird, ist der Sitz richtig eingestellt.
(2) Die Schultern sollten so dicht wie möglich an die Sitzlehne gerückt werden. Die Rückenlehnenneigung sollte dabei so ausgerichtet werden, dass das Lenkrad mit leicht angewinkelten Armen gut erreichbar ist. Beim Drehen des Lenkrads muss der Schulterkontakt erhalten bleiben.
(3) Die Sitzflächenverlängerung ist so einzustellen, dass die Oberschenkel bis kurz vor dem Knie aufliegen. Als Faustregel gilt: zwei bis drei Finger Freiraum zwischen Sitzkante und Kniekehle.
(4) Die Sitzflächenneigung sollte so ausgerichtet werden, dass die Pedale leicht durchgetreten werden können.
(5) Eine Sitzhöhe, die so hoch wie möglich fixiert wird, gewährleistet ein freies Sichtfeld nach allen Seiten und auf alle Anzeigen-Instrumente.

Füße und Wirbelsäule

Gut trainierte gesunde Füße fangen einen Großteil der Stoßenergie beim normalen Gehen und Laufen ab. Genügen die Füße diesen Voraussetzungen nicht, entfällt ihre stoßdämpfende Funktion. Besonders auffällig wird dies bei Senkfüßen oder Knick-Senkfüßen, die zu erheblichen statischen Mehrbelastungen der Wirbelsäule führen und so eine wichtige Teilursache im Rahmen eines Rückenschmerzproblems darstellen können.

Unterstützen Sie die Funktion Ihrer Füße durch entsprechendes Schuhwerk:

- Achten Sie darauf, dass der Schuh die richtige Länge hat. Die Zehen brauchen ausreichenden Platz damit sie beim Abrollen nicht vorne an der Schuhkappe anstoßen.
- Die Ferse muss im Schuh sicheren Halt haben, sie darf beim Abrollvorgang nicht aus dem Schuh hinaus rutschen oder im Schuh „schwimmen“.
- Achten Sie auf die richtige Schuhweite, unsere Füße sind so individuell geformt wie unsere Hände, dies muss berücksichtigt werden.
- Günstiger als feste, dünne Ledersohlen sind weiche gut dämpfende Sohlen, die dem Schuh darüber hinaus Trittsicherheit verleihen.
- Füße schwitzen im Alltag, das Obermaterial sollte diese Feuchtigkeit abgeben. Gewährleistet wird dies durch Lederschuhe oder entsprechend durchlässiges Obermaterial.
- Turnschuhe erfüllen durchaus die genannten Kriterien und sind aus orthopä-

discher Sicht häufig günstiger als ein minderwertiger Straßenschuh.

- Abgelaufene Absätze führen zu einer Verkippung der Füße und zu vermehrter Instabilität, die durch erhöhte Muskelarbeit ausgeglichen werden muss.
- Abgelaufene Sohlen müssen erneuert werden.
- Abgelaufene beziehungsweise ausgetretene Schuhe sollten ersetzt werden, da sie dem Fuß keinen ausreichenden Halt bieten.

Vorsicht ist auch bei hohen Absätzen geboten, denn sie verstärken die Hohlschwingung der Lendenwirbelsäule, das heißt, unser Hohlkreuz nimmt zu. Die Folge ist eine erhöhte Belastung der Wirbelgelenke und eine veränderte funktionelle Beanspruchung der Rumpf- und Rückenmuskulatur. Dauerhaftes Tragen hoher Absätze bewirkt darüber hinaus eine Verkürzung der rückseitigen Beinmuskulatur, dies wiederum führt zu verstärkter Hohlkreuzbelastung

Checkliste für den rückengerechten Schuh

- *Hat der Schuh die richtige Länge und richtige Weite?*
- *Orientiert sich die Schuhform an so genannten fußgerechten Naturformleisten?*
- *Hat der Schuh eine feste Fersenführung, die den Gang stabilisiert?*
- *Hat der Schuh eine ausreichende Dämpfung im Fersenbereich?*
- *Besteht der Schuh aus optimalen Materialien: Feuchtigkeitsregulierung im Schuhinnenraum, Laufsohle mit Dämpfungseigenschaften und Rutschfestigkeit?*

Schuhe anziehen

Gehen Sie zum Schuheanziehen beziehungsweise -binden in die Hocke und achten Sie dabei darauf, den Lendenwirbelsäulenbereich möglichst gerade zu halten. Alternativ können Sie den zu bindenden Schuh auf einen Stuhl stellen und das andere Bein leicht beugen. Bei dieser Vorgehensweise kann die Wirbelsäule nahezu gestreckt bleiben.

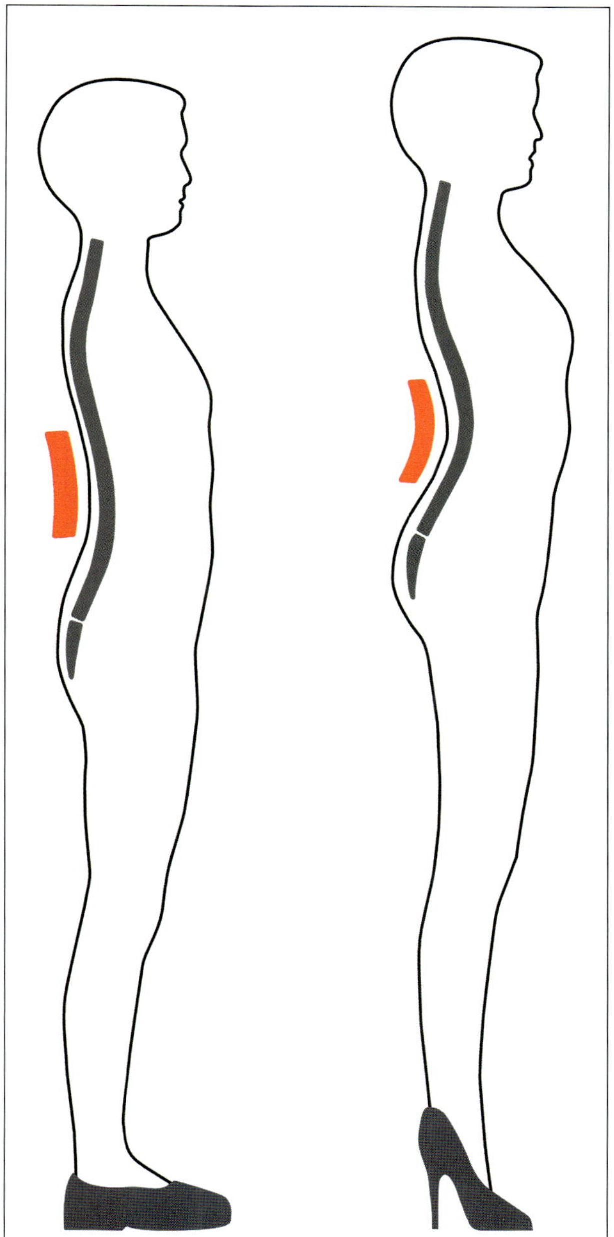

Abb. 6.26: Durch hochhackige Schuhe entsteht eine vermehrte Hohlkreuzfehlhaltung.

dann auch bei normalem Schuhwerk, ganz abgesehen von zusätzlichen Fehlbelastungen im Bereich der Kniegelenke und Sprunggelenke.

Rücken und Haushalt

Küchenarbeit, Waschen und Putzen sollten dem Rücken dank moderner Technik keine Probleme mehr bereiten. Doch weit gefehlt: Standardküchen sowie herkömmliche Putzgeräte werden den Anforderungen an ein rückenschonendes Arbeiten beziehungsweise rückenschonende Bewegungsabläufe bei weitem nicht gerecht. Geschirrspüler sind in der Regel zu niedrig eingebaut, die Arbeitsplatten sind ebenfalls zu tief, die Herdplatten zu hoch und die Schränke ebenfalls zu hoch aufgehängt.

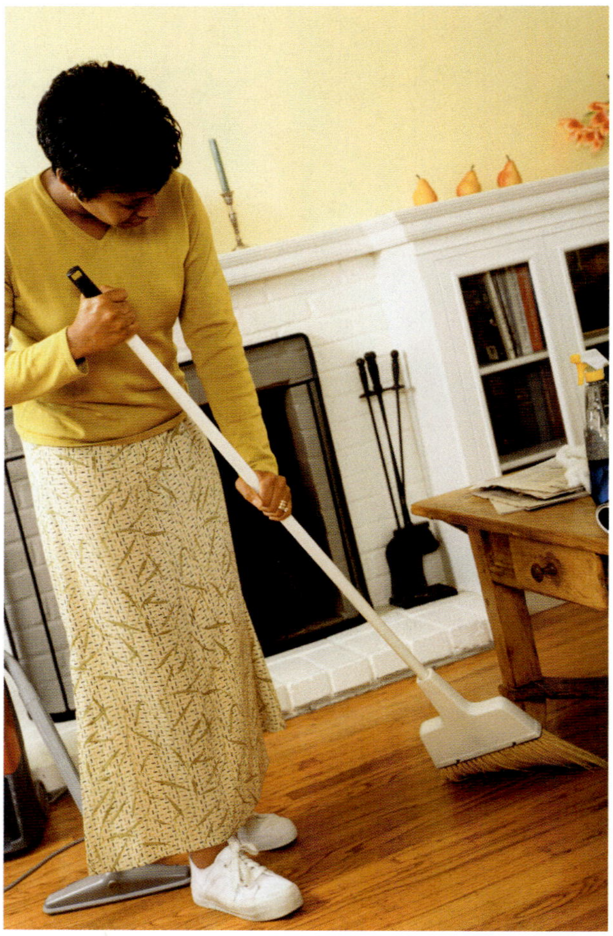

Abb. 6.27: Auch bei den alltäglichen Arbeiten im Haushalt ist der Rücken stark gefordert.

Dadurch ergeben sich zwangsläufig ungünstige Bewegungsabläufe, die sich an ganz normalen Arbeitstagen enorm summieren. Rückenschmerzen sind die Summe zahlreicher Fehler, die das Fass volllaufen lassen.

Tipps für die Küche

Auch ohne große, aufwändige Umbaumaßnahmen können Sie sich die Küchenarbeit erleichtern:

- Arbeiten Sie mit einer höhenverstellbaren Sitz- und Stehhilfe. Sie erleichtert längeres Arbeiten und ist ideal für die Wirbelsäule, denn diese bleibt einerseits beweglich und wird andererseits entlastet.
- Bringen Sie schweres und häufig genutztes Geschirr in unteren Fächern der Hängeschränke unter, dann können Sie es mit geradem Rücken herausheben.
- Bauen Sie Böden oder Körbe in die Unterschränke ein. Achten Sie jedoch darauf, dass diese ganz ausziehbar sind, so dass Sie sich beim Suchen nicht verrenken müssen.
- Bringen Sie so viele Geräte wie möglich in Augenhöhe an. Damit ersparen Sie sich wiederholtes Bücken. Es ist heute kein Problem mehr, Herdplatte und Backofen getrennt und nebeneinander einzubauen.
- Wer eine neue Küche kauft, kann gleich richtig planen und sie an seine Körpergröße anpassen. Zum Beispiel mit Arbeitsplatten in bequemer Höhe und einem abgesenkten Kochfeld.

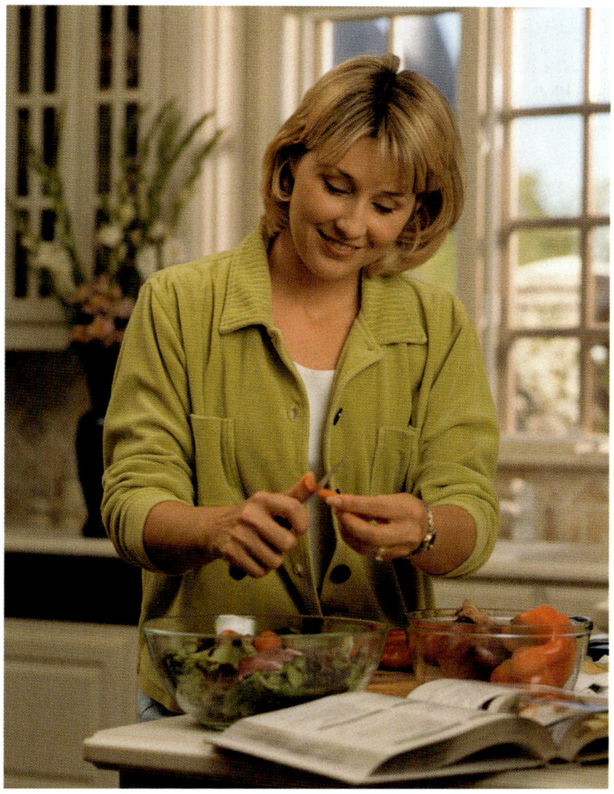

Abb. 6.28: Wichtig ist, dass Sie mit geradem Rücken in der Küche arbeiten können.

- Planen Sie den Kühlschrank nicht als Unterbau- sondern als Aufbaugerät und damit in Augenhöhe ein.
- Übrigens kann man auch Geschirrspüler und Waschmaschine körpergerecht auf Unterschränke stellen.

Tipps für den Hausputz

Zu kurze Stangen am Staubsauger, hohe Fenster und niedrige Bügelbretter sind ständige Attacken auf den Rücken, die man sich bei bewusster Planung ersparen kann.

- **Bügeln:** Benutzen Sie ein höhenverstellbares Brett zum Bügeln. Ein ausreichend hohes Bügelbrett befindet sich etwa in Beckenhöhe und ermöglicht so ein aufrechtes Bügeln ohne unnötig starke Vorbeugung. Stehen Sie recht nah am Bügelbrett und stellen Sie einen Fuß auf einen kleinen Hocker. Wechseln Sie die Seiten dabei regelmäßig ab, das heißt stellen Sie mal den rechten, mal den linken Fuß auf; Sie werden spüren, wie sich das Becken und die Wirbelsäule aufrichten. Vermeiden Sie tiefe, immer wiederkehrende Bückbewegungen, indem Sie den Wäschekorb mit der zu bügelnden Wäsche auf einen Stuhl oder einen Tisch stellen, um so eine angenehme Greifhöhe zu haben.
- **Fensterputzen:** Verwenden Sie professionelle Putzgeräte mit einem ausziehbaren Teleskopstab. So lassen sich Ecken auch ohne Verrenkungen erreichen.
- **Staubsauger:** Achten Sie darauf, dass die Griffhöhe individuell eingestellt werden kann. Wichtig ist auch, dass Sie beim Saugen dann tatsächlich am Griff – und nicht darunter – anfassen, um den Rücken möglichst gerade zu halten. Wenn Sie unter Möbeln saugen, gehen Sie in die Knie und bücken sich nicht im Kreuz.

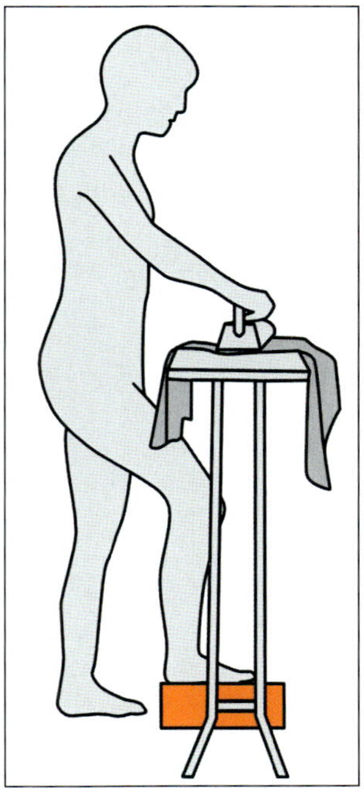

Abb. 6.29: Wenn Sie beim Bügeln so stehen, können Sie Ihre Wirbelsäule entlasten.

Tipps für die Gartenarbeit

Gartenarbeit ist meist ein entspannendes, wohltuendes Hobby, doch häufig kommt es infolge der ungewohnten Tätigkeit und Belastung zu Rückenschmerzen.

- Achten Sie auf Gartengeräte mit ausreichend langen Stielen, mittlerweile werden auch ergonomisch geformte Stielsysteme angeboten, die ein entlastenderes Arbeiten ermöglichen. Die Griffbreite der Gartengeräte sollte ausreichend groß sein. Tief gebücktes Arbeiten lässt sich zum Teil durch fahrbare Hocker vermeiden, in denen gleichzeitig ausreichend Platz für die erforderlichen Gartengeräte ist.

- Durch die körperliche Belastung schwitzt man, gleichzeitige Zugluft führt zu einer reflektorischen Verspannung der Rückenmuskulatur und kann so den Hexenschuss auslösen. Achten Sie deshalb auf einen bedeckten Rücken, wechseln Sie gegebenenfalls das Hemd, wenn Sie verschwitzt sind, und vermeiden Sie Zugluft.

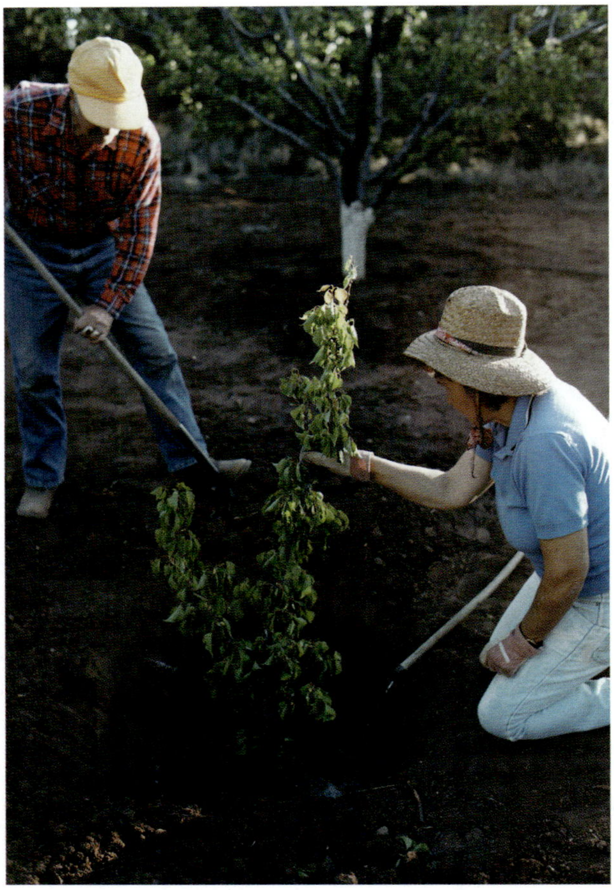

Abb. 6.30: Auch die Gartenarbeit birgt Gefahren für Ihren Rücken.

- Orientieren Sie sich hinsichtlich der Bück-, Hebe- und Tragebelastungen an den Grundregeln der Rückenschule. Denken Sie daran, Lasten möglichst nah am Körper zu heben, um den Schwerpunkt möglichst nahe an der Körpermitte zu halten. Mit zunehmender Entfernung des Schwerpunktes von der Körpermitte kann sich die Belastung im Wirbelsäulenbereich vervielfachen.

- Benutzen Sie so oft wie möglich Hilfsmittel, anstatt Dinge zu heben und zu tragen. Im Garten bieten sich Schubkarren oder Ähnliches an. Leisten Sie sich einen langen Gartenschlauch. Sie ersparen sich das Tragen schwerer Gießkannen.

- Da sich das Heben und Tragen gerade im Garten nicht völlig vermeiden lassen, achten Sie darauf, sich beim Heben und Tragen nicht im Rumpf zu verdrehen. Solche Verdrehungen unter gleichzeitigen Gewichtsbelastungen fördern das Zerspleißen der Faserringe unserer Bandscheiben und sind nicht selten Auslöser akuter Rückenschmerzen.

Rücken und Schlafen

Erholsamer und entspannter Nachtschlaf regeneriert Köper und Geist. Schlafstörungen beeinträchtigen oder verhindern dies.

Häufige Ursachen für Schlafstörungen sind die Folgenden:

- **Lärm:** Lärm und Geräusche beeinträchtigen das Schlafverhalten nachhaltig. Auch ein schnarchender Partner kann den eigenen Schlaf erheblich stören. Versuchen Sie, sich mit einem Nackenkissen zu helfen oder stellen Sie das Kopfteil des Bettes etwas höher, hilft das nicht, konsultieren Sie einen Facharzt.

- **Licht:** Straßenlaternen, Leuchtreklamen, Scheinwerferlicht etc. beeinträchtigen den Schlaf. Sorgen Sie für ausreichende Verdunkelung.

- **Stress:** Psychische Beanspruchungen jeglicher Art beeinträchtigen den Schlaf. Versuchen Sie, die Ursache abzustellen, gelingt dies nicht, suchen Sie vor dem Einschlafen Entspannung durch Autogenes Training oder andere Entspannungstechniken.

Nicht jedes Bett erlaubt auch unserem Rücken einen gesunden Schlaf. Daher sollten Sie vor allem auf die Ausstattung Ihres Schlafplatzes achten. Die folgenden Punkte sind besonders wichtig.

- **Bett:** Zu weiche oder durchgelegene Matratzen bieten keine erholsame Grundlage für eine regenerierende Nachtruhe. Wir verändern unsere Schlafposition etwa 50 Mal pro Nacht. Aus diesem Grund ist eine ausreichende Bewegungsfreiheit wichtig. Ein Einzelbett sollte einen Meter breit sein und die Bettlänge sollte die Körpergröße um 20 Zentimeter überschreiten. Je höher das Bett, desto leichter fällt das Aufstehen, ideal sind Betthöhen zwischen 45 und 55 Zentimetern.

- **Raumklima:** Empfehlenswert ist eine Raumtemperatur von etwa 18–20 °C und eine mittlere Luftfeuchtigkeit von etwa 50 Prozent. Individuelle Wärme- oder Kälteempfindlichkeiten sollten darüber hinaus durch die Materialien der Bettausstattung gesteuert werden. In Abhängigkeit von der Jahreszeit sollte die Temperatur im Bett etwa zwischen 28 und 32 °C liegen.

- **Matratze:** Unsere Wirbelsäule liegt ideal auf einer flexiblen Unterlage, die den Körperformen Rechnung trägt und durch

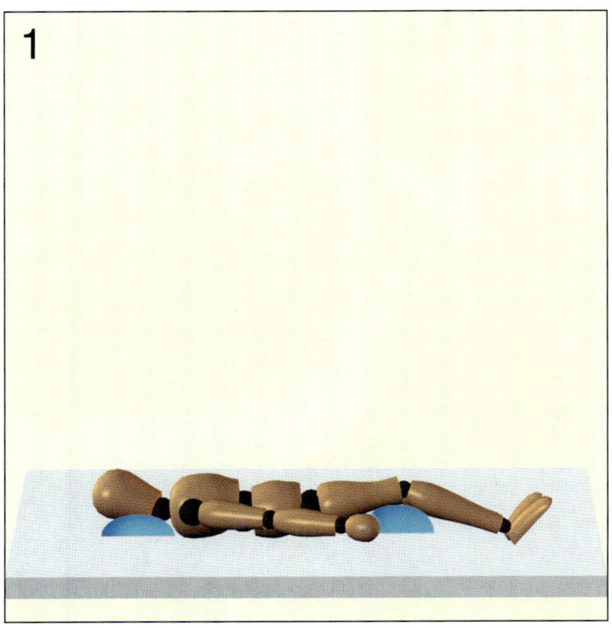

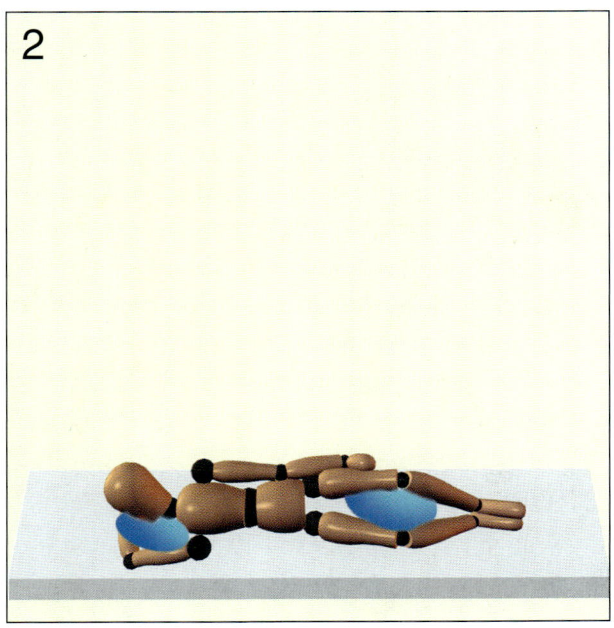

Abb. 6.31 und 6.32: (1) In der Rückenlage sollten Sie ein Kissen oder eine zusammengerollte Decke unter die Knie legen. (2) In der Seitenlage hält ein Kissen zwischen den Knien die Wirbelsäule gerade.

Der Tipp

Versuchen Sie vor dem Matratzen- beziehungsweise Bettenkauf das System auszutesten. Sofern dies nicht zu Hause möglich ist, lassen Sie sich ausreichend Zeit und testen im Geschäft mit leichter Kleidung (nicht im Mantel) Bett und Kopfkissen.

entsprechendes Nachgeben beziehungsweise Abstützen unsere Wirbelsäule in einer Position hält, die in etwa ihrer Form im Stehen entspricht. Um dies zu gewährleisten, muss der Schultergürtel etwas einsinken können, Kopf und Nacken müssen Unterstützung finden. Im Lendenwirbelsäulenbereich braucht es wieder mehr Unterstützung und im Beckenbereich etwas mehr Nachgiebigkeit. Auch dem unterschiedlichen Gewicht unserer Körperabschnitte muss die Matratze Rechnung tragen, so sinkt der Rumpf stärker ein als Arme und Beine. Neben diesen mechanischen Forderungen muss die Matratze ein trockenes, warmes Bettklima gewährleisten. Besonders bewährt haben sich Matratzensysteme aus PUR-Schaum oder Latex in Kombination mit dem passenden Lattenrost. Selbst die beste Matratze erfüllt ihre Aufgabe höchstens zehn Jahre lang, dann sollte sie ausgetauscht werden.

- **Kopfkissen:** Auf dem Kopfkissen sollten Kopf und Nacken liegen, der Schultergürtel gehört nicht auf das Kopfkissen. Aufgabe des Kopfkissens ist es, die Halswirbelsäule entsprechend zu stützen und den Kopf zu betten. Aus diesem Grund soll sich die Kissenform der individuellen Form des Einzelnen anpassen. Spezielle Nackenkissen gewährleisten dies durch eine vorgeformte Muldung für den Kopf und eine Erhöhung im Bereich der Halswirbelsäule.

Nach dem Aufwachen

Nach dem Aufwachen schläft der Kreislauf in der Regel noch und die Durchblutung im Bereich der Rückenmuskulatur befindet sich noch auf niedrigem Niveau. Nutzen Sie diese Phase für ein kurzes Gymnastikprogramm, mit dem der Kreislauf aktiviert und die Durchblutung der Muskulatur gesteigert werden:

- Drehen Sie sich in die Rückenlage und fahren Sie langsam und gleichmäßig „Rad“. Nehmen Sie sich für diese Übung zwei bis drei Minuten Zeit.
- Bleiben Sie auf dem Rücken liegen, heben Sie ein Bein gestreckt leicht an und beschreiben Sie langsam kreisend ein O. Wiederholen Sie dies je Seite zehn Mal im Zeitlupentempo.
- Beugen Sie die Beine in Hüfte und Knie und ziehen die Beine wechselnd langsam und vorsichtig in Richtung Brust. Strecken Sie sich anschließend ausgiebig.

Bereits beim Aufstehen aus dem Bett können Sie Ihre Wirbelsäule schonen.

Zähneputzen

Nach dem Aufstehen folgt in der Regel das Zähneputzen, die nächste Gelegenheit, die Wirbelsäule zu entlasten. Meistens stehen wir mit vorgebeugtem Oberkörper im Halbschlaf recht unkonzentriert vor dem Waschbecken. In dieser vorgebeugten Stellung kommt es zu unnötig hohen Druckbelastungen in den Bandscheibenräumen. Gehen Sie leicht in die Knie, strecken Sie die Wirbelsäule dadurch und stützen Sie sich mit der freien Hand auf dem Waschbecken ab.

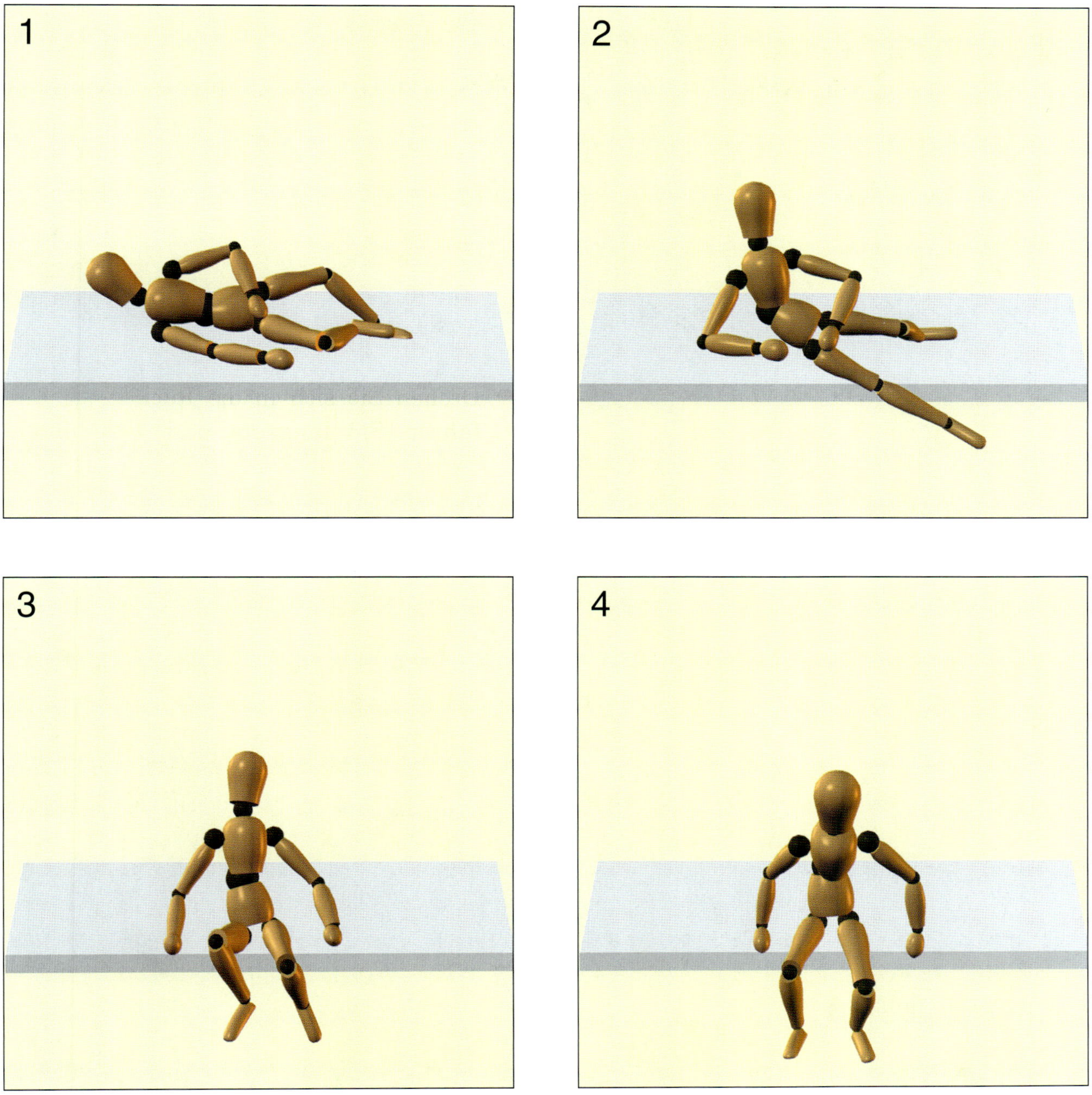

Abb. 6.33–6.36: (1) Drehen Sie sich zum Bettrand in die Seitenlage. (2) Spannen Sie die Bauchmuskulatur an und richten Sie sich mit Unterstützung der Arme seitlich auf. (3) Lassen Sie die Beine zu Boden sinken. (4) Stehen Sie mit Hilfe der Arme auf.

Gehen Sie dazu wie oben abgebildet vor.

Sie vermeiden mit dieser Vorgehensweise ein starkes Abknicken zwischen Lendenwirbelsäule und Becken. Erleichtert wird ein solch rückenschonendes Aufstehen durch eine entsprechende Betthöhe. Moderne Bettsysteme sind häufig zu niedrig, günstiger sind höhere Betten.

Rücken und Schwangerschaft

Je weiter fortgeschritten die Schwangerschaft ist, desto mehr wird die Wirbelsäule beansprucht. Schon dies alleine überfordert häufig unsere Wirbelsäule und es ist kein Wunder, dass jede weitere Belastung – langes Sitzen oder schwere Einkaufstaschen –

Sport für Schwangere

Bedenken Sie, Schwangerschaft ist keine Krankheit. Bei unkomplizierter Schwangerschaft sind Sie lange sportlich leistungsfähig. Die beste sportliche Betätigung für Schwangere ist zweifellos das Schwimmen. Es entspannt und kräftigt gleichzeitig und ermöglicht darüber hinaus Bewegungen ohne die Last des erhöhten Körpergewichts.
Es gibt zahlreiche Übungen zur Entlastung des Rückens, die speziell in der Schwangerschaftsgymnastik vermittelt werden. Entsprechende Kurse bieten unter anderem Kliniken und Volkshochschulen an.

das Fass zum Überlaufen bringen und der Rücken schmerzt.

Schwangere sollten auch ihrem Rücken besondere Aufmerksamkeit gönnen und ihm täglich etwas Gutes tun:

- Entspannen Sie zwei- oder dreimal am Tag für fünf bis zehn Minuten in der Stufenbettlagerung.
- Wenn Sie schon sitzen müssen, dann entspannen Sie sich zwischendurch, indem Sie mit leicht gespreizten Beinen sitzen und die Unterarme auf die Tischplatte auflegen.
- Prüfen Sie Ihre Matratze: Die Wirbelsäule braucht einen festen Halt; wählen Sie lieber eine etwas härtere Matratze. Wenn Sie mit dem zunehmend runderen Bauch lieber in der Seitenlage schlafen, legen Sie ein Kissen zwischen die Knie, das entlastet die Lendenwirbelsäule. In der Rückenlage unterlegen Sie die Knie, damit sie leicht gebeugt sind, dies führt zu einer günstigeren Kippung des Beckens.
- War der Tag stressig, verwöhnen Sie sich mit einem warmen Bad mit durchblutungsfördernden Zusätzen. Achten Sie darauf, dass das Wasser nicht wärmer als 37 °C ist und bleiben Sie nicht länger als 15 Minuten in der Wanne.
- Bei der Hausarbeit, beim Kochen oder Bügeln sollten Sie einen Stehhocker verwenden.
- Das Tragen schwerer Lasten ist nicht nur aus orthopädischer Sicht zu vermeiden.

Rücken und Sex

Eine der beliebtesten Tätigkeiten des Menschen ist bei akuten Kreuzschmerzen nicht möglich. Aber auch eine „instabile Wirbelsäulensituation" kann einem den Spaß verderben. Auch hier ist wichtig: Achten Sie sensibel auf die Reaktion Ihrer Wirbelsäule. Helfen Sie sich beispielsweise mit Kissen unter den Knien oder unter dem Gesäß. Man kann nur entspannt genießen, wenn der Rücken nicht schmerzt. Bei abklingenden Rückenschmerzen kann Sex durchaus einen unterstützenden therapeutischen Effekt haben. Achten Sie auf eine schmerzfreie Stellung und auf lockere entspannte Bewegungen des Beckens.

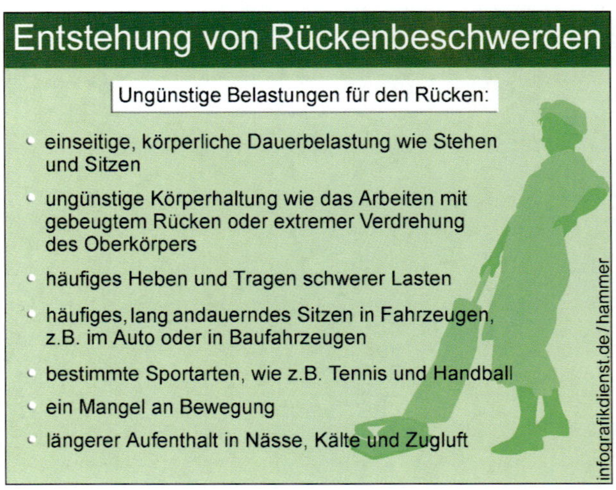
Entstehung von Rückenbeschwerden
Ungünstige Belastungen für den Rücken:
einseitige, körperliche Dauerbelastung wie Stehen und Sitzen
ungünstige Körperhaltung wie das Arbeiten mit gebeugtem Rücken oder extremer Verdrehung des Oberkörpers
häufiges Heben und Tragen schwerer Lasten
häufiges, lang andauerndes Sitzen in Fahrzeugen, z.B. im Auto oder in Baufahrzeugen
bestimmte Sportarten, wie z.B. Tennis und Handball
ein Mangel an Bewegung
längerer Aufenthalt in Nässe, Kälte und Zugluft
infografikdienst.de/hammer

Die Rückenschule

Die Ziele der Rückenschule

Die Inhalte

Die goldenen Regeln

Die Hauptursachen für Rückenschmerzen sind Bewegungsmangel, Bewegungsmonotonie, Fehlhaltungen, Muskelschwächen und psychische Faktoren.
In einer Rückenschule lernen die Teilnehmer rückengerechte Körperhaltungen, wie zum Beispiel das Sitzen, das Stehen, das Liegen, und rückengerechte Bewegungsabläufe, wie zum Beispiel das Bücken, das Heben und das Tragen. Zusätzlich dehnen und kräftigen die Teilnehmer ihre wichtigsten Muskelgruppen und erfahren die wohltuende Wirkung unterschiedlicher Entspannungsverfahren.

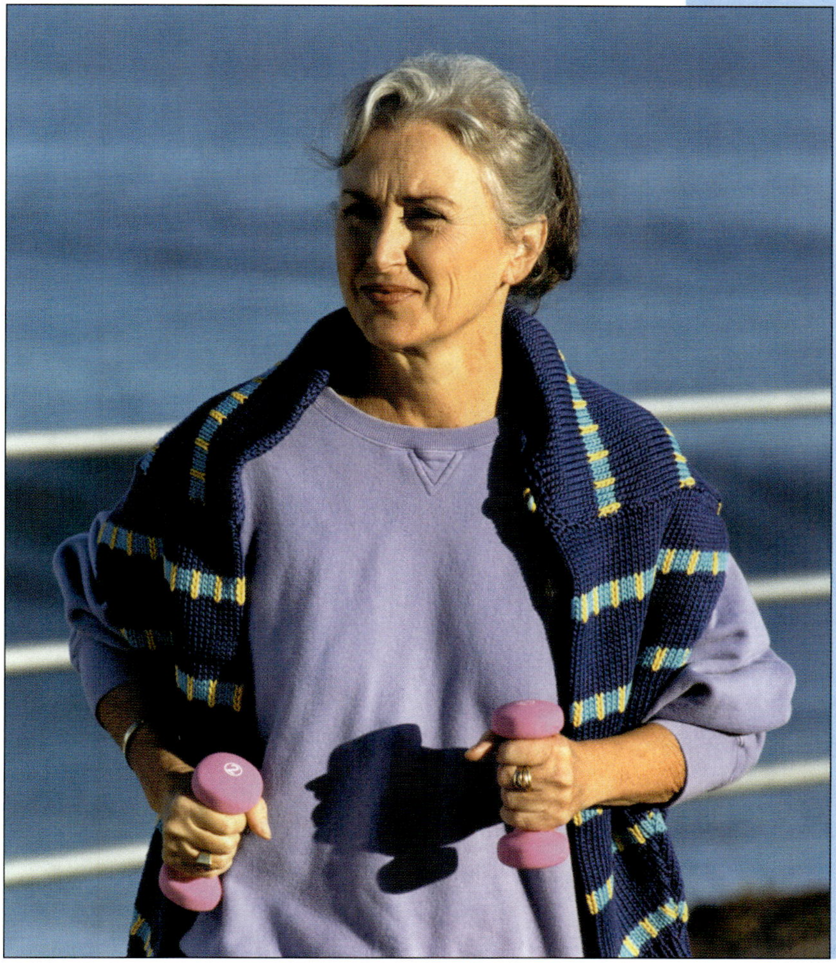

Was vermittelt die Rückenschule?

- *Erläuterung von Aufbau und Funktion der Wirbelsäule*
- *Förderung des Bewusstseins über die Zusammenhänge von Schmerz und Bewegungsverhalten*
- *Information über rückengerechte Verhaltensweisen*
- *Vermittlung von Maßnahmen zur Selbsthilfe*

Rückenschulkurse zielen sowohl vorbeugend als auch rehabilitativ auf das Erlernen von rückenschonenden Verhaltensweisen und das Schaffen von rückengerechten Verhältnissen wie beispielsweise bandscheibengerechte Betten, ergonomische Bürostühle und so weiter.

Vorausgesetzt, dass die Kurse von qualifizierten Kursleitern geleitet und die vermittelten Inhalte von den Teilnehmern lebensbegleitend im Alltag umgesetzt werden, sind diese Maßnahmen ein bewährtes und erfolgreiches Konzept zur Vorbeugung und Linderung von Rückenschmerzen.

Das Ziel der Rückenschule

Zentrales Ziel von Rückenschulen ist die Veränderung gewohnheitsmäßiger, rückenunfreundlicher Verhaltensweisen. Es geht vor allem um das Erlernen wirbelsäulengerechter Bewegungsformen und Körperhaltungen sowie deren selbstständige Anwendung im individuellen Alltag und Beruf. Die zu verändernden Verhaltensweisen sind Bewegungsabläufe und Verhaltensweisen, die über Jahrzehnte täglich vielfach ausgeführt werden, ohne dass es jemals zu Schmerzen gekommen ist. Dadurch wird rückenbelastendes Verhalten zu einer stark änderungsresistenten Gewohnheit. Es reicht daher in aller Regel nicht aus, Patienten nur über die Inhalte der Rückenschule zu informieren.

Das neue, rückenfreundliche Haltungs- und Bewegungsverhalten muss vielmehr ganzheitlich, das heißt gleichzeitig auf folgenden Ebenen geschult werden:

- auf der Erkennungsebene,
- auf der Bewegungsebene,
- auf der Gefühlsebene,
- auf der Gesellschaftsebene.

Ferner muss es durch bewährte Verfahren der Verhaltensveränderung, zum Beispiel der systematischen Selbstbeobachtung, ergänzt werden.

Rückenschule für Kinder

Bei Kindern ist sicherlich der Begriff „Haltungsförderung“ besser angebracht. Diese sollte möglichst schon im Vorschulalter beginnen. Nach dem Prinzip „Was Hänschen nicht lernt, lernt Hans nimmermehr“ benötigen gerade die sich in der Reifung und Entwicklung befindlichen Kinder gezielte Bewegungsförderangebote, damit sie sich gesund entwickeln können.

Die Inhalte

Die einzelnen Rückenschulkurse und -programme setzen sich aus verschiedenen Elementen und Inhalten zusammen, wobei deren Gewichtung je nach Ausrichtung und

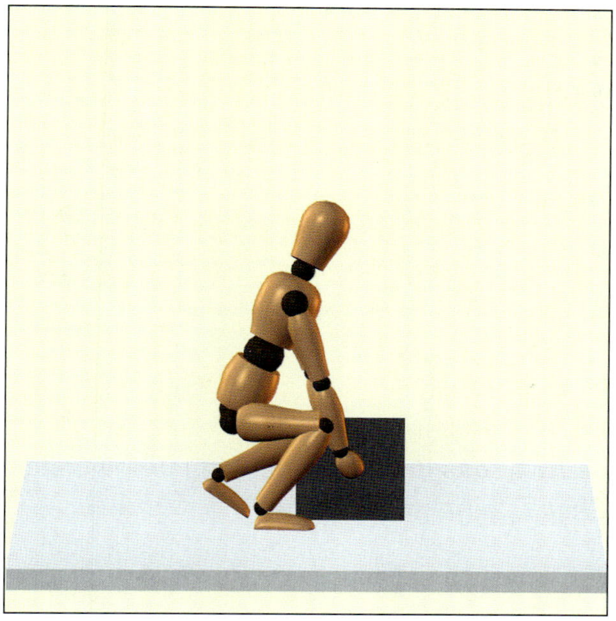
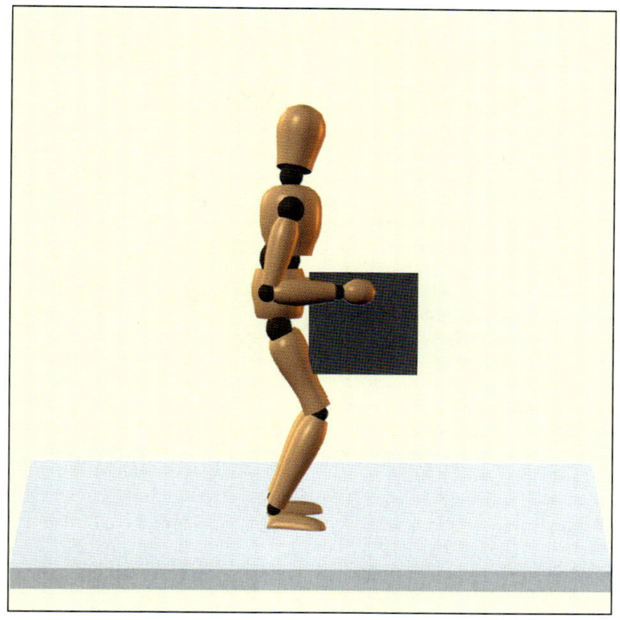

Abb. 7.1 und 7.2: Richtig heben

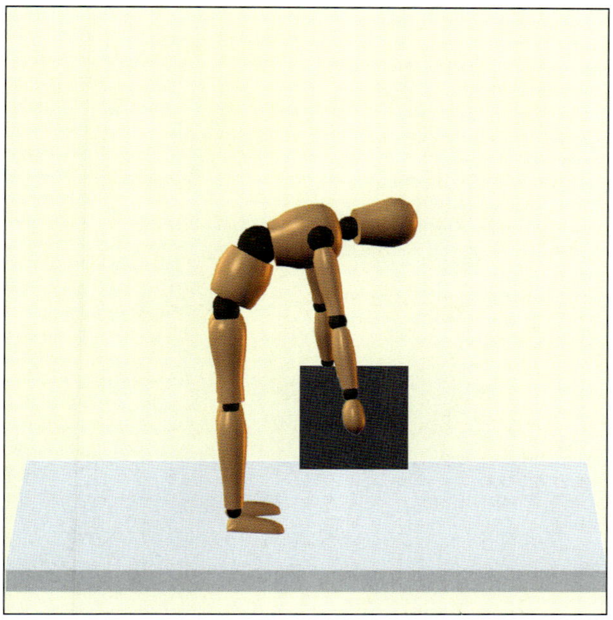
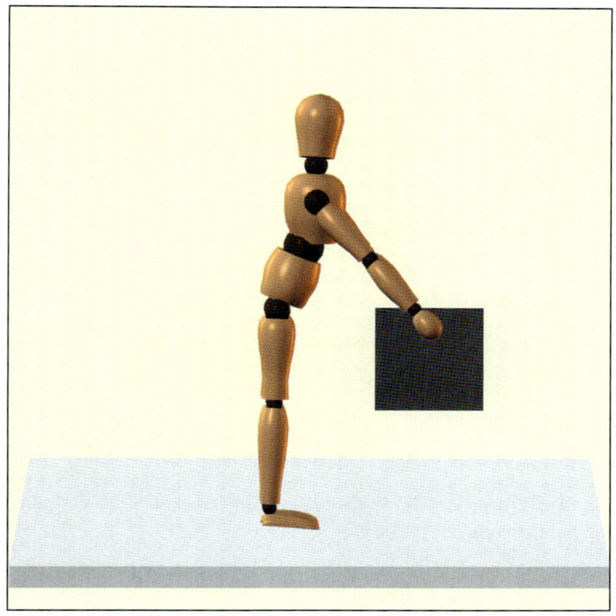

Abb. 7.3 und 7.4: Falsch heben

Zielsetzung der individuellen Rückenschule durchaus unterschiedlich sein kann. Hier seien die wichtigsten Punkte genannt:

Verhalten im Alltag

- Haltung und Bewegung werden individuell korrigiert.
- Rückengerechte Hebe- und Tragetechniken werden so eingeübt und trainiert, dass sie auch in den Alltag umgesetzt werden können.

Bewegung

- Über weiterführende rückenschonende Bewegungsaktivitäten wird informiert.

- Gymnastische Übungen zur gezielten Kräftigung und Dehnung einzelner Muskelgruppen werden durchgeführt.
- Anleitungen werden gegeben für das gezielte, individuell angemessene Rückentraining zu Hause.

Entspannung

- Über verschiedene Formen der Entspannung wird informiert.
- Entspannungstechniken, wie beispielsweise die so genannte progressive Muskelentspannung, werden durchgeführt und trainiert.
- Anleitungen für selbstständig durchzuführendes Entspannungstraining werden vermittelt.

Umgang mit Schmerz

- Verschiedene Möglichkeiten des Umgangs mit Schmerz sowie das Erlernen verschiedener Formen zur Bewältigung des Schmerzes stehen im Vordergrund.
- Verschiedene Möglichkeiten zum Umgang mit Schmerz werden erprobt, so dass sie auch im Alltag umgesetzt werden können.

Spezielle Programme für bestimmte Arbeitsplätze

Natürlich haben der technische Fortschritt und die verbesserte Ergonomie die körperliche Belastung in der Arbeitswelt seit einigen Jahrzehnten deutlich verringert. Diese positive Entwicklung wird aber durch die gleichzeitig gestiegene Monotonie der Arbeitshaltungen und durch die Zunahme der psychischen Stressoren negativ beeinflusst.
Das Betriebsproblem „Rückenschmerz" hat vielfältige Ursachen und kann, was wissenschaftlich nachgewiesen wurde, mit den Instrumenten der betrieblichen Gesundheitsförderung verringert werden. Ein wichtiger Baustein sind demnach arbeitsplatzbezogene Rückenschulmaßnahmen, die sowohl verhaltens- als auch verhältnispräventiv ausgerichtet sind.
In diesen Maßnahmen lernt der Mitarbeiter, seine Arbeitshaltungen und seine Bewegungsabläufe rückenschonend durchzuführen. Ergänzt werden diese Programme durch spezielle Gymnastik- und Entspannungsanleitungen.
Die arbeitsplatzbezogenen Rückenschulprogramme gibt es beispielsweise in der Alten- und Krankenpflege, im Baugewerbe, für Bildschirmarbeitsplätze, im KFZ-Handwerk und für Gabelstaplerfahrer.

Arbeitsplatz

- Über die rückengerechte Arbeitsplatzgestaltung (Tischhöhe, Sitzkissen etc.) wird informiert.
- Die „Rückenfreundlichkeit" des Arbeitsplatzes wird von Experten überprüft oder es werden Anleitungen zur persönlichen Analyse des Arbeitsplatzes gegeben.

Die goldenen Regeln

Es gibt die so genannten fünf goldenen Regeln, die in jeder Rückenschule das Grundgerüst bilden. Sie seien auch an dieser Stelle erwähnt:

1.
Bewege dich!

2.
Halte deinen Rücken gerade!

3.
Verändere beim Sitzen möglichst oft deine Sitzposition!

4.
Geh beim Bücken in die Hocke!

5.
Verteile Lasten und halte sie nah am Körper!

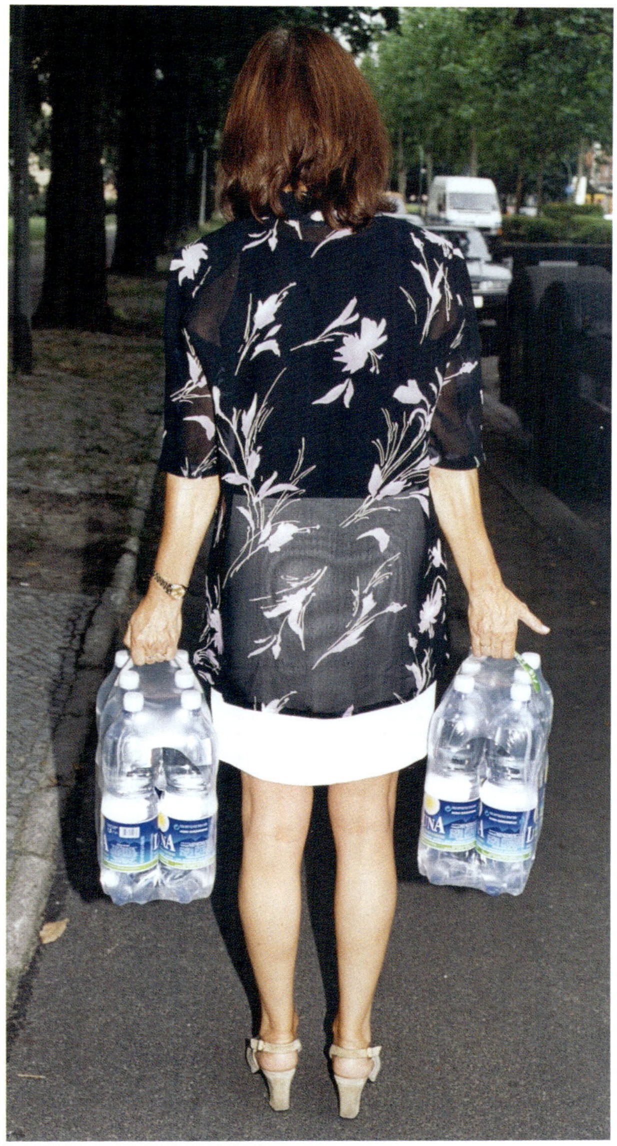

Abb. 7.5: Verteilen Sie Lasten gleichmäßig und halten Sie sie nah am Körper.

Auch wenn wir es schon tausend Mal gehört haben, tragen wir Lasten meistens falsch und belasten unseren Rücken damit ungemein.

Dabei gibt es auch für diese Bewegungsabläufe lediglich einige wenige Regeln zu beachten:

- Keine Last mit gestreckten Beinen und gekrümmtem Rücken vom Boden aufheben, sondern die Füße möglichst nahe an die Last bringen und zum Anheben der Last in die Hocke gehen. Aus den Knien heraus anheben. Auch zum Absetzen der Last in die Hocke gehen.
- Schwere Lasten nach Möglichkeit aufteilen oder nur zusammen mit einer zweiten Person heben.
- Lasten immer dicht am Körper tragen und den Körper nicht zur Gegenseite abwinkeln.
- Einseitige Belastungen vermeiden und Lasten, wenn möglich, auf beide Arme verteilen.

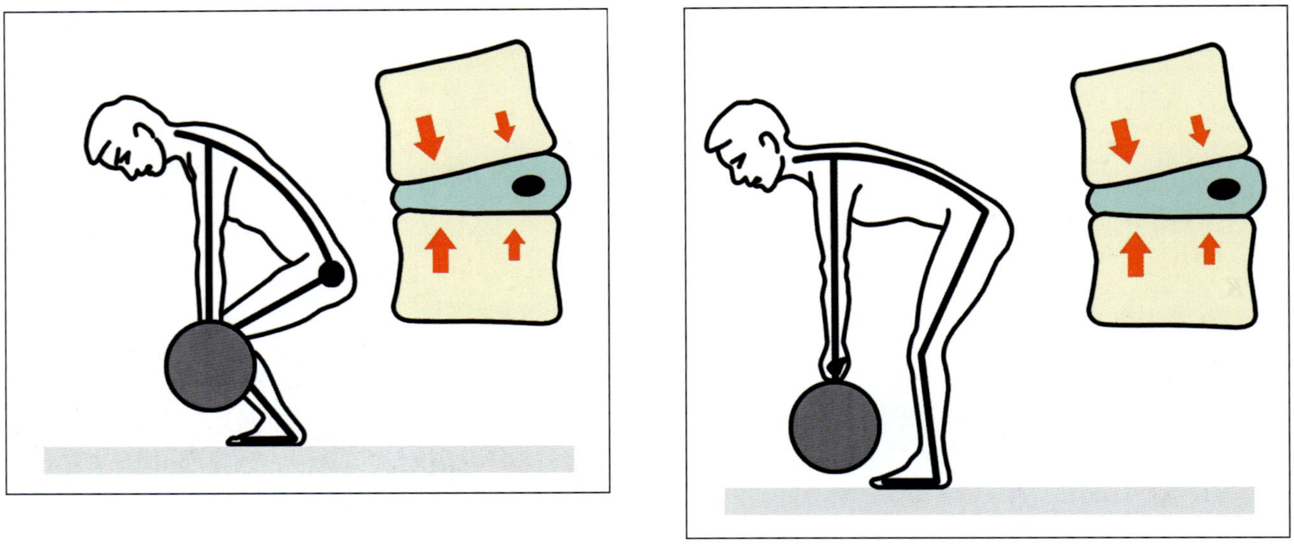

Abb. 7.6 und 7.7: Heben und tragen Sie Lasten nicht mit gebeugtem Rücken, denn dies fördert den vorzeitigen Verschleiß der Bandscheiben.

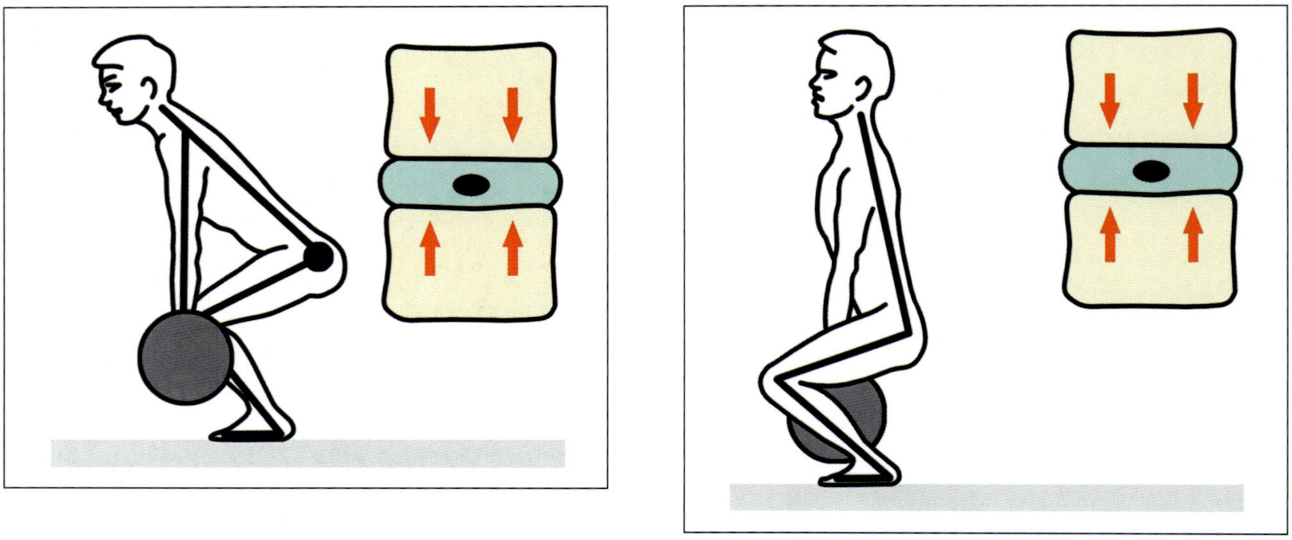

Abb. 7.8 und 7.9: Wenn Sie die Lasten mit geradem Rücken heben, sind die Belastungen für Wirbelsäule und Bandscheiben geringer.

Aktive Rückenübungen

Übungen für Hals- und Brustwirbelsäule
Kräftigung der Schulter-Nacken-Muskulatur
Kräftigung der Schulter- und Brustmuskulatur
Kräftigung der Halswirbelsäule und Nackenmuskulatur
Übungen für die Lendenwirbelsäule
Entspannungsübung
Kräftigung der Bauchmuskulatur
Kräftigung der Rumpfmuskulatur
Stabilisierung der Rückenmuskulatur
Die kleine Bandscheibengymnastik
Wichtig: Stretching nicht vergessen!
Allgemeine Regeln

Der Mensch ist ein „Steppen- und Savannenläufer". Unsere sitzende Lebensweise ist Gift für unsere Wirbelsäule. Gerade in puncto Rückenschmerzen ist wissenschaftlich anerkannt, dass die Muskulatur „rund um die Wirbelsäule" wie ein Stützkorsett wirkt. Ist es schwach oder ungleichmäßig ausgebildet, begünstigt dies im hohen Maße Rückenschmerzen. Im Umkehrschluss lässt sich also definitiv feststellen, dass ein gezieltes Muskelaufbautraining Rückenschmerzen nicht nur lindern, sondern im Vorfeld bereits verhindern kann.

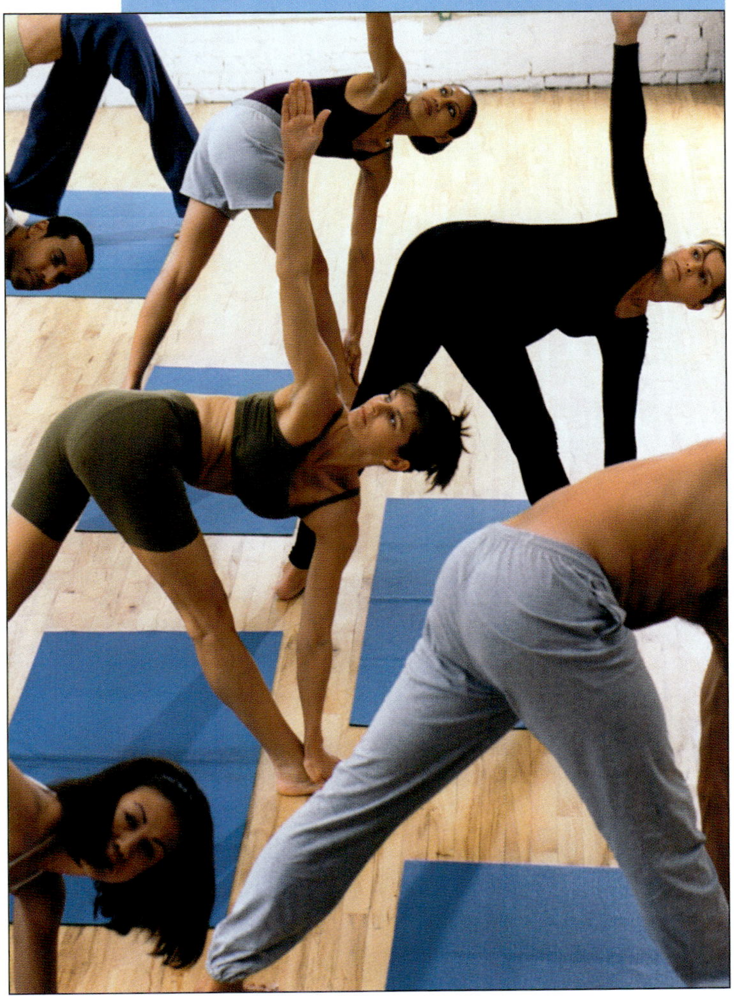

Wenn Sie es schaffen, regelmäßiges Training – wie das Zähneputzen – fest in Ihren Alltag zu integrieren, bringen Sie Ihren Rücken in relativ kurzer Zeit so richtig in Form.

Dabei sind folgende Punkte zu beachten:

- Trainieren Sie regelmäßig. Täglich fünf Minuten sind besser als eine Stunde in der Woche.
- Erwarten Sie am Anfang nicht zu viel. Haben Sie Geduld, Erfolge stellen sich nicht sofort ein, kommen aber bei längerem Üben ganz sicher.
- Beginnen Sie langsam mit den Bewegungsübungen und steigern Sie sich allmählich. Kämpfen Sie nie gegen sich selbst, denn ein Zuviel bringt genau so wenig wie ein Zuwenig.
- Üben Sie immer in die Richtung hinein, die nicht oder nur wenig schmerzt. Übermäßige Bewegungen in geschädigten Rückenteilen sollten Sie auf jeden Fall meiden.
- Wiederholen Sie jede Übung zwei bis drei Mal. Gönnen Sie sich Zwischenpausen von circa 15 Sekunden.

Der Gymnastikball

Nutzen Sie einen Gymnastikball und setzen Sie sich zwischendurch darauf. Das lockert die Bandscheiben, bringt die Wirbelsäule wieder ins Lot und trainiert sanft die Rückenmuskulatur:
Setzen Sie sich aufrecht auf den Ball, und stellen Sie die Füße etwas mehr als hüftbreit auseinander fest auf den Boden. Versuchen Sie dann, ganz leicht zu wippen, ohne den Halt zu verlieren.

- Bei den Spannungsübungen sollten Sie versuchen, die Spannung pro Übungseinheit für mindestens zehn Sekunden zu halten.
- Achten Sie bei jeder Übung auf die Atmung. Atmen Sie immer gleichmäßig: Bei der Anstrengung ausatmen, mit der Entlastung einatmen!

Übungen für Hals- und Brustwirbelsäule

Kräftigung der Schulter-Nacken-Muskulatur

Übung 1: Setzen Sie sich mit geradem Rücken auf einen Stuhl und achten Sie darauf, dass Ihre Füße schulterbreit und gerade auf dem Boden stehen. Stemmen Sie die Füße nun auf den Boden, wobei Sie Gesäß- und Bauchmuskulatur anspannen. Dies wird als Grundspannung bezeichnet.

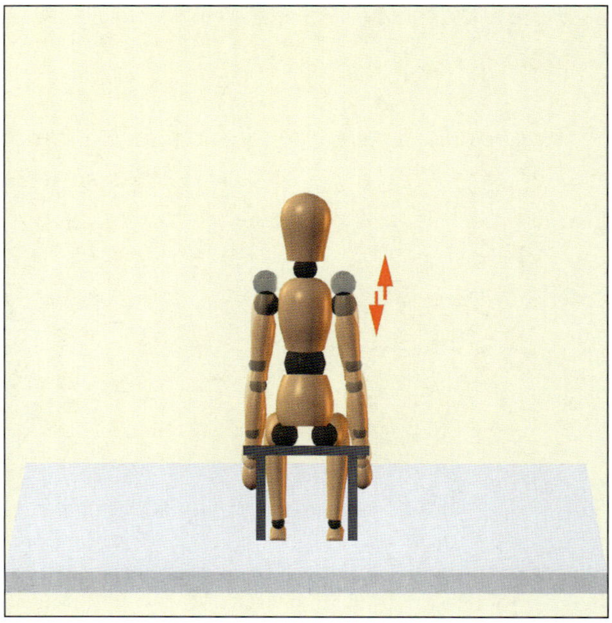

Abb. 8.1: Übung 1

Die Grundhaltung

Für alle Übungen im Stehen gilt die gleiche Grundhaltung: Stehen Sie gerade und drücken Sie die Knie nicht ganz durch, indem Sie die Beine etwas anwinkeln. Die Füße stehen schulterbreit auf dem Boden, die Bauchmuskeln sind angespannt.

Strecken Sie Ihre Wirbelsäule, indem Sie die Schultern aktiv nach unten drücken. Der Kopf zieht nach oben. Nun ziehen Sie die Schultern nach oben und wieder nach unten, wobei Sie immer die Spannung halten. Anschließend kreisen Sie ebenfalls in der Grundhaltung die Schultern vorwärts und rückwärts. Achten Sie dabei immer auf eine entspannte Kopfhaltung.

Übung 2: Nehmen Sie die Grundhaltung ein. Nehmen Sie in jede Hand eine volle Wasserflasche oder eine leichte Hantel (1 Kilogramm). Heben Sie die Flaschen seitlich neben Ihrem Körper bis auf Schulterhöhe. Achten Sie dabei darauf, dass die Arme leicht angewinkelt sind. Kurz halten, dann langsam ablassen. Stoppen, kurz bevor die Flaschen Ihre Oberschenkel berühren. Drei Durchgänge.

Übung 3: Nehmen Sie die Grundhaltung ein. Rollen Sie eine Zeitung zusammen. Greifen Sie beide Enden. Handrücken nach oben, Ellenbogen auf Schulterhöhe. Ziehen Sie die Zeitung langsam auseinander. Steigern Sie die Kraft dabei, so weit Sie können. Halten Sie den Oberkörper ganz gerade! 15 Sekunden fest ziehen. Dann kurz auslockern.

Übung 4: Legen Sie sich auf den Bauch. Die linke Faust kommt in den unteren Rücken, die rechte vor Ihren Kopf. Drücken Sie die Fußspitzen auf den Boden. Heben Sie jetzt gleichzeitig Kopf und Fäuste hoch, während Ihr Blick zum Boden gerichtet ist. 15 Sekunden halten, dann ablegen und die Seite wechseln.

Kräftigung der Schulter- und Brustmuskulatur

Übung 5: Setzen Sie sich mit geradem Rücken auf einen Stuhl. Nun drücken Sie die Schultern nach hinten unten, indem Sie die Schulterblätter zusammenführen. Halten Sie diese Spannung einige Sekunden und schieben Sie dann die Schultern nach vorne oben, also zur Nase hin. Achten Sie darauf, dass der Kopf nach oben zieht und die Grundspannung erhalten bleibt.

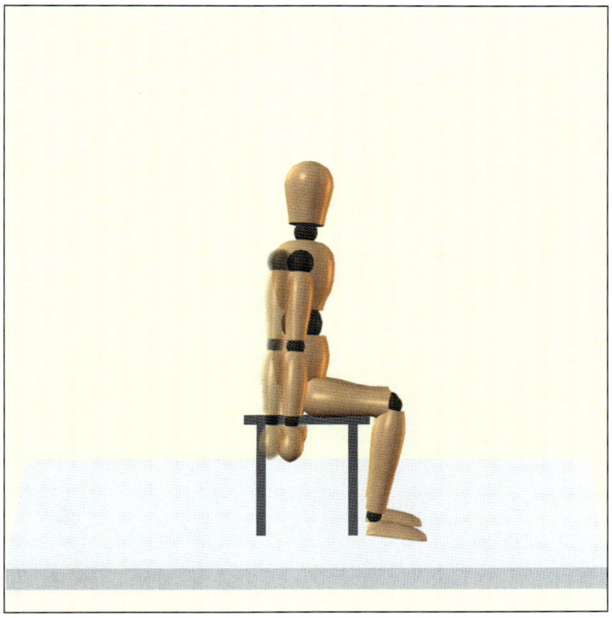

Abb. 8.2: Übung 5

Übung 6: Nehmen Sie die Grundhaltung ein. Nehmen Sie in jede Hand eine volle Wasserflasche. Halten Sie beide senkrecht vor Ihre Schultern. Strecken Sie jetzt zuerst den linken Arm weit nach vorne. Ziehen Sie gleichzeitig den rechten Arm weit nach hinten, als ob Sie eine Bogensehne spannen.

Achten Sie darauf, dass Sie sich nicht in der Hüfte drehen! Halten Sie die Spannung kurz und wechseln Sie dann die Seite. Drei Durchgänge insgesamt.

Kräftigung der Halswirbelsäule und Nackenmuskulatur

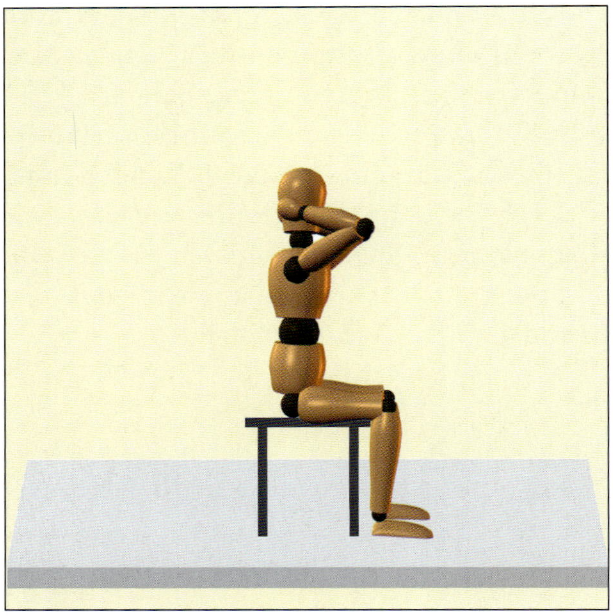

Abb. 8.3: Konzentrieren Sie sich auf Spannung und Entspannung.

Übung 7: Setzen Sie sich auf einen Hocker. Der Rücken ist gerade, die Füße drücken schulterbreit auseinander auf den Boden, Gesäß- und Bauchmuskulatur sind angespannt. Verschränken Sie nun Ihre Hände hinter dem Kopf und bauen Sie durch Druck gegen die Hände langsam Spannung auf – allerdings nur so viel, wie Sie noch als angenehm empfinden. Reduzieren Sie die Spannung nur langsam.

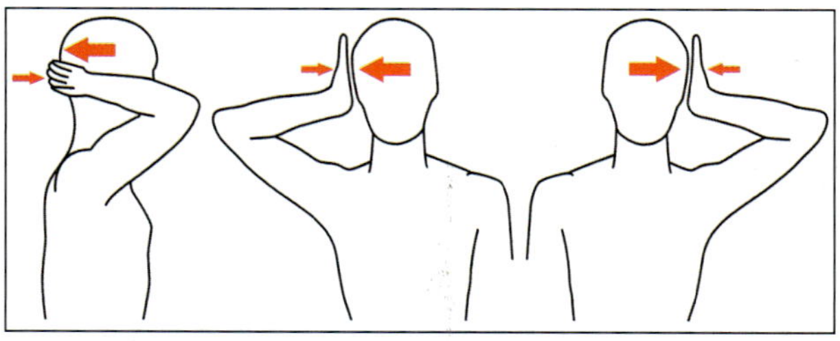

Abb. 8.4: Sie können sich dieser Druck-Gegendruck-Methode auch wie abgebildet in drei Schritten nähern.

Übungen für die Lendenwirbelsäule

Entspannungsübung

Übung 8: Legen Sie sich auf den Rücken und stellen Sie Ihre Füße so an eine Wand, dass Ober- und Unterschenkel einen rechten Winkel bilden. Drücken Sie nun mit den Füßen gegen die Wand, wobei Sie die Wirbelsäule gegen den Boden pressen. Achten Sie darauf, wie sich die Spannung durch Ihren ganzen Körper zieht. Bauen Sie die Spannung mehrfach im Wechsel ab und wieder auf.

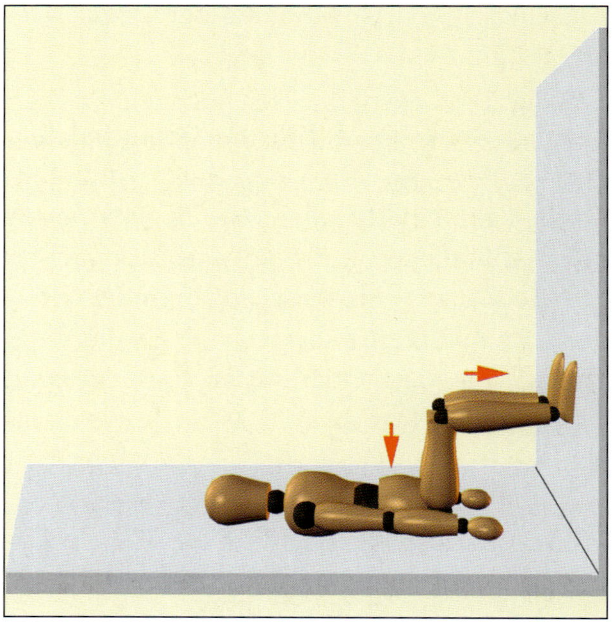

Abb. 8.5: Entspannungsübung

Kräftigung der Bauchmuskulatur

Übung 9: Legen Sie sich auf den Rücken. Die Arme liegen parallel neben dem Körper. Die Füße sind leicht angewinkelt. Winkeln Sie die Beine an und ziehen Sie die Fußspitzen an, wobei Sie die Fersen auf den Boden drücken. Halten Sie Bauch- und Gesäßmuskulatur angespannt und achten Sie darauf, dass die Lendenwirbelsäule auf dem Boden bleibt. Diese Übung stellt die so genannte Grundspannung in der Rückenlage dar.

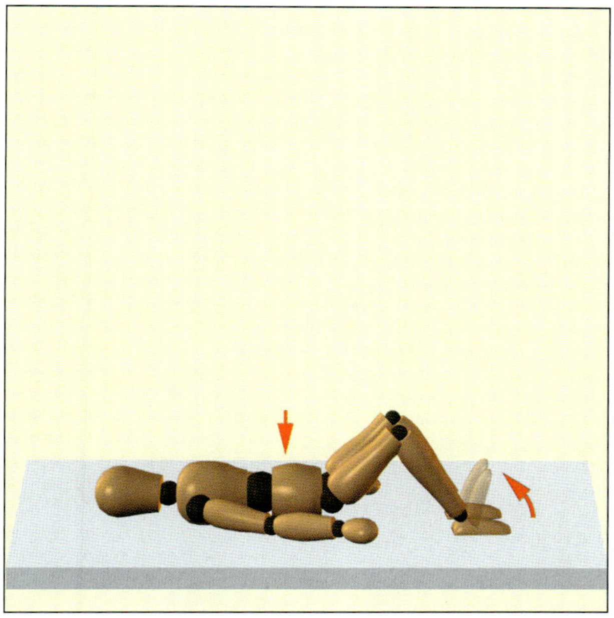

Abb. 8.6: Grundspannung in der Rückenlage

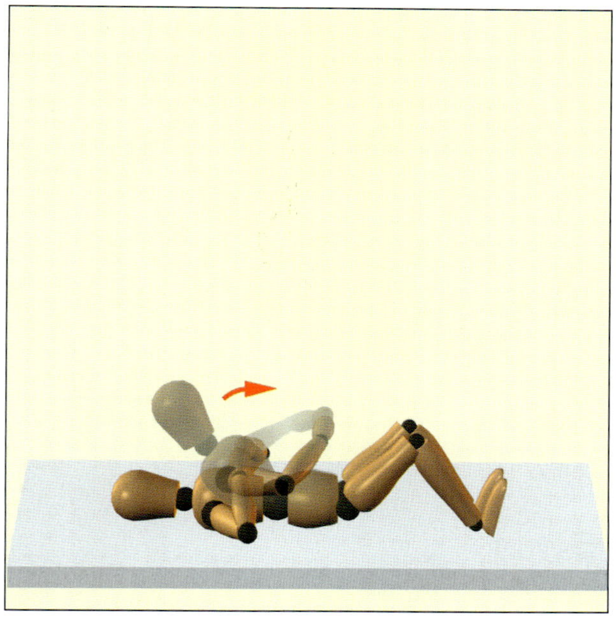

Abb. 8.7: Übung 10

Übung 10: Legen Sie sich auf den Rücken und nehmen Sie die Grundspannung wie oben beschrieben ein. Nun heben Sie Kopf und Schulter leicht an. Heben Sie nun auch die Arme angewinkelt an und drücken Sie sie gegen einen gedachten Widerstand.

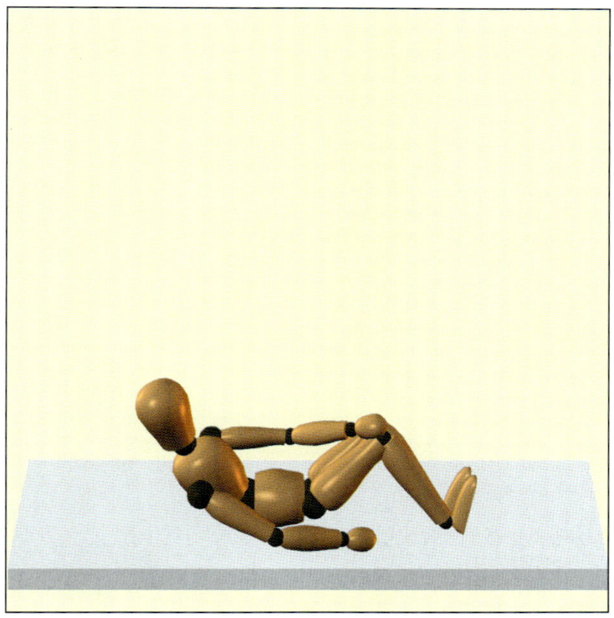

Abb. 8.8: Übung 11

Übung 11: Legen Sie sich auf den Rücken und nehmen Sie die Grundhaltung ein. Berühren Sie nun mit der linken Hand das rechte Knie und halten Sie die Spannung für circa zehn Sekunden. Kopf und Schultern sollten dabei leicht vom Boden abheben. Führen Sie die Übung nun zur anderen Seite aus.

Kräftigung der Rumpfmuskulatur

Übung 12: Legen Sie sich flach auf den Rücken. Drücken Sie den rechten Arm und das linke Bein auf den Boden. Winkeln Sie nun das rechte Bein an, heben Sie Kopf und Schulter leicht an und drücken Sie mit der linken Hand gegen das rechte Knie. Spüren Sie, wie sich Ihr ganzer Körper spannt und halten Sie die Spannung, solange es Ihnen angenehm ist. Führen Sie die Übung anschließend zur anderen Seite aus.

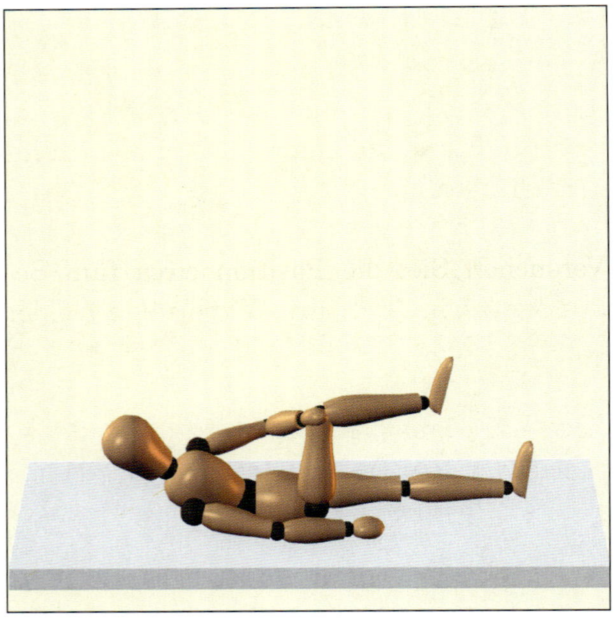

Abb. 8.9: Übung 12

Übung 13: Legen Sie sich auf den Rücken und winkeln Sie die Beine leicht an, wobei die Füße etwa schulterbreit flach auf dem

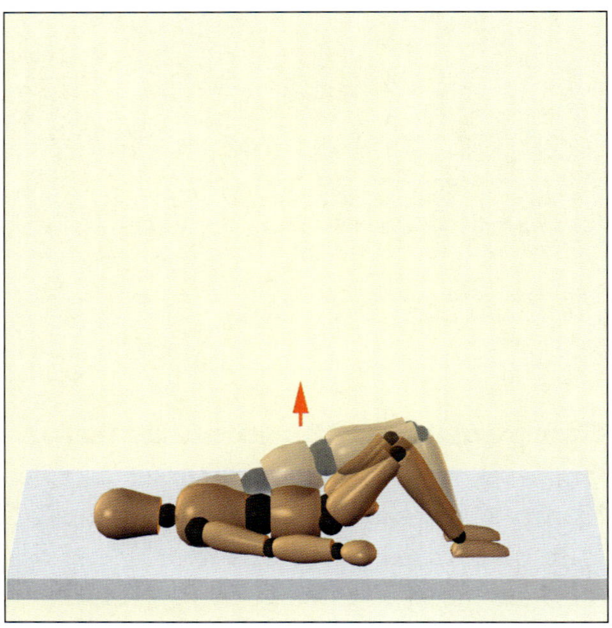

Abb. 8.10: Übung 13

Boden stehen. Heben Sie nun langsam die Hüfte nach oben, in dem Sie Ihre Wirbelsäule Wirbel für Wirbel anheben. Spannen Sie nun Bauch- und Gesäßmuskulatur an, bis der Rumpf eine gerade Linie bildet. Zur Steigerung strecken Sie die Beine im Wechsel aus. Dabei sollten Sie darauf achten, dass Ihr Becken nicht zur Seite abkippt.

Stabilisierung der Rückenmuskulatur

Übung 14: Legen Sie sich flach auf den Rücken und heben Sie das rechte Bein angewinkelt an, bis Sie das Knie mit beiden Händen fest umfassen können. Ziehen Sie es zur Brust. Strecken Sie nun Ihre Arme und drücken Sie mit Ihrem Knie kräftig gegen Ihre Hände.

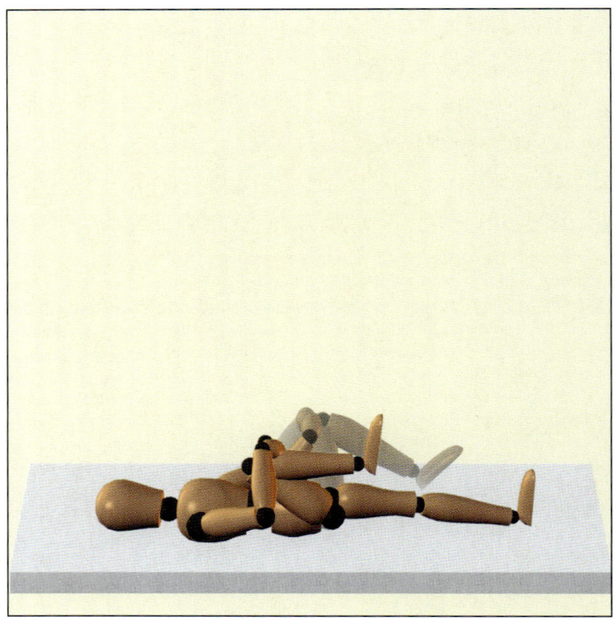

Abb. 8.11: Übung 14

Übung 15: Legen Sie sich flach auf den Bauch. Ihre Arme liegen angewinkelt parallel zum Kopf. Bauen Sie die Grundspannung auf und heben Sie gleichzeitig beide Arme und schieben Sie die Schulterblätter in Richtung Wirbelsäule. Wenn Sie es schaffen, können Sie in dieser Position mit den Armen Schwimmbewegungen ausführen.

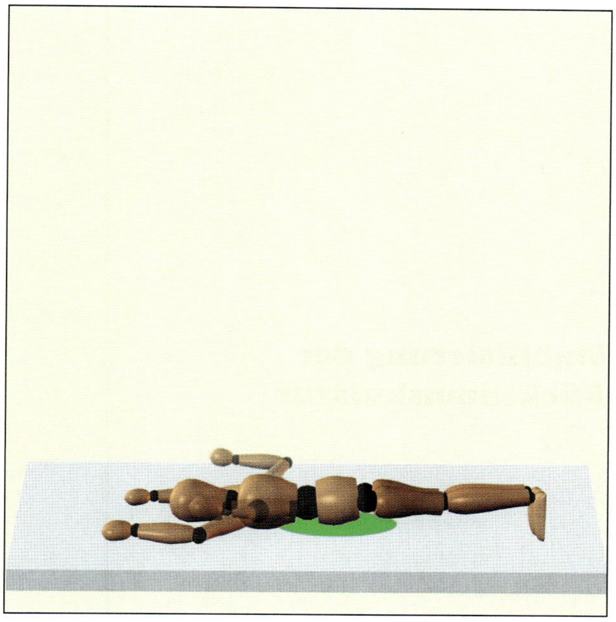

Abb. 8.12: Übung 15

Übung 16: Legen Sie sich flach auf den Bauch, Ihre Arme befinden sich angewinkelt neben dem Kopf. Spannen Sie Bauch- und Gesäßmuskeln an. Nun heben Sie Arme und Oberkörper leicht an und schwenken langsam nach links und nach rechts. Achten Sie darauf, dass Sie kein Hohlkreuz bilden.

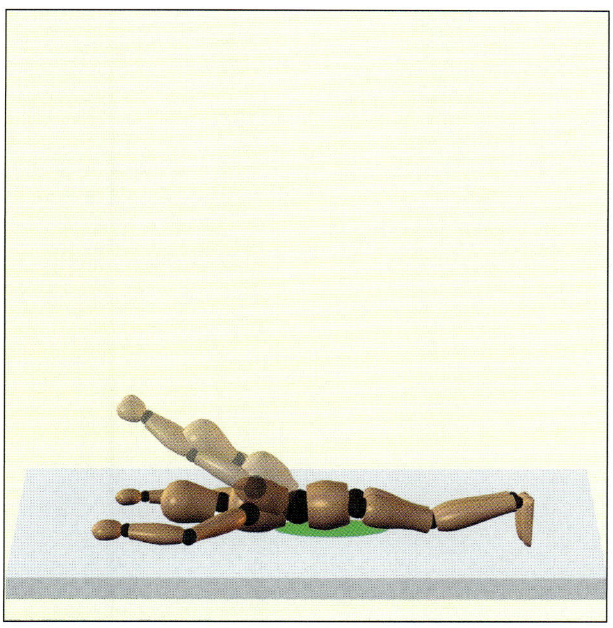

Abb. 8.13: Übung 16

Übung 17: Gehen Sie in den Vierfüßlerstand. Richten Sie Ihre Wirbelsäule gerade aus. Der Blick richtet sich auf den Boden.

Heben Sie kontrolliert den rechten Arm und das linke Bein vom Boden ab und strecken beides gerade in Höhe der Wirbelsäule nach vorne und hinten von sich. Ellenbogengelenk und Kniegelenk sind gestreckt. Fuß und Hand sind auf einer Höhe mit der geraden Wirbelsäule.

Versuchen Sie, die Position circa fünf Sekunden zu halten. Ihre Wirbelsäule ist der höchste Punkt.

Lassen Sie langsam Arm und Bein wieder zu Boden kommen und wiederholen Sie die Übung auf der anderen Seite (linker Arm / rechtes Bein).

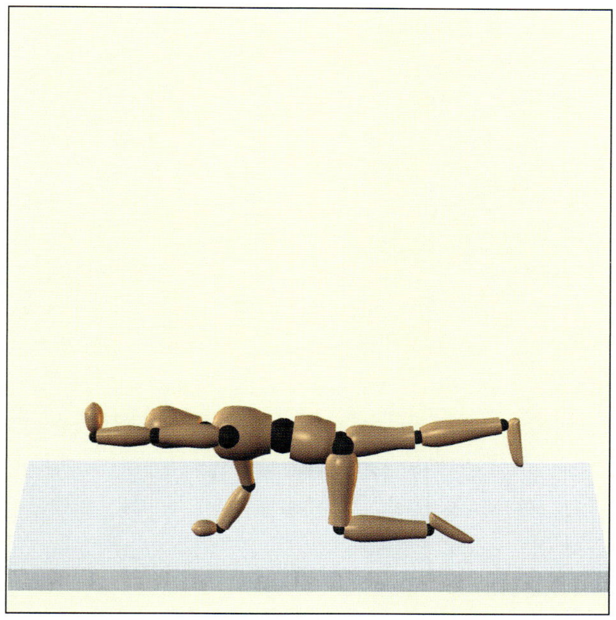

Abb. 8.14: Übung 17

Übung 18: Nehmen Sie den Vierfüßlerstand ein. Ziehen Sie nun den Bauch ein und das Kinn an die Brust. Der Rücken schiebt sich dabei nach oben (Katzenbuckel). Wenn Sie es schaffen, können Sie die Übung erschweren, indem Sie Ihr Gesäß mit maximaler Rundrückenhaltung zu den Fersen führen.

Anschließend nehmen Sie den Kopf in den Nacken und drücken die Wirbelsäule behutsam nach unten durch (Pferderücken).

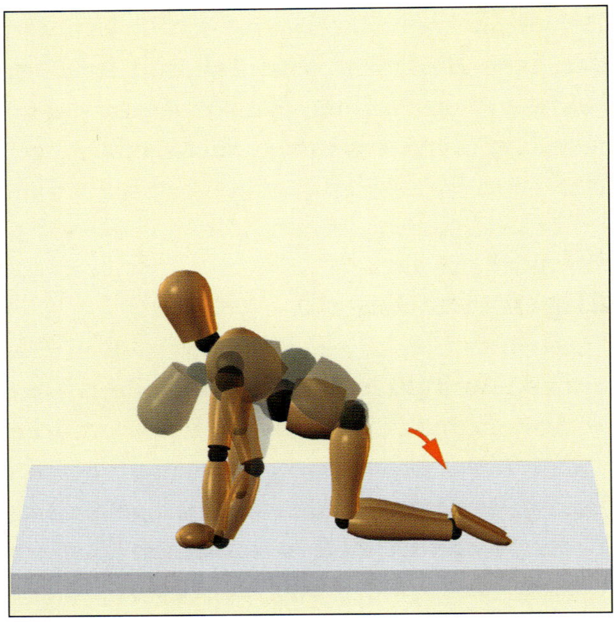

Abb. 8.15: Übung 18

Die kleine Bandscheibengymnastik

Übung 19: Legen Sie sich auf den Rücken, die Knie sind angewinkelt. Mit dem Ein- und Ausatmen durch den Bauch bewegen Sie das Becken auf und ab. Ihre Bandscheiben werden bewegt.

Übung 20: Nehmen Sie die Grundhaltung im Stehen ein und führen Sie nun Übung 19 im Stehen durch. Nehmen Sie Kontakt zu Ihren Beinen auf; das Becken wird beim Ein- und Ausatmen vor und rückwärts bewegt. Diesen Bewegungsablauf können Sie problemlos ausführen, wenn Sie beispielsweise in einer Schlange stehen und warten; oder wenn Sie beim Telefonieren von Ihrem Bürostuhl aufstehen. Stets werden die Bandscheiben belastet und entlastet und so in günstige Bewegung versetzt.

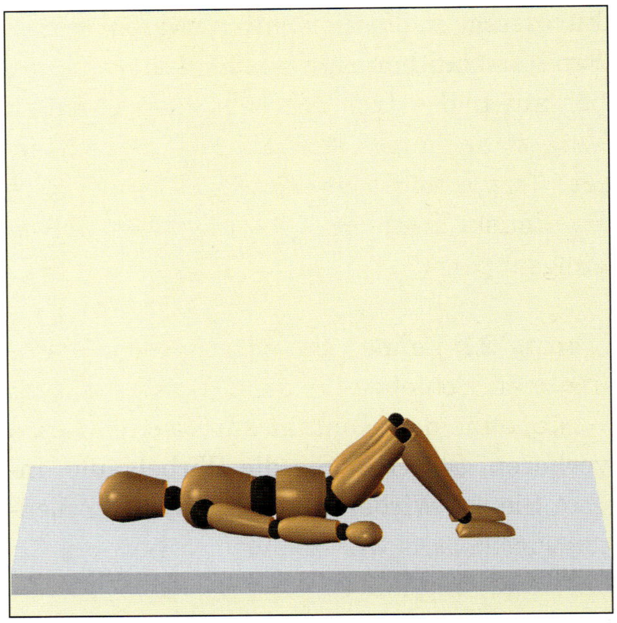

Abb. 8.16: Übung 19

Übung 21: Ihr Wirbelsäulen- und Bandscheibensystem ist abhängig von der Qualität Ihrer Beinmuskulatur, die unter anderem Schläge auffängt. Stehen Sie von Ihrem Stuhl auf, dann setzen Sie sich hin; diese Übung wiederholen Sie mehrmals. Nehmen Sie Abschied von der Gewohnheit, sich im

Kurz vor einer Verspannung?

- *Die folgenden Übungen können Ihnen helfen, Verspannungen zu verhindern: auf einen Stuhl setzen, ganz nach hinten an die Lehne rutschen und eine gerade Körperhaltung einnehmen: Brust raus, Bauch rein, Kopf hoch.*
- *Rollen Sie den Kopf einige Male von Schulter zu Schulter und lassen Sie die Schultern nach vorne und hinten kreisen. Machen Sie einen Katzenbuckel und strecken Sie die Brust dann wieder heraus.*

Bürosessel auf Rollen mit ruckartigen Stößen hin- und herzubewegen. Stehen Sie lieber auf und setzen Sie sich. Gehen Sie zu Fuß, wann immer sich die Möglichkeit bietet. Treppensteigen kräftigt ebenfalls Ihre Beinmuskulatur und damit Ihren Bewegungsapparat.

Übung 22: Lehnen Sie sich an einer Tischkante an. Schieben Sie den Oberkörper nach vorne, ohne den Kontakt zur Tischplatte zu verlieren. Strecken Sie die Wirbelsäule, indem Sie sie Wirbel für Wirbel von der Lendenwirbelsäule bis zur Halswirbelsäule in die Bewegung miteinbeziehen.

Wichtig: Stretching nicht vergessen!

Stretching hat positive Effekte auf den Organismus, indem es Körpergefühl und Wohlbefinden verbessert. Eine individuell optimale Beweglichkeit liegt dann vor, wenn die über ein Gelenk ziehenden Muskeln dieses einerseits stabilisieren und es andererseits in seinem Bewegungsspielraum nicht einschränken. Normalerweise sind jüngere Menschen beweglicher als ältere und Frauen beweglicher als Männer, jedoch kann jeder im individuellen Rahmen seine persönliche Beweglichkeit durch Stretching verbessern.

Stretching vergrößert den maximal erreichbaren Gelenkwinkel. Im Übrigen ist ein gut dehnbarer Muskel weniger anfällig für Verletzungen, wie zum Beispiel Zerrungen oder Überlastungsbeschwerden.

Stretching erhält und fördert das muskuläre Gleichgewicht und verbessert so die Körperhaltung. Gut dehnbare Muskeln sind wichtige Voraussetzung für rückenfreundliches Sitzen und Stehen und wirken Verspannungen sowie daraus resultierenden Gesundheitsbeeinträchtigungen wie beispielsweise Rückenbeschwerden und Kopfschmerzen entgegen.

Die Stresstoleranz wird erhöht. Das bewusste Dehnen der Muskeln entspannt nicht nur Körper, sondern auch Geist.

Allgemeine Regeln

- Die jeweiligen Muskeln langsam so weit dehnen, bis ein leichtes Ziehen zu spüren ist, nicht gegen den Schmerz üben. Es gibt Tage, an denen das Stretchen einfach erscheint und andere, an denen sich der Körper steifer anfühlt. Also auf die individuelle Tagesform eingehen und sich nicht zu falschem Ehrgeiz verleiten lassen.
- In der als angenehm empfundenen Dehnstellung 15 bis 30 Sekunden verharren.
- Während der Übungen nicht die Luft anhalten, sondern regelmäßig und ruhig atmen.
- Immer beide Körperseiten dehnen.
- Bei der Auswahl von Stretching-Übungen sollte man zum einen die besonders beanspruchten Muskeln bedenken. Wer beispielsweise viel joggt, sollte anschließend die Beinmuskeln dehnen. Darüber hinaus sollte man vor allem die Muskeln berücksichtigen, die typischerweise zu Verkürzungen neigen. Dies sind: Schultergürtelmuskulatur, Brustmuskulatur, untere Rückenmuskulatur, vordere und hintere Oberschenkelmuskulatur, Wadenmuskulatur.
- Stretching-Übungen sollte man regelmäßig, am besten zwei- bis dreimal in der Woche durchführen.

Register